Carl-Auer

*Für meine Eltern*

Cornelie C. Schweizer

# Vom blauen Dunst zum frischen Wind

Hypnotherapeutische
Raucherentwöhnung
in 5 Sitzungen
Das Tübinger Programm

Mit einem Vorwort von Dirk Revenstorf

Vierte Auflage, 2021

Themenreihe »Hypnose und Hypnotherapie«
hrsg. von Bernhard Trenkle
Reihengestaltung: Uwe Göbel
Umschlagfoto: Thorsten Höning
Satz: Drißner-Design u. DTP, Meßstetten
Printed in Germany
Druck und Bindung: CPI books GmbH, Leck

MIX
Papier aus verantwortungsvollen Quellen
FSC® C083411
www.fsc.org

CPI klimaneutral
Mehr Bäume. Weniger $CO_2$

Vierte Auflage, 2021
ISBN 978-3-89670-676-8 (Printausgabe)
ISBN 978-3-8497-8283-2 (ePUB)


Bibliografische Information der Deutschen Nationalbibliothek:
Die Deutsche Nationalbibliothek verzeichnet diese Publikation
in der Deutschen Nationalbibliografie; detaillierte bibliografische
Daten sind im Internet über http://dnb.d-nb.de abrufbar.

Informationen zu unserem gesamten Programm, unseren Autoren
und zum Verlag finden Sie unter: **https://www.carl-auer.de/**
Wenn Sie Interesse an unseren monatlichen Nachrichten haben,
können Sie dort auch den Newsletter abonnieren.

Carl-Auer Verlag GmbH
Vangerowstraße 14 • 69115 Heidelberg
Tel. +49 6221 6438-0 • Fax +49 6221 6438-22
info@carl-auer.de

# Inhalt

# Danksagung

Bei folgenden Personen, die zu diesem Manual beigetragen haben, möchte ich mich ganz herzlich bedanken: Bei meinem Doktorvater Prof. Dr. Dirk Revenstorf, der die Entstehung dieses Buches angeregt und den Weg für seine Herausgabe geebnet hat; bei Dr. Angelika Schlarb, mit der ich viele der hier aufgeführten Suggestionen und wichtige Elemente des Behandlungsablaufs in unserer Diplomarbeit gemeinsam entwickelt habe; bei meinem Vater Wilhelm Schweizer für das Korrekturlesen und bei Roland Lampe für das Lektorieren des Manuskripts. Bei meinem Kollegen Dr. Clemens Krause für seine inhaltlichen Anregungen. Viele der angeführten Metaphern stammen aus seinen Transkripten von Hypnosesitzungen Dirk Revenstorfs. Mein besonderer Dank gilt meinen Klientinnen und Klienten, von denen ich das meiste über Raucherentwöhnung gelernt habe, meiner Familie und ganz besonders meinem Mann Stefan Weiss.

# Vorwort

Seit das Thema Nichtraucherschutz zunehmend an Bedeutung gewinnt, sind wirksame Raucherentwöhnungsmethoden gefragter denn je: Neujahrsentschlüsse, Selbstinstruktion, Verhaltensstrategien und Ersatzstoffe – für den aufhörwilligen Raucher gibt es eine Vielzahl Entwöhnungsmöglichkeiten – aber keine dieser Methoden ist so wirksam wie die Hypnose. Die Raucherentwöhnung gehört traditionell zu den gut untersuchten Anwendungen der klinischen Hypnose, und es liegen hierzu nicht nur erstaunliche Erfolgsberichte, sondern aus neuerer Zeit auch zahlreiche Studien vor, die den aktuellen Ansprüchen der empirischer Wirksamkeitsforschung entsprechen. Sie belegen überzeugend, dass Hypnose einen besonderen Wirkfaktor für die Raucherentwöhnung darstellt, der die Abstinenzquoten oft mehr als verdoppelt. Hypnotherapie wurde deshalb 2006 vom Wissenschaftlichen Beirat der Psychotherapeutenkammer für diese Indikation als wirksam anerkannt.

Wie kommt es zu dieser außergewöhnlich hohen Wirksamkeit? Mit Hypnose wird ein veränderter Bewusstseinszustand hergestellt, in dem die therapeutischen Suggestionen den Raucher nicht nur auf der Ebene willkürlich gesteuerten Alltagsdenkens ansprechen, sondern seine unbewussten Verarbeitungsmechanismen erreichen. Damit wird eine innerlich stimmige Loslösung von der Zigarette erreicht und die Rückfallgefahr wesentlich vermindert. So erreichte die Autorin dieses Manuals bei ihren Patienten nach einem Jahr eine Abstinenzquote von fast 50 % – das ist das Zweifache der gängigen Programme.

Die Behandlung von Tabakabhängigkeit ist zudem ein komplexes Phänomen. Nicht nur, dass es sich um eine physiologische und psychologische Abhängigkeit handelt; mit dem Rauchstopp sind außerdem Ängste vor Gewichtszunahme, Probleme des Umgangs mit Aggression und die vorübergehende Einbuße sozialer Mechanismen verbunden. Das hier vorgestellte Tübinger Programm zur Raucherentwöhnung berücksichtigt all diese Faktoren und verhilft so zu dauerhafter Abstinenz.

Die hohe Wirksamkeit des Programms wurde durch die eigene empirische Forschung bestätigt. Die Behandlung kann individuell oder auch sehr gut in Gruppen durchgeführt werden. Die Sitzungsanzahl ist gering: Im Kern besteht das Programm aus nur drei Hypnosesitzungen – dazu kommen noch ein Vor- und ein Nachgespräch – sodass das Programm sich nicht nur in ärztlichen und psychotherapeutischen Praxen, sondern auch in Kliniken und Rehaeinrichtungen hervorragend anwenden lässt.

Frau Dr. Schweizer beschreibt den gesamten Behandlungsablauf und jede der Sitzungen einschließlich der verwendeten Metaphern im Detail und gibt zudem zahlreiche Arbeitsmaterialen an die Hand. Damit ist der Therapeut mit allem gerüstet, was er für die hypnotische Raucherentwöhnung braucht.

Empfehlenswert ist das Buch aber auch nicht zuletzt, weil es – vom amüsanten und lesenswerten Abriss über die Geschichte des Rauchens (»Rauchen macht gesund, fruchtbar und potent«) bis zu den eindrücklichen und spannenden Fallbeispielen aus der Praxis »frischen Wind« vermittelt und tatsächlich erfrischend zu lesen ist.

*Prof. em. Dr. Dirk Revenstorf*
*Akademie der Milton-Erickson-Gesellschaft*
*für klinische Hypnose, Tübingen*

# 1. Einführung

Noch nie war das Thema Raucherentwöhnung so aktuell wie heute. Durch den während der letzten Jahre deutlich erweiterten Nichtraucherschutz geraten Raucher zunehmend unter Druck. »Wir müssen leider draußen bleiben!« – so wird das Rauchverbot in öffentlichen Gebäuden erlebt. Demütigend. Zumindest ist es unpraktisch, zum Rauchen immer vor die Tür gehen zu müssen. Der gemütliche Kneipenabend: im Freien frierend oder im besten Fall unter Wärmelampen zusammengedrängt schnell eine Zigarette durchziehen – mit Lagerfeuerromantik, wie man sie aus der Werbung kennt, hat das gewiss nichts zu tun. Außerdem ist das Rauchen eine zunehmend teure Angelegenheit geworden, starke Konsumenten investieren einige hundert Euro pro Monat in ihre Sucht!

Viele Raucher entscheiden sich schließlich fürs Aufhören. Der Abstinenzversuch im Alleingang endet jedoch zu ca. 93 % mit einem Rückfall. Deshalb ist der Gang zum Arzt, Therapeuten oder Heilpraktiker nahe liegend, und so werden diese immer häufiger mit der Frage konfrontiert: »Können Sie mir helfen, das Rauchen dauerhaft zu beenden?«

Sie können! Das vorliegende Manual gibt Ihnen fundiertes Wissen und einen Leitfaden für die praktische Durchführung in die Hand, mit dem Sie Ihre Patienten bei ihrem Abstinenzvorhaben wirkungsvoll unterstützen können.

Das Buch ist folgendermaßen aufgebaut: Nach dieser Einführung beschäftigt sich das zweite Kapitel mit der historischen Entwicklung des Rauchens, anschließend werden aktuelle Aspekte und die gesundheitlichen Auswirkungen des Rauchens diskutiert und unterschiedliche Erklärungsmodelle für den Nikotinabusus vorgestellt.

Das dritte Kapitel beleuchtet die allgemeinen psychotherapeutischen Wirkfaktoren und stellt Theorien, Prämissen und empirische Belege zur Hypnotherapie vor.

Das vierte Kapitel liefert eine Erörterung der Erfolgsvariablen bei der Raucherentwöhnung. Zudem werden Studien zum Einsatz der Hypnotherapie in der Raucherentwöhnung diskutiert.

Das fünfte Kapitel beschreibt das im Rahmen mehrerer Studien an einer Stichprobe von 150 Klienten evaluierte und mit dem Nach-

Förderpreis der Milton Erickson Gesellschaft ausgezeichnete Tübinger Programm zur hypnotherapeutischen Raucherentwöhnung. Das Programm hat sich besonders für Gruppen als erfolgreich erwiesen, es hat sich jedoch auch in der Einzelbehandlung bewährt. Aufgrund der empirisch belegten sehr guten Abstinenzquoten und des ökonomischen Vorgehens – 5 Sitzungen reichen für einen dauerhaften Behandlungserfolg in der Regel aus – empfiehlt es sich für alle Ärzte, Therapeuten und Berater, die hypnotherapeutisch arbeiten und Raucherentwöhnung anbieten möchten.

Das sechste Kapitel bildet das Kernstück des Buches: Während das fünfte Kapitel die wissenschaftliche Basis vermittelt, wird im sechsten das Tübinger Programm zur hypnotherapeutischen Raucherentwöhnung für den Praktiker im Detail und Sitzung für Sitzung erläutert. Die einzelnen Suggestionen und Metaphern werden ausführlich dargestellt und die jeweilige therapeutische Intention erklärt.

Das siebte Kapitel schließlich beschäftigt sich mit den »speziellen« Fällen, die im Bereich der hypnotherapeutischen Raucherentwöhnung immer wieder auftreten. Hier finden Sie praktische Tipps für einen konstruktiven Umgang mit diesen Fällen, wobei das therapeutische Vorgehen anhand von Fallbeispielen illustriert wird. Zusätzlich geben die Checklisten im Anhang einen schnellen Überblick zu diesen Themen.

Im Anhang findet man außerdem Arbeitsmaterialien zur Gestaltung von Erhebungsinstrumenten, die auch außerhalb wissenschaftlicher Untersuchungen sinnvoll eingesetzt werden können, sowie verschiedene Kopiervorlagen, beispielweise für Anmeldeformulare und Infobriefe, zur Nikotinpflasternutzung und für Feedbackbögen.

Ziel des Manuals ist es, Ärzten und Therapeuten auf der Basis eines fundierten wissenschaftlichen Hintergrunds alle nötigen praktischen Informationen zu geben, damit sie selbst im Raucherentwöhnungssektor tätig werden können. Voraussetzung hierfür ist neben der entsprechenden Ausbildung eine ausreichende Erfahrung im Bereich Hypnose. Für diejenigen, die Raucherentwöhnungskurse anbieten, ohne dabei Hypnose zu verwenden, bietet das Manual ebenfalls zahlreiche Anregungen.

Zur Vertiefung oder Supervision, aber auch als praktischen Einstieg in die Materie für alle, die gern bei Live-Demonstrationen und Übungen sowie im kollegialen Austausch lernen, biete ich bei der Milton Erickson Gesellschaft bundesweit Kurse an. Interessenten bekommen nähere Informationen über die Homepage der M. E. G., auf meiner Homepage www.ccschweizer.de oder direkt unter »c.c.schweizer@web.de«.

Abschließend noch eine Anmerkung zur formalen Gestaltung. Um die Lesefreude nicht durch Wortgebilde wie »Hypnosegruppenteilnehmer/innen« zu trüben, verwende ich in diesem Buch ausschließlich die männliche Form, auch wenn beide Geschlechter angesprochen sind.

Und zum Schluss noch eine gute Nachricht:

**Raucherentwöhnung macht Spaß!**

Jedenfalls dem Therapeuten – den Klienten vielleicht nicht immer, besonders dann nicht, wenn sie nach den ersten beiden Abstinenztagen zur ersten Hypnosesitzung kommen und sich auf dem Höhepunkt des körperlichen Entzugs befinden. Dennoch: Raucher haben oft ein positives Bild von sich und ihrer Raucheridentität; häufig wird in diesem Zusammenhang geäußert: »In der Raucherecke wird immer am meisten gelacht, dort sind die nettesten und geselligsten Leute!« Auch in Raucherentwöhnungsgruppen wird viel gelacht und kommuniziert. Therapeuten, die Erfahrung in der Arbeit mit Gruppen haben, werden schnell bemerken, dass Rauchergruppen angenehm zu leiten sind, weil die Klienten sich aus eigener Initiative heraus gegenseitig unterstützen und Humor besitzen, wie die folgende kleine Auswahl von Anfragen beweist: (siehe Seite 16).

In diesem Sinne wünsche ich Ihnen viel Spaß und Erfolg bei der Arbeit mit (Ex-)Rauchern und natürlich auch beim Lesen dieses Manuals.

Und noch eine Bemerkung zum Schluss: Oft ist es für aufhörwillige Raucher schwer, zertifizierte Hypnotherapeuten zu finden ... und Hypnotherapeuten finden zu Beginn ihrer Laufbahn häufig nicht genügend Klienten. Diese Lücke möchte ich durch den Aufbau eines bundesweiten Internetforums schließen, das ausgebildete Hypnotherapeuten mit einer Zusatzqualifikation für Raucherentwöhnung mit Klienten vernetzt, die einen solchen Therapeuten suchen. Wenn Sie Teil dieses Therapeutennetzwerks werden wollen, senden Sie mir eine Nachricht (c.c.schweizer@web.de). Ich melde mich dann mit weiteren Informationen bei Ihnen.

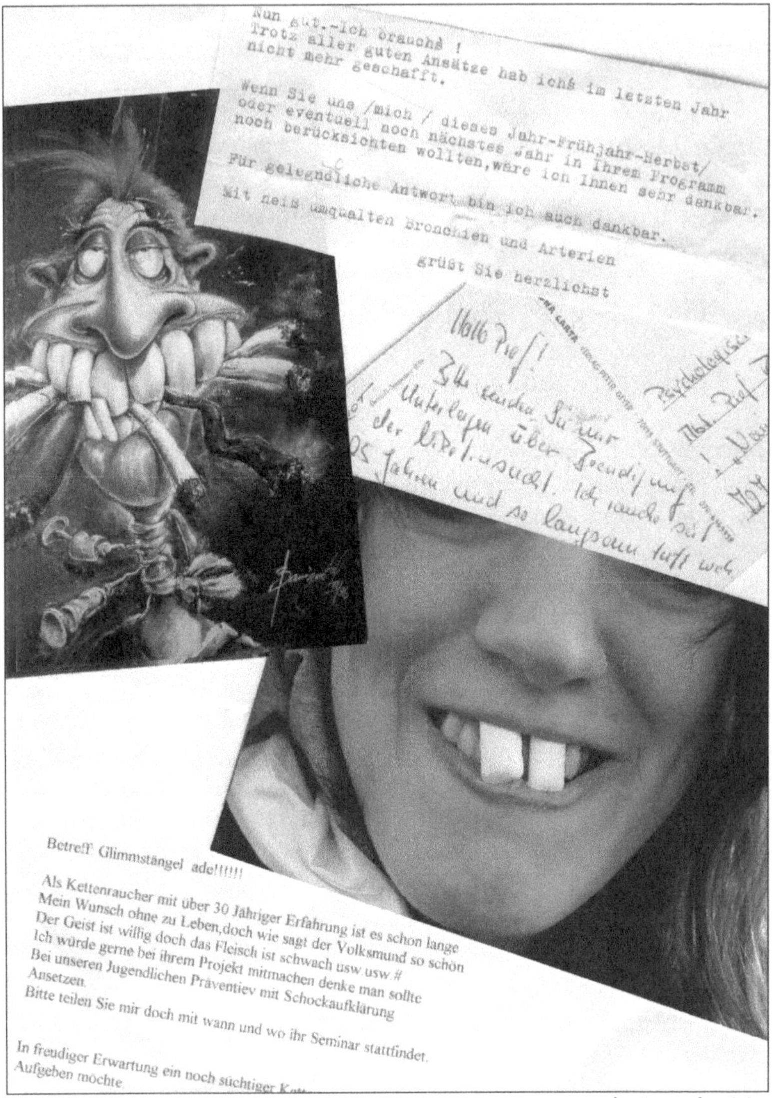




*Abb. 1: Klientenanfragen*

# 2. Was Sie als Therapeut über Tabakkonsum und Nikotinabhängigkeit wissen sollten

Rauchen macht krank und impotent und Raucher sterben früher. Soweit sind Sie informiert, und sicherlich auch all die Klienten, die zu Ihren Raucherentwöhnungskursen kommen. Dennoch stellen sie häufig Fragen wie: »Stimmt es, dass die Lunge sich nach 7 Jahren Abstinenz wieder erholt hat? Wäre meine derzeitige Tagesdosis Nikotin, auf einmal konsumiert, tatsächlich tödlich?« Oder: »Was macht süchtiger: Nikotin oder Alkohol? Rauchen wirklich so viel mehr junge Frauen als Männer?«

Damit Sie als Therapeut immer die »richtige« Antwort auf diese oft sehr spezifischen Fragen haben, gibt Ihnen dieses Kapitel dazu relevante Informationen.

Vielleicht fragen Sie sich: »Warum soll ich mich nun auch noch über die historische Entwicklung des Rauchens informieren?« Weil es wichtig ist, Sympathie für Ihre zunächst noch rauchenden Klienten und damit in gewisser Weise auch für das Rauchen aufzubringen und sie zu verstehen. Gerade der nun folgende historische Überblick kann Ihnen Einsichten geben in die kuriosen und angenehmen Seiten des Rauchens, und in die Leiden und Risiken, die manche Raucher auf sich nehmen. Ohne dieses Eintauchen in ihre Sicht, in ihre »Mentalität«, ist keine erfolgreiche Therapie möglich.

## 2.1 Rauchen macht gesund, fruchtbar und potent: historische Entwicklung des Tabakkonsums

Als Kolumbus im Oktober 1492 im Glauben, Indien entdeckt zu haben, auf Kuba landete, traf er der Überlieferung zufolge auf dieser noch heute für ihren hervorragenden Tabak bekannten Insel bereits auf die ersten rauchenden Einheimischen. Sein Kundschafter Torres berichtete: »Unterwegs begegneten wir vielen Männern und Frauen, die ein kleines Feuerchen mit sich führten, das in den Blättern eines Krautes glühte, dessen Rauch sie mit Entzücken und Wonne einatmeten. Dieses Kraut wickeln sie in ein trockenes Blatt und formen eine Rolle. Die zünden sie nun an dem einen Ende an und schlürfen und saugen an dem anderen, um den Rauch mit ihrem Atem aufzunehmen« (zitiert bei Barthel 1988, S. 592).

Die Eroberer fanden an dem für sie neuen Genussmittel schnell Gefallen, und bald wurden die ersten Tabakblätter nach Portugal, Spanien und Italien, wenig später auch nach Frankreich, England und Deutschland exportiert. Der Rat der Stadt Köln erhob bereits im Jahr 1583 die erste Tabaksteuer, die jedoch – damals wie heute – auf die Höhe des Tabakkonsums (fast) keinen Einfluss hatte.

Obgleich Portugal und Spanien die ersten Länder waren, die das indianische Kraut im großen Stil einführten, beginnt die Geschichte der Rauchkultur in England. Ralph Lane, ein Engländer, brachte aus Virginia die erste Pfeife, die bei den Indianern als heilig galt, mit nach Europa. Rasch wurde das Pfeiferauchen bei Hof Mode, der Absatz wuchs so schnell, dass Tabak in Virginia teilweise als Zahlungsmittel diente. Unter Mary Stuarts Sohn König Jakob I. wurde die Einfuhr des »bösen Krauts« allerdings mit hohen Zöllen belegt. Wer auf der Straße rauchte, wurde aufgrund eines königlichen Erlasses verprügelt, und schließlich wurde der Tabakanbau in England verboten. Dieses Verbot blieb bis 1910 in Kraft.

Ganz anders gestaltete sich die Geschichte des Tabakkonsums in Frankreich. Hier war Tabak zunächst weniger ein Genussmittel als vielmehr Medizin. Der französische Botschafter Jean Nicot, nach dem später übrigens das Nikotin benannt wurde, stellte fest, dass sich durch das Auflegen von Tabakblättern Hautkrankheiten heilen ließen. In der Zeit der Revolution gehörten Rauchen und »bürgerliche Identität« zusammen. Es gab Cafés mit der Aufschrift an der Tür: »Ici on s´honore du titre citoyen et on fume. (Hier ist man stolz, Bürger zu sein, und hier raucht man).«

Schließlich avancierte Tabak zunächst in Frankreich, später in ganz Europa, zum Allheilmittel, das Rauchen wurde gegen Lungenentzündung, Koliken, Gicht, Potenzstörungen und Kopfschmerzen verordnet. Ein Erfurter Arzt schrieb 1644: »Tabak getrunken ist gut for die Würmer, Tabak getrunken ist gut for den Stein, Tabak getrunken ist gut for das Zipperlein.« Zudem sei er gut für Menschen, »so den Kopf viel gebrauchen müssen« (zitiert bei Hamann 1999, S. 69).

Als 1640 in London die Pest ausbrach, mussten die in Eton studierenden jungen Männer als Vorbeugemaßnahme rauchen, und bis in die Mitte des 18. Jahrhunderts hinein hielt sich unter Medizinern die Überzeugung, das sicherste Mittel zur Behebung von Unfruchtbarkeit bei Frauen sei, sie rauchen zu lassen.

Allerdings war der Tabak auch eine Medizin, die sehr gern eingenommen wurde, und so gab es ihn zeitweilig in Frankreich und Bayern nur in der Apotheke und auf Rezept, während in der Schweiz der Konsum generell verboten, bei schweren Erkrankungen jedoch mit ärztlichem Rezept erlaubt war, was merkwürdige und unerklärliche Epidemien zur Folge gehabt haben soll.

Es gab aber auch Tabakgegner, zum Beispiel Goethe: »Das Rauchen macht dumm; es macht unfähig zum Denken und Dichten. Es ist auch nur für Müßiggänger, für Menschen, die Langeweile haben, die ein Drittel des Lebens verschlafen« (J. W. v. Goethe an K. L. v. Knebel, zitiert bei Haustein 2001). Tabak zählte außerdem zu den sogenannten »Lüsternheitswaren«, Liselotte von der Pfalz führte sogar die männliche Homosexualität indirekt aufs Rauchen zurück, als sie schrieb: »Mich wundert nicht mehr, wenn die Mannsleute die Weiber verachten und sich untereinander lieben; die Weiber sind gar zu verachtliche Kreaturen itzunder mit ihrer Tracht, ihrem Saufen und mit ihrem Tabak, der sie grässlich stinken macht« (zitiert bei Barthel 1988, S. 601).

Die Hauptgegner des Tabakkonsums fanden sich auf Seiten der Kirche. Der Mund galt als Ein- und Ausgang der Seele und sollte nicht verunreinigt werden. Schon 1589 bestimmte daher ein Gebot, dass vor Besuch der heiligen Messe das Konsumieren von Tabak nicht gestattet sei, und 1642 verbot Papst Urban VIII. unter Androhung der Exkommunikation, in Kirchen zu rauchen oder zu schnupfen. 1724 wurde das Verbot jedoch von Benedikt XIII., einem starken Raucher, wieder aufgehoben. Rigoros ging auch der russische Zar Michael gegen das Rauchen vor. Wer rauchend angetroffen wurde, erhielt Prügel. Noch härter griff der Schah Abbas der Große von Persien durch, unter dessen rigider Herrschaft Rauchern Nase und Lippen abgeschnitten wurden. Am schlechtesten erging es ihnen in der Türkei, dort wurden sie direkt am »Tatort« geköpft.

Und dennoch, es wurde weiter geraucht, vom einfachen Volk bis zum Prominenten. Berühmte Zigarettenkonsumenten waren zum Beispiel Napoleon III. und die österreichische Kaiserin Sissi, die selbst Kettenraucherin war und das Rauchen am Wiener Hof etablierte.

Im 20. Jahrhundert wurde die Zigarette fester Bestandteil des gesellschaftlichen Lebens. Sie zeichnete sich durch ein hohes Maß an Alltagstauglichkeit aus, war praktisch im Handling und in der Aufbewahrung, überall legal zu erwerben sowie erschwinglich. Die relativ kurze Dauer einer »Zigarettenlänge« ließ zudem eine Raucherpause in vielen Lebenslagen zu.

Zum Abschluss des historischen Überblicks noch eine Meldung des »Schwäbischen Tagblatts« vom Mai 2001: »Der prominente israelische Rabbiner Ovadia Yossef hat drakonische Strafen gegen Raucher gefordert. Tabakkonsumenten sollten mit 40 Stockschlägen bestraft werden, forderte der Vorsitzende der orthodoxen Shass-Partei. Hersteller und Verkäufer von Tabakwaren würden vom Himmel bestraft.« Wer raucht, dem drohen Schläge, dies scheint sich vom 17. bis ins 21. Jahrhundert hinein nicht gänzlich verändert zu haben, genauso wenig wie die Tatsache, dass selbst die härtesten Strafen das Rauchen nicht verhindern. Wen wundert es da aktuell noch, dass vergleichsweise milde Maßnahmen wie z. B. die Notwendigkeit, zum Rauchen ins – manchmal ungemütliche – Freie gehen zu müssen, niemand davon abzuhalten vermögen ...

## 2.2 Aktuelle Entwicklung des Rauchverhaltens

### 2.2.1 Fakten zum Konsumverhalten

- Tabak wird in Deutschland heute in der Regel geraucht, nur noch sehr selten gekaut oder geschnupft (Bundesministerium f. Jugend, Familie und Gesundheit 1983, S. 92).
- Geraucht werden in 97 % der Fälle Zigaretten, nur 3 % der Raucher rauchen Pfeife, Zigarillos oder Zigarren.
- Weltweit rauchen nach Angaben der WHO derzeit mehr als 1,1 Milliarden Menschen, etwa 18 Millionen davon sind Deutsche, 4 Millionen von ihnen gelten als süchtig.
- Zur soziologischen Verteilung des Tabakkonsums: »In der Unterschicht wird häufiger geraucht als in der Oberschicht, in Großstädten signifikant mehr als in Gemeinden unter 5000 Einwohnern« (Bundesministerium f. Jugend, Familie und Gesundheit 1983).
- Das Fehlen einer Erwerbstätigkeit geht mit hohem Zigarettenkonsum einher, 47 % der Erwerbslosen rauchen, aber nur 36 % der Erwerbstätigen.
- Geschiedene rauchen mit 44 % weitaus häufiger als Verheiratete (nur 26 %).
- Der durchschnittliche Konsum eines Rauchers liegt derzeit bei etwa einer Schachtel pro Tag. Umgerechnet auf einen 16-Stun-

den-Tag bedeutet dies, dass alle 48 Minuten eine Zigarette geraucht wird.

Die folgende Tabelle zeigt die Entwicklung der Konsumhöhe pro Jahr und Einwohner in Deutschland zwischen 1965 und 2005 (Krämer u. Mackenthun 2001).

| Jahr | Konsumhöhe pro Jahr und Einwohner (in Stück) |
|---|---|
| 1965 | 1.619 |
| 1970 | 1.921 |
| 1975 | 2.042 |
| 1980 | 2.085 |
| 2005 | 1.392 |

*Tab. 1: Zigarettenjahresverbrauch pro Einwohner in Deutschland*

Der Anteil der Raucher in Deutschland nach Alter und Geschlecht verteilt sich wie folgt (Krämer u. Mackenthun 2001):

| Alter | Raucheranteil unter Männern (in %) | Raucheranteil unter Frauen (in %) |
|---|---|---|
| 18–19 | 53,7 | 48,4 |
| 20–29 | 47,4 | 42,6 |
| 30–39 | 49,1 | 41,0 |
| 40–49 | 40,1 | 30,9 |
| 50–59 | 31,1 | 19,7 |
| 60–69 | 18,3 | 12,0 |
| 70–79 | 16,3 | 10,0 |

*Tab. 2: Anteil der Raucher in Deutschland nach Alter und Geschlecht*

### 2.2.2 Rauchverbote und Nichtraucherschutz

Den Wunsch nach gesetzlichen Rauchverboten zum Zwecke des Nichtraucherschutzes gibt es schon seit Mitte der 1970er Jahre, als die ersten Initiativen gegründet wurden. Große Hoffnungen waren mit einem ersten Nichtraucherschutzgesetz verbunden, das jedoch am 5. Februar

1998 nach einer erhitzten Bundestagsdebatte abgelehnt wurde (41 % der Abgeordneten stimmten dafür, 54 % dagegen).

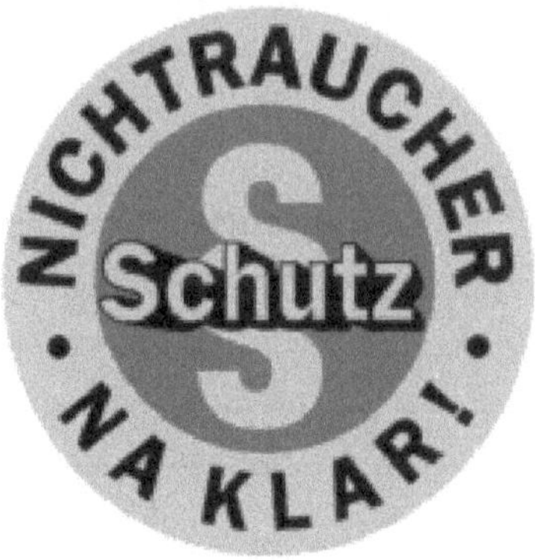


*Abb. 2: Aufkleber der Nichtraucher-Initiative Deutschland (NID)*

In Sachen Nichtraucherschutz hat sich in Deutschland in den letzten Jahren einiges getan, obwohl die Veränderungen im internationalen Vergleich immer noch gering sind.

Seit 1. September 2007 gilt auf allen *Personenbahnhöfen der öffentlichen Eisenbahnen* ein gesetzliches Rauchverbot. Ausnahmeregelungen sind für gesonderte und entsprechend gekennzeichnete Räume möglich. Ebenfalls seit dem 1. September ist das Rauchen in allen *öffentlichen Verkehrsmitteln* verboten.

Auch die Fluggesellschaften verhängten schrittweise seit den 1980er Jahren Rauchverbote, nachdem sich die Unterteilung von Flugzeugen in Raucher- und Nichtraucherzonen immer dann als eine Farce erwiesen hatte, wenn die Bereiche nicht baulich voneinander getrennt waren. Zunächst galt das Rauchverbot nur für Inlandsflüge, wurde aber wenige Jahre später auf Kontinental- und Interkontinentalflüge ausgedehnt.

Zahlreiche *öffentliche Einrichtungen* wie Universitäten, Schulen, Behörden und Krankenhäuser sind mittlerweile ebenfalls völlig rauchfrei.

Am *Arbeitsplatz* hat laut Arbeitsstättenverordnung der Arbeitgeber die »erforderlichen Maßnahmen zu treffen, damit die nicht rauchenden Beschäftigten in Arbeitsstätten wirksam vor den Gesundheitsgefahren durch Tabakrauch geschützt sind«. In Arbeitsstätten mit Publikumsverkehr sind nur insoweit Schutzmaßnahmen zu treffen, »als die Natur des Betriebes und die Art der Beschäftigung es zulassen«. Zahlreiche Behörden und Unternehmen führten zwischen 1980 und 2000 ein generelles Rauchverbot in ihren Räumlichkeiten ein.

Eine unverbindliche Vereinbarung zwischen dem Bundesministerium für Gesundheit und dem Deutschen Hotel- und Gaststättenverband DEHOGA aus dem Jahr 2005 führte nicht zu den gewünschten Verbesserungen des Nichtraucherschutzes. Daher entschloss sich zunächst der Bund zu einer Gesetzgebungsinitiative, die jedoch daran scheiterte, dass ihm die Gesetzgebungskompetenz fehlte. 2007 wurden durch Nichtraucherschutzgesetze der Länder erstmals gesetzliche Rauchverbote in der *Gastronomie* ausgesprochen. Einige Länder gestatteten die Einrichtung von abgetrennten Raucherräumen und andere Ausnahmeregelungen, andere führten generelle Rauchverbote ohne Ausnahmen ein. Die Mehrzahl der Rauchverbote trat am 1. Januar 2008 in Kraft.

Heftiger Widerstand folgte: Das gesetzliche Rauchverbot in gastronomischen Betrieben wurde als Eingriff in das Hausrecht, die Eigentumsrechte, die Unternehmensfreiheit und die Berufsfreiheit der Gastwirte kritisiert. Zudem wurde eine mögliche höhere Lärmbelästigung der Anwohner in der Nacht durch den Aufenthalt von rauchenden Gästen vor der Tür befürchtet.

Am 30. Juli 2008 beurteilte das Bundesverfassungsgericht auf die Klage dreier Wirte hin die bis dahin in Baden-Württemberg und Berlin geltenden Rauchverbote für die Gastronomie als verfassungswidrig. Begründet wurde das Urteil damit, dass das bestehende Konzept mit existentiellen Einkommenseinbußen für Einraumkneipen verbunden sei. Bis Ende 2009 gilt nun in allen Bundesländern außer in Bayern und dem Saarland eine Übergangsregelung:

- In Einraumkneipen mit bis zu 75 Quadratmetern Fläche ist das Rauchen wieder gestattet. Voraussetzung: Der Wirt bietet keine Speisen an und Jugendliche unter 18 Jahren haben keinen Zutritt. Außerdem muss die Kneipe als „Raucherkneipe" gekennzeichnet sein.
- Auch für Diskotheken wurde das Rauchverbot von den Verfassungsrichtern gelockert. Dort ist das Rauchen in abgetrennten Räumen wieder erlaubt, wenn dort nicht getanzt wird und Jugendliche keinen Zutritt zur Diskothek haben.

- Bis Ende 2009 müssen nun die Bundesländer neue Regelungen treffen. Die Inhaber kleiner Einraumgaststätten dürfen dabei nicht benachteiligt werden.

Ein totales Raucherverbot in der Gastronomie wäre demnach zulässig. Vermutlich werden sich die Länder jedoch auf Ausnahmeregelungen für abgetrennte Nebenräume und kleine Kneipen einigen, die jedoch einheitlich ausfallen müssen, damit keine Benachteiligung entsteht.

Die gesellschaftliche Akzeptanz von Rauchverboten ist nach aktuellen Umfragen in der deutschen Bevölkerung nur gering ausgeprägt. Der folgende Kasten gibt ein Meinungsbild bezüglich des Nichtraucherschutzes.

**Meinungen zum Nichtraucherschutz in Deutschland:**

- Laut einer AllensbachErhebung aus dem Januar 2008, über die das Deutsche Ärzteblatt berichtete, befürworten nur 48 % der Deutschen ein moderates Rauchverbot in Gaststätten, während ein striktes Rauchverbot mit großer Mehrheit abgelehnt wird.
- Einem ZDF-Bericht zufolge würden nur 55 % der Deutschen ein Verbot am Arbeitsplatz begrüßen.
- Im März 2008 veröffentlichte der Sender N-TV das Ergebnis einer aktuellen Umfrage des Forsa-Instituts, wonach nur 34 % ein generelles Rauchverbot in Kneipen befürworten.

## 2.3 Der Beginn der »Raucherkarriere«: Ursachen und Entwicklung des Rauchens im Kindes- und Jugendalter

Viel diskutiert werden Maßnahmen, die insbesondere Jugendliche (und auch schon Kinder) vor dem Rauchen schützen sollen. Dazu gehören

- Werbeverbote (auch versteckter Werbung)
- Verkaufseinschränkungen
- Einführung von Chipkarten an Zigarettenautomaten.

Hörfunk- und Fernsehwerbung für Tabakwaren sind in Deutschland bereits seit 1975 verboten. Das erste Gesetz zur Änderung des Vorläufigen Tabakgesetzes wurde am 9. November 2006 vom Bundestag beschlossen. Es ist seitdem verboten, für Tabakerzeugnisse in der Presse, anderen gedruckten Veröffentlichungen oder im Internet zu werben.

Die Altersgrenze für das Rauchen wurde in Deutschland am 1. September 2007 von 16 auf 18 Jahre angehoben. Seither dürfen an Kinder und Jugendliche generell keine Tabakwaren mehr abgegeben werden. Eine Übergangsfrist bestand jedoch hinsichtlich des Automatenverkaufs, hier blieb die alte Regelung noch bis zum 1. Januar 2009 bestehen. Die Dichte an Zigarettenautomaten ist mit 600.000 in Deutschland die höchste weltweit, Kinder und Jugendliche haben es also nirgends leichter, an Zigaretten zu kommen, auch die Einführung der Chipkarte hat daran nichts grundlegend geändert.

Zum Rauchverhalten von Kindern und Jugendlichen in Deutschland einige Zahlen:

Zwar ist die Zahl der Drogentoten rückläufig, gleichzeitig sinkt aber auch das Einstiegsalter für Drogen aller Art; derzeit liegt es für Nikotin bei 13,6 Jahren.

13 % aller 13-Jährigen rauchen regelmäßig, bei den 15-Jährigen ist es bereits ein Viertel.

Die deutschen Jugendlichen liegen damit im Nikotinkonsum international an der Spitze. In diesem Zusammenhang sei Folgendes erwähnt: Je länger jemand raucht und je früher er damit beginnt, desto schwieriger wird es für ihn, das Rauchen wieder aufzugeben (Buchkremer u. Batra 1995). Zudem nimmt das Risiko gesundheitlicher Beeinträchtigungen natürlich zu. Wird vor dem 15. Lebensjahr mit dem Rauchen begonnen, so erhöht sich zum Beispiel das Lungenkrebsrisiko im Vergleich zu Rauchern, die erst nach dem 25. Lebensjahr regelmäßig zur Zigarette greifen, um das Fünffache. Unter diesen Gesichtspunkten sind die oben genannten Zahlen umso alarmierender.

Im Allgemeinen verläuft die Entwicklung der Nikotinabhängigkeit in fünf aufeinanderfolgenden Phasen:

- Probierrauchen
- unregelmäßiges Rauchen
- regelmäßiges geringes Rauchen
- regelmäßiges starkes Rauchen
- Nikotinabhängigkeit.

Dabei endet der erste Rauchversuch zumeist mit starken aversiven Gefühlen. Später, in der Adoleszenzphase, findet oftmals ein zweiter »erfolgreicher« Versuch statt, der in zunächst unregelmäßiges Rauchen übergeht. Normen und Werte im Freundeskreis spielen in diesem Zusammenhang eine wesentliche Rolle, und zwar weniger in Bezug auf den Beginn des Rauchverhaltens als im Hinblick auf seine Stabilisierung (Kane 1991). Broken-home-Situationen begünstigen eine mögliche Suchtkarriere von Jugendlichen, während geordnete Kindheitsverhältnisse sich suchtverhütend auswirken. Nicht zu vergessen ist auch die Rolle der Medien, die sich für Heranwachsende einstellungsmodulierend auswirkt.

Zur Tatsache der zwischen 1993 und 1997 um fast 80 % gestiegenen Zahl rauchender Mädchen (Schwäbisches Tagblatt, 11. 11. 2001) ist anzumerken, dass die Ursache hierfür in einer falsch verstandenen Emanzipation liegen könnte, einer Art Gleichberechtigung, die sich darin ausdrückt, dasselbe Maß an unvernünftigem Verhalten zu zeigen wie das männliche Geschlecht.

## 2.4 Inhaltsstoffe der Zigarette: Nikotin & Co

Den meisten Rauchern vom Packungsaufdruck her bekannte Inhaltsstoffe der Zigarette sind Teer (bzw. der Kondensatgehalt) und Nikotin. Dass aber darüber hinaus über 5000 chemische Verbindungen im Tabakrauch nachgewiesen sind (Schuh 1985, S. 7), von denen rund 400 gesundheitsschädlich sind, wissen die wenigsten – vielleicht wollen sie es auch nur nicht wahrhaben. Mindestens 50 dieser Stoffe wirken karzinogen. Einige der Gifte sind zwar vom Namen her bekannt, zum Beispiel Arsen oder Formaldehyd; weniger bekannt ist es jedoch, dass Zigarettenrauch auch Parfümmischungen, radioaktive Substanzen, verschiedene organische Verbindungen, Lösungsmittel, Schwermetalle und gasförmige Stoffe enthält, allen voran das sauerstoffblockierende Kohlenmonoxid (Haustein 2001). Neben Nikotin und Kohlenmonoxid zählt Teer zu den gefährlichsten Schadstoffen des Tabaks. Er besteht vor allem aus Kohlenwasserstoffen, von denen viele als karzinogen bekannt sind (Buchkremer 1991).

Von den Herstellern in der EU werden dem Tabak außerdem über 600 Zusatzstoffe wie Ammoniumchlorid, Süßstoff, Kakao, Pyridin, Glycyrrhizin und Laevulinsäure zugesetzt. Diese Stoffe, welche teils allein, teils in Kombination mit anderen enthaltenen Substanzen toxisch wirken, werden aus folgenden Gründen verwendet:

**Tabakzusatzstoffe und ihre Funktion:**

- Ammoniumverbindungen erhöhen den freien Nikotinanteil und steigern so den »Kick« beim Inhalieren.
- Süßstoffe und Schokolade mildern den Geschmack und machen damit das Rauchen für Kinder und »Erstnutzer« angenehmer.
- Kakao bewirkt eine Dilatation der Bronchien, somit kann tiefer inhaliert werden.
- Der für Passivraucher unangenehme Nebenstromrauch wirkt durch Zusatzstoffe geruchlich vorteilhafter – allerdings nicht weniger toxisch (Haustein 2001).

Der wichtigste und gleichzeitig gefährlichste Inhaltsstoff des Tabaks ist jedoch das Hauptalkaloid der Tabakpflanze, das Nikotin. Allerdings liegt die Gefahr hier nicht, wie häufig angenommen, in der karzinogenen Wirkung, zentrale Bedeutung hat das Nikotin deshalb, weil es die Abhängigkeit verursacht. Es wirkt stark toxisch und besitzt eine suchterzeugende Wirkung, die mit der von Kokain und Heroin vergleichbar ist. Durch Nikotinzufuhr kommen äußerst schnell angenehme psychotrope Effekte zustande.

Dabei ist die Wirkung des Nikotins biphasisch, d. h. in Abhängigkeit von der Dosis gegensätzlich. »Eine kleine Menge der Substanz stimuliert, eine große dämpft. Raucher können im Allgemeinen die regulierende Funktion des Nikotins einsetzen, um den Grad ihrer Aufmerksamkeit auf ein Normalmaß einzupendeln. Sie gebrauchen das Nikotin demnach nicht, um ihre psychische Verfassung in die eine oder andere Richtung zu übertreiben, sondern um sich zu normalisieren; um sich aus einem Zustand der Langeweile herauszuführen oder um sich bei einer Überstimulation zu beruhigen« (Krogh 1993, S. 52 und 69).

Wichtig für die Qualität eines Stoffes als psychotrope Substanz ist nicht nur der Effekt an sich, sondern auch die Geschwindigkeit, mit der dieser eintritt. Je schneller die Wirkung, desto unmittelbarer erfolgt im Sinne einer Konditionierung die Verstärkung des Konsumverhaltens und desto schneller und enger wird das Rauchen mit dem angenehmen Gefühl im unmittelbaren Anschluss daran verknüpft.

Nikotin wird gemäß den verschiedenen Formen des Rauchens unterschiedlich schnell resorbiert. Während beim »Paffen« von Zigarren oder Pfeifen über die Schleimhäute die Resorption eher langsam vonstatten geht, geschieht dies beim inhalierten Zigarettenrauch extrem schnell. Das Nikotin wird dabei über das Epithel der Lungenalveolen aufgenommen und gelangt über das Blut direkt ins Gehirn.

Über die Geschwindigkeit, mit der Nikotin in dieser Form aufgenommen wird, schreibt Benowitz: »Wenn ein Mensch Zigarettenrauch einatmet, erreicht das darin enthaltene Nikotin das Gehirn über die Blutbahn in etwa 8 Sekunden; das ist schneller als bei einer intravenösen Injektion.« (Benowitz 1986, S. 23). Der Effekt ist also innerhalb kürzester Zeit spürbar, und der Raucher kann zudem mit seinen Zügen die Dosis selbst regulieren und damit Intoxikationszeichen (Tachykardie, Schweißausbrüche, Durchfall etc.) vermeiden.

Schnelle Wirkung, gepaart mit dosisabhängig gegensätzlichem Effekt bei erhaltener Reaktions- und Arbeitsfähigkeit: Nikotin in Zigarettenform ist die »optimale« Droge. Dementsprechend hoch ist das Suchtpotenzial des Stoffes, 32 % der »Probierraucher« werden süchtig, im Gegensatz zu nur 23 % beim Heroin. Trotz dieses hohen Suchtpotenzials war es in den 1980er Jahren oberstes Ziel der Tabakindustrie, eine erhöhte Nikotinfreisetzung und die Effektivitätssteigerung der Nikotinwirkungen zu erreichen. Dabei wurde zum Beispiel der Zusatz von Nikotin zum Tabak erwogen (Slawen 1982) und mit gentechnischen Verfahren versucht, den Nikotingehalt der Pflanzen bei unverändertem Teergehalt zu erhöhen (Haustein 2001). Wichtig sind in diesem Zusammenhang auch pH-Wert-Manipulationen des Tabaks, die zur erhöhten Freisetzung von Nikotin in Form der freien Base führen und so den »Kick« beim Rauchen steigern.

Im folgenden Kasten (siehe S. 29) werden die mit der Abhängigkeit verbundenen physiologischen Nikotinwirkungen kurz zusammengefasst (Haustein 2001).

Gleichzeitig ist Nikotin hochgiftig. Die farblose ölige Substanz wird in der Landwirtschaft als Insektenvernichtungsmittel eingesetzt, früher betäubte man damit Elefanten (Krogh 1993). Während die Nikotintagesdosis eines durchschnittlichen Rauchers bei nichtrauchenden Personen Vergiftungen hervorrufen würde, sind »Raucher weniger nikotinempfindlich als Nichtraucher; sie genießen Nikotindosen, die bei Nichtrauchern Übelkeit und leichte Vergiftungserscheinungen auslösen« (DHS 1994, S. 24). Allerdings wäre dieselbe Dosis, auf einmal konsumiert, selbst bei starken Rauchern tödlich.

**Nikotinwirkungen:**

- Nikotin bindet an die Nikotinrezeptoren im ZNS und erleichtert damit die Freisetzung bestimmter Transmitter wie Dopamin, Noradrenalin und Acetylcholin.
- Erregung, Erhöhung des Genussempfindens und anxiolytischer Effekt.
- Verbesserung von Aufmerksamkeit und Leistung bei sich wiederholenden Aufgaben.
- Verringerung des Hungergefühls, Beschleunigung des Stoffwechsels und damit Reduktion des Körpergewichts.
- Durch Neuroadaptation der Nikotinrezeptoren kommt es bei wiederholten Gaben zu Toleranzentwicklung und Entzugssymptomen.

Höhere Nikotindosen lösen Krämpfe aus, in toxischen Dosen eingenommen – bei nicht nikotingewöhnten Personen ca. 60 Milligramm – kommt es zu zentralnervöser Erregung, Atemlähmung und Kreislaufkollaps. Der Abbau von Nikotin erfolgt sehr schnell (in 60 bis 90 Minuten) in der Leber, hierbei entsteht das als Marker genutzte Cotinin.

## 2.5 Gesundheitliche Auswirkungen des Tabakkonsums

Das Rauchen ist an der Entstehung von etwa 300 Krankheiten beteiligt und wird damit Prognosen zufolge in wenigen Jahren weltweit die häufigste Krankheits- und Todesursache sein (dpa/AP, 9. 2. 2002).

### 2.5.1 Allgemeine gesundheitliche Beeinträchtigungen

Allgemein lässt die körperliche Leistungsfähigkeit schon bei geringem Zigarettenkonsum nach. »Der Raucher bringt sich künstlich in eine Höhe zwischen 2000 und 3500 m. Seine körperliche Leistungsfähigkeit ist dementsprechend, besonders bei Mittel- und Dauerleistungen, erheblich herabgesetzt. (...) Tabakrauch verursacht innerhalb weniger Sekunden einen zwei- bis dreifach erhöhten Atemwegswiderstand durch Engstellung der Bronchiolen, der etwa 10 bis 30 Minuten anhält« (Lübs 1980).

Dennoch haben viele Raucher subjektiv den Eindruck, mit der Zigarette ihre Leistungsfähigkeit steigern zu können. Wenn überhaupt, so trifft dies nur unter bestimmten Umständen bei Konzentrationsaufgaben zu, auf gar keinen Fall aber bei körperlichen Anforderungen.

### 2.5.2 Durch das Rauchen bedingte Erkrankungen

Zu den bekanntesten Folgeerkrankungen des Rauchens gehören chronisch obstruktive Bronchitiden, Lungenemphysem, koronare Herzkrankheit und das sogenannte »Raucherbein«, eine Durchblutungsstörung der unteren Extremitäten. Herz-Kreislauf-Erkrankungen stehen bei den durch das Rauchen verursachten Gesundheitsschäden an erster Stelle, in Deutschland ist von jährlich 80.000 bis 90.000 Neuerkrankungen auszugehen. Chronisch-obstruktive Lungenerkrankungen nehmen derzeit weltweit den sechsten Platz der Erkrankungsliste ein und werden bei weiter zunehmender Anzahl von Tabakkonsumenten in 20 Jahren an die dritte Stelle vorrücken (Haustein 2001).

Seit einigen Jahren wird über den ursächlichen Zusammenhang zwischen Krebs und Rauchen auf jeder Zigarettenpackung und jedem Werbeplakat informiert, bekannt ist er aber schon länger. »1937 wurde die Entstehung von Krebs durch Zigarettenrauchen tierexperimentell erwiesen, 1938 die kürzere Lebenserwartung von Rauchern gegenüber Nichtrauchern erstmals statistisch belegt. Anfang der 1950er Jahre wurde der Nachweis erbracht, dass Rauchen Lungenkrebs fördert« (Elbert u. Rockstroh 1990). Die häufigsten Krebsarten aufgrund des Rauchens sind das Plattenepithelkarzinom der Lunge sowie Karzinome des Kehlkopfes. Dabei steigt das individuelle Krebsrisiko proportional mit der Zahl der täglich gerauchten Zigaretten und der zeitlichen Dauer der »Raucherkarriere«.

| Konsumart und -höhe | Anzahl pro Tag (in Stück) | Erhöhtes Krebsrisiko |
|---|---|---|
| Pfeifen- und Zigarrenrauchen | keine Angabe | 3,7-fach |
| Zigarettenrauchen | 1–10 | 4,6- bis 11-fach |
| | 11–20 | 18,6-fach |
| | 21–35 | 31,6-fach |
| | mehr als 35 | 43,6-fach |

*Tab. 3: Erhöhung des Krebsrisikos in Relation zur Konsumhöhe*

Tabakkonsum spielt erwiesenermaßen eine ursächliche Rolle bei

- 60 bis 90 % aller Lungen- und Bronchialkrebserkrankungen
- 30 bis 70 % aller Blasenkrebserkrankungen
- 30 % aller Nieren- und Bauchspeicheldrüsenkrebserkrankungen

Die Kombination von Alkohol und Tabakrauch ist mit hoher Wahrscheinlichkeit verantwortlich für

- 85 % aller Kehlkopfkrebserkrankungen
- 60 bis 80 % aller Krebserkrankungen der Mundhöhle und des Rachens
- 75 % aller Speiseröhrenkrebserkrankungen
  (Deutsche Krebshilfe 1996)

Schockiert über die beängstigenden Gesundheitsschäden durch das Rauchen wechselt mancher Raucher zu Zigaretten mit Filter; die Schadstoffaufnahme verringert sich dabei jedoch allenfalls um 20 %. Auch der Effekt sogenannter »Lightzigaretten« ist zweifelhaft, in der Regel wird hier tiefer inhaliert, der »Light-Effekt« also direkt ausgeglichen (Deutsche Krebshilfe 1996). In diesem Zusammenhang gilt als gesichert, dass durch die tiefe Inhalation eine Zunahme von Adenokarzinomen der Lunge zu beobachten ist, die in jüngster Zeit vor allem bei Frauen – welche häufiger Lightzigaretten konsumieren – diagnostiziert werden und eine besonders ungünstige Prognose haben. Filterzigaretten oder Lightzigaretten vermindern das Krebsrisiko also nicht, sondern verursachen im Gegenteil unter Umständen noch schwerwiegendere Erkrankungen (Haustein 2001).

Potenzstörungen gehören zu den weniger bekannten Nebenwirkungen des Rauchens, vor allem in Verbindung mit erhöhten Cholesterinwerten oder Diabetes löst Nikotin diese jedoch erwiesenermaßen aus. In einigen Ländern wird aus diesem Grund auf Zigarettenpackungen vor Impotenz gewarnt.

Ebenfalls kaum bekannt sind die Wirkungen des Rauchens auf Zahnfleisch und Kiefer. Raucher haben ein dreifach erhöhtes Parodontose-Risiko. Das Immunsystem der Mundhöhle wird geschädigt, der Kieferknochen abgebaut, Frühwarnzeichen wie Zahnfleischbluten bleiben zudem, anders als bei Nichtrauchern, bei Rauchern aus (dpa, 2. 3. 2002).

Häufige Raucherschäden treten auch an den Nieren auf, wobei besonders im Zusammenhang mit einem Diabetes mellitus die Nierenfunktion zunehmend eingeschränkt wird. Erhöhte Risiken wurden außerdem bei Fertilitätsstörungen, dem gehäuften Auftreten kindlicher Leukämien und Hirntumoren, bei Osteoporose und Erkrankungen der Augen mit nachfolgender Erblindung sowie der Ausbildung lymphatischer Leukämien nachgewiesen (Haustein 2001).

### 2.5.3 Spezifische Risiken für Frauen

Rauchende Frauen, die zudem Kontrazeptiva einnehmen und älter als 35 Jahre sind, haben ein deutlich erhöhtes Schlaganfall-, Herzinfarkt- und Thromboserisiko (Berma a. Gritz 1991). In Anbetracht dieser Tatsache verschreiben viele Frauenärzte Raucherinnen keine oralen Kontrazeptiva mehr. Zudem setzt die Menopause bei Raucherinnen früher ein (Heuer-Jung 1996).

Raucht eine Schwangere, so hat dies für das Ungeborene gravierende Folgen. Risikostoffe sind das inhalierte Kohlenmonoxid und das Plazentagift Cadmium, das ein erhöhtes Abortrisiko, vorzeitige Plazentaablösung und Fehlbildungen im Lippen-Kiefer-Gaumen-Bereich bewirken kann (Haustein 2001). Aufgrund der verengten Blutgefäße der Plazenta erleidet das Kind eine Mangelversorgung an Sauerstoff und Nährstoffen. Neugeborene von Raucherinnen sind deshalb oft leichter und kleiner (Wenderlein 1980) und haben einen geringeren Kopfumfang als Kinder von Nichtraucherinnen (Behrens et al. 1987). Die verminderte Lungenfunktion der rauchenden Mutter gilt als Ursache für die erhöhte perinatale Säuglingssterblichkeit und für die häufigeren Totgeburten, Spontanaborte und Frühgeburten (Kubista 1994).

Tabakkonsum während der Schwangerschaft und postpartal ist zudem ein wesentlicher Ursachenfaktor für den plötzlichen Kindstod (dpa, 5. 7. 2002). Hier soll ein neu entwickelter pränataler Schnelltest entgegenwirken. Aufschluss über die Belastung der aktiv oder passiv rauchenden Schwangeren und damit des Ungeborenen gibt ein Urintest in den ersten drei Schwangerschaftsmonaten, gemessen wird dabei die Höhe des Nikotinstoffwechselprodukts Cotinin. Hohe Werte, so die erhoffte Wirkung, führen eher als Appelle dazu, dass die werdende Mutter das Rauchen einstellt. Aber auch beim Neugeborenen kann der Test durchgeführt werden; bei einem hohen Wert kann der Säugling im ersten Lebensjahr vorsorglich mit einem Monitor überwacht werden.

Gründe genug, das Rauchen während der Schwangerschaft einzustellen, und den meisten Frauen sind sie auch bekannt. Forschungsergebnisse zeigen, dass 50 % der rauchenden Frauen während einer Schwangerschaft selbstständig das Rauchen aufgeben (Windson a. Orleans 1986; Cnattingius et al. 1992; Kunze et al. 1992). Diese Abstinenzrate ist im Verhältnis zur allgemeinen Rate derer, die ohne fremde Hilfe von der Zigarette loskommen (3 bis 11 %), einerseits beachtlich, andererseits jedoch in Anbetracht all der Ungeborenen, deren Mütter weiterrauchen, viel zu gering. Und leider wird nicht jede Schwangere, die um der Gesundheit ihres Kindes willen aufhört zu rauchen, so hoch geehrt wie die Schauspielerin Veronica Ferres, die – hochschwanger – zur »Exraucherin des Jahres 2001« ernannt wurde (Aktionskreis Stuttgarter Nichtraucher 2001). Aber sie mag auch für all jene stehen, die es geschafft haben.

### 2.5.4 Todesfälle als Folge des Tabakkonsums

Allein in Deutschland gab es im Jahr 2001 über 100.000 Todesfälle infolge des Zigarettenkonsums (dpa, 26. 07. 2002); das bedeutet, täglich sterben etwa 300 Menschen an Erkrankungen, die durch das Rauchen verursacht wurden. Neuere Untersuchungen (Schwäbische Zeitung, 30. 8. 2002) gehen sogar von jährlich 143.000 Fällen aus. Dies entspricht einem Drittel der Männer und einem Sechstel der Frauen zwischen 35 und 65 Jahren, die gestorben sind. In Europa starben Anfang der 1990er Jahre Schätzungen zufolge jährlich etwa 400.000 Menschen an den Folgeschäden des Rauchens (Batra, AKR 1991), weltweit sind es derzeit jährlich circa 10 Millionen (Haustein 2001). Damit ist »die Nikotinabhängigkeit weltweit der Feind Nummer Eins der Volksgesundheit« (Cahan in: Krogh 1993, S. 9) und rangiert diesbezüglich deutlich vor illegalen Drogen oder Alkohol.

### 2.5.5 Schädlichkeit des Passivrauchens

Deutschlands Raucher exhalieren jährlich 7.500 Tonnen Kohlenwasserstoffe. Wer neben einem Raucher sitzt, atmet zwar nur 1 % der giftigen Stoffe ein, die ein Raucher inhaliert, dafür liegt aber die Konzentration vieler Gifte im Rauch, der ohne Umweg direkt in die Luft strömt, erheblich höher als im Rauch, den der Raucher selbst inhaliert.

Bei Passivrauchern sind innerhalb der ersten beiden Stunden nach der Exposition bereits erste Veränderungen an den Endothelzellen, Blutplättchen und Neutrophilen feststellbar. Beim chronischen Passivrauchen verdoppelt oder verdreifacht sich das Risiko für die Ausbildung einer koronaren Herzkrankheit, von arteriosklerotischen Veränderungen und Apoplexiehäufigkeit (Haustein 2001). Nach Schätzungen des Robert-Koch-Instituts in Berlin sterben in Deutschland jährlich 3.000 bis 5.000 Menschen an durch das Passivrauchen verursachten Erkrankungen (dpa, 12. 10. 2000). Ein Großteil dieser Todesfälle geht dabei auf Krebserkrankungen zurück. Untersuchungen zufolge besteht für Passivraucher ein um 40 % erhöhtes Krebsrisiko, Ehefrauen, deren Partner mehr als eine Schachtel täglich konsumieren, sollen sogar ein dreifach gesteigertes Lungenkrebsrisiko aufweisen (Deutsche Krebshilfe 1996).

## 2.6 Nikotinabhängigkeit

### 2.6.1 Rauchen: Gewohnheit oder Sucht?

Noch 1957 bewertete das Experten-Komitee der WHO selbst starkes Rauchen als Gewohnheit und nicht als Sucht. Die damals angeführten Argumente, wie zum Beispiel fehlende Beweise für eine nikotininduzierte körperliche Abhängigkeit im Tierversuch, oder die Annahme, dass die beobachteten Symptome nach Beendigung des Zigarettenkonsums keine Entzugssymptome sind, gelten heute als überholt.

Von der Tabakindustrie wurde firmenintern die suchterzeugende Wirkung von Nikotin bereits 1968 erfasst, jedoch der Öffentlichkeit gegenüber geleugnet (Haustein 2001). Da Nikotin im Gegensatz zu Alkohol und Heroin kaum psychotoxisch wirksam ist, zeigen auch stark abhängige Raucher – zumindest solange sie ausreichend mit Nikotin versorgt sind – nur geringe soziale Auffälligkeiten. Dieser Umstand trug sicherlich dazu bei, dass die Nikotinabhängigkeit erst seit 1978 von der WHO aufgeführt wird, 1980 nahm die American Psychiatric Association (APA) sie im DSM-III auf.

Tatsächlich sind viele der mit dem Rauchen zusammenhängenden Phänomene besser auf der Basis eines Sucht- oder Abhängigkeitskonzepts zu verstehen als auf der einer lieb gewordenen Gewohnheit. Fragt man z. B. einen Raucher nach dem Grund für sein Tun, so wird die Antwort in den wenigsten Fällen lauten: »Ich rauche gern«; in Befragungen geben über 80 % der Raucher an, nicht gern zu rauchen, aber nicht aufhören zu können. Die meisten von ihnen haben denn auch mehrere erfolglose Versuche, abstinent zu werden, hinter sich; im Jahr 2000 haben Schätzungen zufolge fast 8 Millionen Raucher versucht, das Rauchen zu beenden – größtenteils erfolglos.

Einleuchtend ist in diesem Zusammenhang eine Notiz im Schwäbischen Tagblatt vom 27.06.1999: »Angesichts von immer mehr Randalierern in Flugzeugen hat die Pilotenvereinigung Cockpit eine Lockerung des Rauchverbots auf Langstreckenflügen gefordert, denn 566 dieser Vorfälle mit sogenannten ‚unruly passengers' seien auf das strikte Rauchverbot zurückzuführen.« Bloßer Verzicht auf eine Gewohnheit scheint ein solches »unruly« Verhalten nur unzureichend zu erklären, Sucht schon eher!

Inzwischen gibt es wissenschaftliche Argumente, die am Vorhandensein einer physischen Nikotinabhängigkeit keinen Zweifel mehr lassen. Versuchspersonen drückten zum Beispiel einen Hebel häufiger, wenn dadurch eine Nikotininfusion ausgelöst wurde, als eine Vergleichsgruppe, welcher eine Salzlösung verabreicht wurde (Henningfield 1983). Und in Rattenversuchen wurde nachgewiesen, dass zumindest ein Teil der Tiere eine Abhängigkeit entwickelt, die durch die schnelle Anflutung des Alkaloids im Gehirn erzeugt zu werden scheint (Haustein 2001).

Um das Vorhandensein einer Nikotinabhängigkeit diagnostisch zu belegen, wurden unterschiedliche Kriterien entwickelt.

### 2.6.2 Kriterien der Nikotinabhängigkeit

Kriterien der Nikotinabhängigkeit sind nach Stumpfe (1992):

- Der Raucher hat meist einen Zigarettenvorrat zu Hause.
- Wenn er nicht rauchen kann, bekommt er Entzugsbeschwerden: Das ist die körperliche Abhängigkeit.
- Ohne Tabak verspürt er bald ein unbezwingbares Verlangen danach: die psychische Abhängigkeit.
- Die Beschwerden verschwinden nach dem Rauchen einer Zigarette.
- Der Raucher raucht regelmäßig seine Zigaretten, zum Beispiel jede halbe Stunde eine, ganz gleich, ob er arbeitet oder sich ausruht.
- Er raucht den ganzen Tag über, ungefähr 20 bis 30 Zigaretten. Dadurch hält er in seinem Körper einen gleichmäßigen Nikotin-Blutspiegel.

- Trotz körperlicher Beschwerden und Krankheiten, die das Rauchen verursacht, rauchen viele Betroffene weiter. Nur etwa die Hälfte aller Raucher kann bei einer lebensgefährlichen Krankheit, die mit dem Rauchen zusammenhängt, aufhören.
- Der Raucher hat schon mehrfach versucht, mit dem Rauchen aufzuhören.
- Wenn der Raucher einmal längere Zeit nicht geraucht hat, wird er bereits nach einer Zigarette wieder rückfällig.

**Kriterien nach der ICD-10:**

Tabakabhängigkeit ist in der ICD 10 unter Störungen durch psychotrope Substanzen (F 1) kodiert. Während des vorangegangenen Jahres müssen mindestens drei der nachstehenden Kriterien jeweils gleichzeitig vorhanden gewesen sein (Dilling 1993).

**Kriterien nach der ICD-10 (F 17):**

1) ein starker Wunsch oder eine Art Zwang, die psychotrope Substanz zu konsumieren
2) verminderte Kontrollfähigkeit bezüglich des Beginns, der Beendigung und der Menge des Konsums
3) ein körperliches Entzugssyndrom bei Beendigung oder Reduktion des Konsums
4) Nachweis einer Toleranz
5) fortschreitende Vernachlässigung anderer Vergnügen oder Interessen zugunsten des Substanzkonsums; erhöhter Zeitaufwand, um die Substanz zu besorgen
6) anhaltender Substanzkonsum trotz des Nachweises eindeutig schädlicher Folgen

**Kriterien nach dem DSM-IV:**

Im DSM-IV ist unter der Ziffer 292.0 der Nikotinentzug aufgeführt.

Nach mindestens mehreren Wochen täglichen Nikotinkonsums *(Kriterium A)* entwickelt sich bei plötzlicher Beendigung oder Reduktion innerhalb von 24 Stunden ein charakteristisches Entzugssyndrom *(Kriterium B)*. Dieses schließt mindestens vier der folgenden Symptome ein:

1. dysphorische oder depressive Stimmung
2. Schlaflosigkeit

3. Ablenkbarkeit, Enttäuschung oder Ärger
4. Angst
5. Konzentrationsschwierigkeiten
6. Unruhe
7. verminderte Herzfrequenz
8. gesteigerter Appetit oder Gewichtszunahme

*Kriterium C:* Die genannten Entzugssymptome verursachen den Betroffenen in klinisch bedeutsamer Weise Leiden oder Beeinträchtigungen in sozialen, beruflichen oder anderen wichtigen Funktionsbereichen.
*Kriterium D:* Zusätzlich gilt, dass die Symptome nicht auf einen medizinischen Krankheitsfaktor zurückzuführen sind und nicht durch eine andere psychische Störung erklärt werden können.

**Kriterien nach Fagerström (FTND):**
Durch den »Fagerström Test for Nicotine Dependence« (FTND) wird die Stärke der Tabakabhängigkeit ermittelt. Der Fragebogen besteht aus folgenden 6 Items:

**Items des FTND:**

1) Wann nach dem Aufwachen rauchen Sie Ihre erste Zigarette?
2) Finden Sie es schwierig, an Orten, wo das Rauchen verboten ist, das Rauchen sein zu lassen?
3) Auf welche Zigarette würden Sie nicht verzichten wollen?
4) Wie viele Zigaretten rauchen Sie im Allgemeinen pro Tag?
5) Rauchen Sie am Morgen im Allgemeinen mehr als am Rest des Tages?
6) Kommt es vor, dass Sie rauchen, wenn Sie krank sind und tagsüber im Bett bleiben müssen?

Insgesamt ist eine Punktzahl von 0 bis 10 erzielbar, wobei
0–2 Punkte eine sehr geringe,
3–4 Punkte eine geringe,
5 Punkte eine mittlere,
6–7 Punkte eine starke und
8–10 Punkte eine sehr starke Abhängigkeit bedeuten (Heatherton et al. 1991).

Raucher mit 0 bis 2 Punkten werden als vorwiegend psychisch abhängig und solche mit Punktwerten von 5 bis 10 als überwiegend physisch abhängig beurteilt, ein Punktwert von 3 bis 4 lässt sich nicht eindeutig zuordnen.

Sie finden den FTND-Fragebogen im Anhang als Kopiervorlage für Ihre Klienten.

## 2.7 Erklärungsmodelle für das Rauchen

### 2.7.1 Psychologische Aspekte des Rauchens

Bei einem *systemischen Verständnis* von Sucht – hier nicht nur aufs Rauchen, sondern auch auf andere Süchte bezogen – wird davon ausgegangen, dass süchtige Menschen sich zunächst durch ein hohes Maß an Pflichterfüllung auszeichnen. Häufig fällt es ihnen schwer, sich abzugrenzen und auf Anfragen des Umfelds auch einmal mit »Nein, ich will nicht« zu antworten. Die mangelnde Fähigkeit, zu den eigenen Bedürfnissen zu stehen, drückt sich aber nicht nur im Umgang mit dem sozialen Umfeld aus, sondern auch darin, wie sie mit ihren eigenen inneren schwachen, regressiven oder lustbetonten Anteilen umgehen. Diese Seiten werden abgespalten.

In der Folge kommt es zu einem Mangelerleben, die abgewehrte regressive Seite kommt, vielleicht über Jahre, nicht zum Zug, bis schließlich, häufig zufällig, eine der Lust, der Regression, dem Spielerischen entgegenkommende Erfahrung mit dem Suchtstoff gemacht wird. Dann tritt das lang ersehnte Erleben des Loslassen-Könnens ein, und aus der Sehnsucht wird die Sucht.

Evident wird dieser Zusammenhang, wenn man die Zigarettenwerbung betrachtet. Diese geht geschickt auf die Sehnsucht des Zielpublikums ein; Menschen, die anscheinend keinerlei Pflichten, dafür aber jede Menge Spaß, Lust und Freiheiten haben, tummeln sich im »Marlboro-Country« oder auf der »Camel-Trophy«. Mit der Realität eines Rauchers, der im fortgeschrittenen Stadium der Abhängigkeit mit dem Zug an der Zigarette keinesfalls ins Marlboro-Land der Freiheit versetzt wird, sondern allenfalls eine kurzfristige Befreiung von seinen Entzugssymptomen erfährt, hat das wenig zu tun. Andererseits darf er sich im weiteren Verlauf süchtig nennen, was tatsächlich bis dahin ungeahnte Freiheiten bergen kann. Wo bisher nicht gewagt wurde zu sagen »Ich will nicht«, steht nun das »Ich will ja gern, aber ich kann leider nicht«. In der Sucht wird die »Sehnsuchtsseite« also dominant, die »Pflichtseite« dagegen dissoziiert; während ohne das Suchtmittel die Verhältnisse genau gegenteilig angeordnet sind.

Da mittlerweile Süchte zunehmend als Krankheiten anerkannt werden, erfährt der Abhängige für sein wenig pflichtbewusstes Verhalten auch keine Sanktionen durch die soziale Umwelt. Die Voraussetzung dafür ist allerdings, dass er sich und andere nicht im Zweifel darüber lässt, dass er nicht in der Lage ist, sein Verhalten bezüglich des Suchtmittels zu steuern. Offensichtlich wird dies beim Alkoholkranken, der seine Frau unter Alkoholeinfluss schlägt, ohne befürchten zu müssen, dass sie sich von ihm trennt – es war ja der Alkohol! Auch der Raucher, der »leider« eine Zigarettenpause machen muss (die er sich ohne Zigarette nicht gönnen würde), handelt nach diesem Schema.

Diese Abgabe jeglicher Kontrolle hat jedoch einen Nachteil. Will der Betreffende später den Substanzgebrauch beenden, muss er zunächst sein inneres Konzept der fehlenden Kontrolle revidieren und die Verantwortung für sein Tun wieder selbst übernehmen. Führt dagegen weiter der Suchtstoff die Regie, so hat die Person selbst keine Möglichkeit, regulierend einzugreifen (Schmidt 2000). Interessant ist in diesem Zusammenhang der Wunsch vieler Klienten, die mit einer Suchtproblematik zur hypnotherapeutischen Behandlung kommen. Die Hypnose soll bei ihnen bewirken, dass sie nicht mehr rauchen können. Möglicherweise sind solche Klienten, die sich, wie oben erwähnt, meist durch ein hohes Maß an Pflichtbewusstsein und Loyalität auszeichnen, ihren eigenen Suchtanteilen gegenüber zu treu, als dass sie das Rauchen nur einfach deshalb beenden würden, weil sie es nicht mehr *wollen*, sodass sie auch hier die Legitimation benötigen, nicht mehr zu *können*.

Auf die Implikationen dieses Modells für die Behandlung wird weiter unten eingegangen.

*Lernpsychologisch* betrachtet entsteht das Rauchverhalten zunächst durch Lernen am »Modell«. Das Kind oder der Jugendliche erlebt, wie Eltern oder Verwandte die Zigarette als Mittel zur Anregung, Entspannung, Stressreduktion etc. einsetzen und ahmt dieses Verhalten nach. Später wird das erlernte Verhalten durch unterschiedliche Faktoren aufrechterhalten.

*Operante Verstärkung:* Da die angenehme Wirkung einer Zigarette innerhalb von Sekunden eintritt, ist gemäß der Lerntheorie der Verstärkungseffekt hier besonders ausgeprägt. Die langfristigen negativen Wirkungen zeigen sich erst Jahre später und haben damit kaum Auswirkungen auf die aktuelle Verhaltenssteuerung (Buchkremer 1991). Ein weiterer wichtiger Punkt: Das Rauchen erzeugt nicht nur angenehme Situationen, sondern wird mit zunehmender physischer Abhängigkeit auch mehr und mehr zur einzigen Möglichkeit, die unangenehmen Entzugserscheinungen zu vermeiden oder zu beenden.

*Klassische Konditionierung:* Das Rauchverhalten wird zudem im Laufe der Jahre durch die zeitliche Kopplung eng mit zahlreichen Situationen und Reizen verknüpft. Tatsächlich antworten viele Raucher auf die Frage, in welchen Situationen sie vor allem zur Zigarette greifen, dass es für sie kaum Situationen gibt, die nicht mit dem Rauchen in Verbindung stehen. Das mit der Nikotinaufnahme verbundene Handlungsritual bewirkt zudem durch klassische Konditionierungsprozesse die gleichen psychotropen und vegetativen Wirkungen wie das Nikotin selbst (Buchkremer 1989).

*Hinweisreize:* Der Raucher wird außerdem durch bestimmte Hinweisreize, zum Beispiel den Anblick einer Zigarettenpackung, zum Rauchen veranlasst.

*Organismusvariable:* Zusätzlich wird die sogenannte Organismusvariable, in diesem Fall die physische Nikotinabhängigkeit, wirksam (Buchkremer 1991).

In der *psychoanalytischen Tradition* wird das Rauchen als orale Ersatzbefriedigung verstanden. Der süchtige Raucher regrediert in frühe Kindheitsstadien, um die damals nicht oder nicht ausreichend erlebte orale Befriedigung nachzuholen (Buchkremer 1991).

### 2.7.2 Physiologische Aspekte der Nikotinsucht und des Nikotinentzugs

In diesem Abschnitt sollen die physiologischen Aspekte im Zusammenhang mit Nikotinsucht und -entzug kurz umrissen werden.

Über die physiologischen Mechanismen im Zusammenhang mit der Nikotinabhängigkeit ist bekannt, dass Nikotin an den Acetylcholin-Rezeptoren andockt. Es erregt dabei wie ACh Rezeptoren des Parasympatikus, wobei zwischen nikotinergen und muskarinergen Rezeptoren (N- bzw. M-Rezeptoren) und deren Wirkungen unterschieden wird. Das Nikotin ist jedoch »wirksamer als das ACh, weil die Verbindung mit dem Rezeptor stärker ist und länger anhält« (Ashton a. Stepney 1983).

Über die nikotinergen Rezeptoren führt Nikotin in geringen Dosen durch Stimulation sympathischer Ganglien zur Steigerung der Herzfrequenz und leichter Blutdruckerhöhung, Emotionen werden gedämpft und das Konzentrationsvermögen gesteigert. Umgekehrt kann Nikotin – höher dosiert – durch eine Blockade der sympathischen Ganglien bzw. durch Erregung der parasympathischen Ganglien die Herzfrequenz verlangsamen.

Die Wirkung des Nikotins ist mehrfach in Selbstmedikamentationsversuchen an Affen und Ratten untersucht worden. Aus diesen Tierversuchen könnte abgeleitet werden, dass es die Gedächtnisleistung fördert und aggressives Verhalten vermindert (Jaffe 1985). Außerdem zeigte sich, dass geringe Dosen motorisch stimulierend wirken, sodass Nikotin als Psychostimulans einzuordnen ist. Diese lokomotorisch erregenden Effekte kommen über eine verstärkte Dopaminfreisetzung aus dem Nucleus accumbens im hinteren Teil des mesolimbischen Systems zustande. Dieselben Reaktionen im Zusammenhang mit Dopamin sind bei der Gabe von Amphetamin und Kokain zu beobachten, vermutlich ist der zugrunde liegende Mechanismus identisch. Zusätzlich stimuliert Nikotin die Freisetzung von Noradrenalin aus Anteilen des ventralen Hippocampus.

In den zerebralen Strukturen von Rauchern findet sich eine höhere Dichte von Nikotinrezeptoren als bei Nichtrauchern, wobei die zusätzlichen Rezeptoren vorwiegend im Hippocampus, Gyrus rectus und im zerebellären Kortex gebildet werden. Besonders angereichert sind diese Rezeptoren im (bereits im Zusammenhang mit den lokomotorischen Effekten erwähnten) Nucleus accumbens. Dort ist auch das vom Dopamin regulierte Belohnungssystem lokalisiert.

Da im Tierversuch Dopamin durch Nikotingaben freigesetzt wird, kann angenommen werden, dass dieser Kern für die Entwicklung der Abhängigkeit bedeutsam ist. Er bewirkt das bekannte Glücks- und Entspannungsgefühl beim Genuss, wobei die Gefühlsqualität vom anfänglichen »Lieben« der Zigarette schnell ins unbedingte Verlangen danach umschlägt. Bei stark abhängigen Rauchern sind jedoch noch zahlreiche weitere Gehirnregionen (Hippocampus, Neokortex, Gyrus rectus, Kleinhirnrinde, mittlere Raphe) involviert. »Chronische Nikotininfusionen führen zur verstärkten Bildung von Nikotinrezeptoren, doch vermutlich auch zu einer Abnahme der Gesamtzahl der Rezeptoren, die tatsächlich arbeiten« (Krogh 1993, S. 101 f). Die Rezeptoren werden also durch die lang anhaltende Nikotinwirkung desensibilisiert.

Die Stärke der Nikotinabhängigkeit steht unter Umständen im Zusammenhang mit den vermehrt gebildeten Nikotinrezeptoren, wahrscheinlich wird das überschüssige Nikotin an desensibilisierte oder inaktivierte Sensoren gebunden.

Als weitere Wirkung des Nikotins ist aus postmortalen Studien an menschlichen Gehirnen bekannt, dass starkes Rauchen zu einer Abnahme der 5-HT-Konzentration im Hippocampus führt. Da Angstreize beim Menschen zu einer vermehrten 5-HT-Freisetzung führen und Anxiolytika diese unterdrücken, könnte dies die anxiolytische Wirkung von Nikotin erklären.

Auch die von Rauchern empfundene Stressreduktion durch das Rauchen sowie die Neuropathologie der Depression scheint mit der 5-HT-Freisetzung in Zusammenhang zu stehen. Depressive Patienten rauchen häufiger, was auf eine antidepressive Wirkung des Rauchens schließen lässt. Umgekehrt scheinen einige Antidepressiva in der Raucherentwöhnung brauchbar zu sein.

Die folgende Abbildung stellt diese Zusammenhänge schematisch dar:

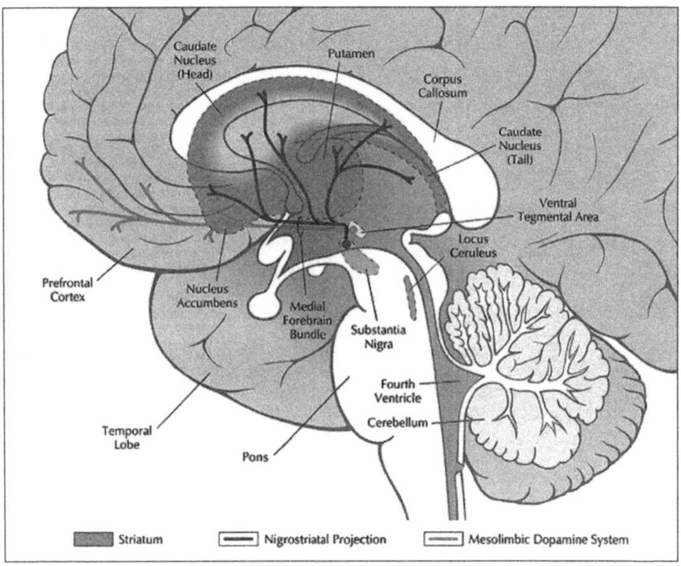


*Abb. 3: Darstellung der für die Ausbildung der Abhängigkeitsreaktionen verantwortlichen Hirnareale und der Angriffspunkte von Nikotin am mesolimbischen dopaminergen System (aus: Tabakabhängigkeit, Haustein, K.-O. u. Groneberg, D. [2008] Kap. 4, S. 93, Abb. 4.10, Springer Verlag Berlin Heidelberg. Orginalcopyright (2001) Deutscher Ärtzteverlag, Köln. Mit freundlicher Genehmigung von Springer Science and Business Media.)*

Neuerdings werden auch genetische Aspekte im Zusammenhang mit der Nikotinsucht diskutiert. In einer Studie an 2.680 Zwillingspaaren sowie 543 einzelnen Zwillingen wurden Persönlichkeitsfaktoren und Rauchverhalten verglichen. Es zeigte sich, dass die Zusammenhänge bei monozygoten Zwillingen stärker ausgeprägt waren als bei dizygoten Paaren (Heath et al. 1995). Allerdings beziehen sich diese Ergebnisse nicht auf die Entwicklung des Rauchverhaltens, sondern vielmehr auf starkes Rauchen und die Unfähigkeit, es zu beenden.

Das Resultat der oben beschriebenen Vorgänge lautet für den Raucher, dass er sich beim Nikotinentzug – und dieser wird bei starken Rauchern spätestens 30 bis 40 Minuten nach dem Konsum der letzten Zigarette spürbar – missgelaunt, depressiv und reizbar fühlt. Die Dopaminausschüttung geht zurück beziehungsweise das vom Körper produzierte Dopamin wird nicht mehr zuverlässig erkannt. Beim Nikotinentzug sinkt jedoch nicht nur die Stimmung, auch die Konzentrationsfähigkeit leidet. Am in England bereits seit 1984 fest etablierten Nichtrauchertag (an dem auch starke Raucher auf die Zigarette verzichten) passieren der Statistik zufolge mehr Unfälle als an jedem anderen Tag im Jahr, teilweise 10 % mehr (Deutsches Allgemeines Sonntagsblatt, 23. 06. 2000).

Einen Faktor, der beim Nikotinentzug zumeist zunimmt, gibt es allerdings: das Körpergewicht. »Die durchschnittliche Gewichtszunahme liegt in den ersten Monaten bei 2,5 Kilogramm, nach 6 bis 12 Monaten beträgt sie etwa 4 Kilo« (Düsseldorfer Forschungsstelle für Nikotinabhängigkeit 2000). Der Grund dafür liegt zum einen in der sinkenden und damit Energie sparenden Pulsfrequenz nach dem Entzug; die durchschnittliche Pulsfrequenz eines Rauchers liegt bei 84 Schlägen, nach dem Aufhören sind es nur noch 72 Schläge in der Minute. Zum anderen senkt Nikotin die Insulinausschüttung und erhöht damit den Blutzuckerspiegel, nach dem Entzug sinkt dieser ab. Die Folge davon ist der bekannte Heißhunger auf Süßes, der viele ehemalige Raucher in der ersten Zeit immer wieder befällt. Verantwortlich für das geringere Gewicht von Rauchern ist außerdem die erhöhte Sekretion von Katecholaminen aus dem Nebennierenmark und von Steroidhormonen aus der Nebennierenrinde (Haustein 2001).

Die wichtigsten Nikotinentzugserscheinungen werden im folgenden Kasten nochmals zusammengefasst.

**Nikotinentzugserscheinungen:**

- Erregbarkeit, Ruhelosigkeit und depressive Verstimmungen
- Konzentrationsschwäche
- Angstgefühle
- Hunger und Gewichtszunahme
- Schläfrigkeit und Schlafstörungen
- heftiges Verlangen nach einer Zigarette (»craving«)

Die Ausprägung der einzelnen Symptome kann individuell stark schwanken, die durchschnittliche Dauer variiert von einigen Tagen oder Wochen bis hin zu Monaten.

## 2.8 Zusammenfassung

Rauchen macht krank, unfruchtbar und impotent und so abhängig wie sonst nur Opiate. Trotzdem wird weiter heftig geraucht, und der Nichtraucherschutz hat, zumindest in Deutschland, trotz vieler positiver Veränderungen in den letzten Jahren einen schweren Stand. Nach wie vor beginnen viele Jugendliche zu rauchen; das Einstiegsalter liegt immer niedriger. Dies sind schlechte Nachrichten, aber gute für Sie, wenn Sie Raucherentwöhnungskurse anbieten wollen. Beachten sollten Sie dabei die in diesem Kapitel beschriebenen lernpsychologischen und systemischen Aspekte der Sucht, sowie die physiologischen Auswirkungen des Nikotinentzugs.

# 3. Was Sie sich als Therapeut klar machen müssen und was Sie Ihren Klienten erklären können sollten

Dieses Kapitel gibt Ihnen einen Überblick über die Wirkfaktoren

- von Psychotherapie im Allgemeinen,
- der Hypnotherapie,
- der Hypnotherapie speziell nach Milton Erickson und
- psychotherapeutischer Gruppenbehandlungen.

## 3.1 Allgemeine psychotherapeutische Wirkfaktoren

Jeder Therapeut wünscht sich, dass die von ihm praktizierte therapeutische Richtung besonders erfolgversprechend ist. Hypnotherapeuten haben Glück, sie bekommen diesen Wunsch weitgehend erfüllt. Dennoch sollten Sie sich stets darüber im Klaren sein, dass die therapeutische Ausrichtung nur die halbe oder, wie Sie sehen werden, nicht mal die halbe Miete ist.

Bei aller Unterschiedlichkeit der verschiedenen Therapieschulen gibt es viele wesentliche Faktoren, die allen psychotherapeutischen Behandlungsformen gemeinsam sind. In ihrem Wettstreit, der sich gerade in den letzten Jahren aufgrund zunehmender Konkurrenz um die Anerkennung durch die Krankenkassen verschärft hat, gerät diese wichtige Tatsache häufig aus dem Blickfeld. Die jeweilige Forschung sieht ihre Aufgabe vornehmlich in der Herausarbeitung der Unterschiede zwischen den Therapieformen. Dieses Buch stellt diesbezüglich keine Ausnahme dar.

Dennoch befasst sich der folgende Abschnitt mit den gemeinsamen Faktoren aller Therapieschulen (Hubble, Duncan a. Miller 1999), um der oft vernachlässigten Tatsache gerecht zu werden, dass Therapie nicht nur deshalb wirkt, weil Psychotherapeuten sich intensiv und kompetent um Klienten bemühen, sondern auch deshalb, weil ein Großteil der erfolgten Veränderung auf den Fähigkeiten und Ressourcen der Klienten selbst beruht.

Schade für die Therapeuten, die Therapieerfolge am liebsten nur sich selbst zuschreiben möchten, schön für diejenigen, die froh sind, sich nicht nur auf die eigene, sondern auch auf die Kompetenz ihrer Klienten verlassen zu können.

Michael Lambert schlug auf der Basis umfassender Studien (Lambert 1992) vier therapeutische Faktoren als wesentliche Elemente vor, die zur Heilung beitragen.

**Therapeutische Faktoren:**

- extratherapeutische Faktoren: Gemeinsamer Faktor »Klient«
- Beziehungsfaktoren
- Placebo-/Erwartungs-Faktoren
- die spezifische Technik des Therapeuten

**Gemeinsamer Faktor »Klient«**

Hierzu zählen Patientenmerkmale, also all das, was die Klienten zur Therapie mitbringen und was ihr Leben außerhalb der Therapie beeinflusst. Dazu gehören interne und soziale Ressourcen ebenso wie Glaubenssätze und Überzeugungen und selbst zufällige Ereignisse. Dieser Faktor erklärt 40 % der Veränderungen im Verlauf der therapeutischen Behandlung.

**Die therapeutische Beziehung**

Die Aspekte der Therapiebeziehung werden als »allen Behandlungsformen gemeinsame Faktoren« bezeichnet. Sie stehen nach Lambert für 30 % der Varianz. Es handelt sich hier um eine ganze Bandbreite von Beziehungsvariablen wie Fürsorge, Empathie, Wärme, Akzeptanz und Bestätigung, die besonders Carl Rogers im Rahmen eines klientenzentrierten Ansatzes bekannt gemacht hat, welche sich aber in den meisten Therapieformen finden lassen.

**Hoffnung als Grundlage des gemeinsamen Faktors Placebo und Erwartung**

Allein die Aussicht auf Hilfe soll 15 % der Wirkung einer Therapie ausmachen. Diese Klasse der therapeutischen Faktoren bezieht sich auf den Teil der Besserung, der sich aus dem Wissen des Klienten, behandelt zu werden, ergibt. Nach Franks und Franks (1991) zeichnen sich erfolgreiche Therapien dadurch aus, dass Klienten und Therapeuten an ihre heilende Kraft glauben. Der Placeboeffekt, oft als Störvariable betrachtet, ist aus dieser Sicht ein wichtiger positiver Faktor in der Psychotherapie.

**Psychotherapeutische Technik**

Die jeweilige psychotherapeutische Technik mit ihren spezifischen Annahmen, Erklärungen, Lösungsstrategien und Interventionen macht ebenfalls 15 % des Therapieerfolgs aus. Abhängig von der theoretischen Orientierung werden unterschiedliche Inhalte betont. Den meisten Therapieschulen gemeinsam ist die Erwartung der Therapeuten, dass die Klienten etwas in ihrem Leben verändern, und die Idee, sie darauf vorzubereiten, sich selbst zu helfen. Die therapeutische Technik ist also keinesfalls bedeutungslos, sie stellt einen (jedoch nicht den einzigen) Wirkfaktor dar, der zum positiven Ergebnis der Behandlung beiträgt.

Insgesamt gesehen schließen sich gemeinsame Faktoren und spezifische Techniken als Determinanten des Therapieerfolgs nicht aus. Im Übrigen können therapeutische Techniken nur bis zu einem gewissen Grad unabhängig von den gemeinsamen Faktoren betrachtet werden (Butler a. Strupp 1986); jede Technik wird im innerpersonellen Kontext angeboten und ist in die Erwartungen und Überzeugungen der Teilnehmenden eingebunden.

Zu den spezifischen Merkmalen der Hypnose gehört es, in einem Maß mit dem unspezifischen Faktor »Hoffnung« verknüpft zu sein, über das viele andere Verfahren nicht verfügen. Hypnose kann auch als ein Ritual verstanden werden, das – wie sonst vielleicht nur der Glaube – »Berge versetzt« und damit ganz wesentlich zur Steigerung der Effektivität einer Behandlung beiträgt. Kirsch und Kollegen (Kirsch 1995) konnten in Metaanalysen nachweisen, dass Hypnose die Effektstärke von kognitiver Verhaltenstherapie nahezu verdoppelt.

Ähnliches gilt für den unspezifischen Faktor »therapeutische Beziehung«. Es gehört zu den wesentlichen Charakteristika der Hypnotherapie, dass Klienten in der Hypnose regredieren und den Therapeuten in einer permissiven, wohlwollenden und fürsorglichen Elternrolle erleben, was wiederum die ideale Voraussetzung für eine fruchtbare Gestaltung der Therapiebeziehung ist.

Dennoch sollte Hypnose nicht nur auf ihren Ritualcharakter oder auf die positive Gestaltung der therapeutischen Beziehung reduziert gesehen werden. Die spezifischen und wirksamen Mechanismen der Hypnotherapie werden im nächsten Abschnitt näher erläutert.

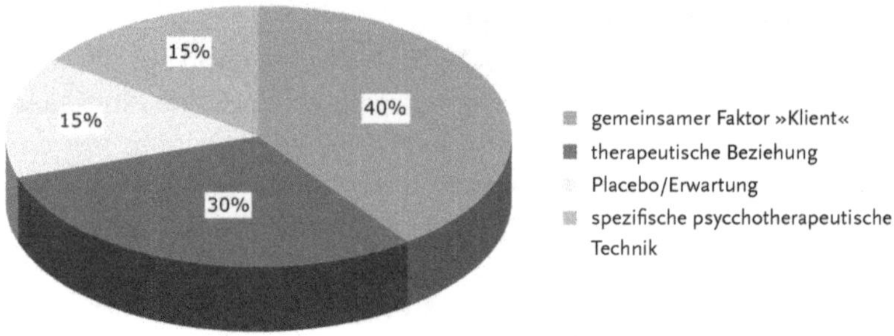


*Abb. 4: Anteil unterschiedlicher therapeutischer Faktoren am Therapieerfolg*

Das Fazit aus dem Gesagten für Ihre therapeutische Grundhaltung:

- Ressourcen der Klienten evaluieren und nutzen
- großes Augenmerk auf die Gestaltung der therapeutischen Beziehung richten
- Begrüßen des Placeboeffekts und Verstärkung von Hoffnung beim Klienten
- Demut bezüglich der eigenen Fähigkeiten und Techniken, denn sie machen nur 15 % des Erfolgs aus!

## 3.2 Phänomene und Ziele der Hypnotherapie

*Vorbemerkung: Sind Sie ein erfahrener Hypnotherapeut, arbeiten seit längerem mit ericksonscher Hypnose und verfügen zudem über Erfahrung in der Arbeit mit Gruppen? Dann werden Ihnen weite Abschnitte des folgenden Kapitels vertraut sein, und Sie können große Teile überspringen. Damit Sie in den folgenden Abschnitten diejenigen Stellen und Beispiele, die sich speziell mit dem Thema Raucherentwöhnung befassen (und auch Ihnen hoffentlich neue Informationen bringen), leichter finden, habe ich sie gekennzeichnet:* 🚭

*Wenn Sie jedoch eher am Anfang Ihrer hynotherapeutischen Karriere stehen und zudem selten oder nie mit Gruppen arbeiten, empfiehlt es sich für Sie, das folgenden Kapitel tatsächlich zu lesen ... zwar ist es ein wenig »theorielastig«, aber: Fundierte theoretische Kenntnisse werden Ihre praktische Arbeit auf jeden Fall erleichtern und bereichern!*

»Mehrere hundert Mark ergaunerte eine Hypnotiseurin am vergangenen Donnerstag in einem Laden in der Tübinger Ammergasse. Sie betrat um die Mittagszeit den Laden, versetzte den Verkäufer in Hypnose und ließ sich Geldscheine aushändigen. Als er wieder zu klarem Verstand kam, war die Frau verschwunden.« Was auch immer an diesem Donnerstag geschehen sein mag, die Notiz im Schwäbischen Tagblatt vom 31. 07. 2001 entspricht der traditionellen Vorstellung von Hypnose, ein Therapeut mit hoher Suggestivkraft müsse ein durch die hypnotische Induktion empfänglich gemachtes Individuum durch suggestives Einreden »umprogrammieren«. Wie der rege Zulauf bei Bühnenhypnose-Shows zeigt, scheint die Vorstellung, willenlos und damit ohne Verantwortung für das eigene Handeln zu sein, eine hohe Attraktivität zu besitzen. Freilich widerspricht eine tatsächliche oder angenommene Willenslosigkeit dem modernen psychotherapeutischen Ziel, Klienten zu mehr Wahlfreiheit bezüglich ihrer Lebensgestaltung zu verhelfen. Wer willenlos ist, kann nicht wählen.

Das Wort »Hypnose« löst bei vielen Menschen ambivalente Gefühle aus. Magische und überzogene Heilserwartungen stehen auf der einen, Ängste bezüglich eines möglichen Kontrollverlusts oder Missbrauchs durch den Therapeuten auf der anderen Seite. Tatsächlich hat die aus Bühnenshows bekannte Form von Hypnose nichts mit der hier praktizierten Hypnotherapie nach Milton Erickson zu tun, und jeder seriös arbeitende Therapeut möchte sich von solchen Veranstaltungen mit zweifelhaftem Unterhaltungscharakter abgrenzen. Deshalb sollte zu Beginn jeder Hypnosebehandlung entsprechende Aufklärungsarbeit geleistet werden. Die Vorraussetzung dafür ist, selbst mit den Begrifflichkeiten, Phänomenen und Zielen der modernen Hypnotherapie vertraut zu sein. Die folgenden Abschnitte geben Ihnen dazu einen kurzen Überblick.

### 3.2.1 Hypnotherapie, Hypnose und Trance

Die moderne *Hypnotherapie* stellt ein therapeutisches Verfahren dar, bei dem der Klient mittels der Hypnose in einen besonderen Bewusstseinszustand versetzt wird, in welchem es ihm besser als im Alltagsbewusstsein gelingt, die eigenen Ressourcen zu nutzen.

Die *Hypnose* ist in diesem Verständnis die Rahmenbedingung, die es erleichtert, die physiologischen, kognitiven und emotionalen Beschränkungen des Alltagskontexts zu verlassen und neue Möglichkeiten der Problemlösung zu erwägen und zu erproben.

Der besondere Bewusstseinszustand, in dem sich die hypnotisierte Person befindet, wird als *Trance* bezeichnet. Innerhalb dieses Zustands einer veränderten mentalen Verarbeitung haben logische Kategorien eine geringere Wertigkeit. Die äußere Realität verliert an Bedeutung, während die Fähigkeit, innere Realitäten intensiv zu erleben und zu visualisieren, zunimmt. Diese Tatsache kann therapeutisch genutzt werden, um Ressourcen zu aktivieren, Umstrukturierungen vorzunehmen und psychosomatische Reaktionen zu beeinflussen – und dies in einer Weise und Intensität, die im normalen Wachzustand nicht möglich wäre.

### 3.2.2 Trancephänomene

Subjektiv führt die Trance zu Prozessen, die sich deutlich vom Alltagsverhalten abheben. Dazu gehören die folgenden, als Trancephänomene bezeichneten Veränderungen.

**Trancephänomene:**

- körperliche Entspannung bei gleichzeitiger mentaler Wachheit
- lebhafte Vorstellungen
- Verringerung der externen Wahrnehmung
- Analgesie und Immobilität
- Zeitverzerrung (in der Regel Verkürzung um etwa 50 %)
- unter Umständen Amnesie für Tranceinhalte

Anhand nachstehender Verhaltensweisen und beobachtbarer physiologischer Veränderungen beim Klienten lässt sich für den Therapeuten ablesen, ob der Klient sich in Trance befindet.

### 3.2.3 Ziele der Hypnotherapie

Aus den beschriebenen Trancephänomenen lassen sich eine Reihe von Zielen der Hypnotherapie ableiten (Revenstorf u. Peter 2001).

#### 1) Harmonisierung des inneren Milieus

Die sich in der Trance häufig spontan einstellenden physiologischen Entspannungsreaktionen führen zu einer Harmonisierung somatischer Prozesse. Hierdurch werden Stressreaktionen abgebaut, somatische Heilungsprozesse gefördert und das Immunsystem gestärkt.

Genutzt werden kann dieser Effekt bei der Behandlung von Krebs, Schlafstörungen und bei bestimmten viralen Infekten.

**Trancezeichen:**

- Absenkung von Tonus, Herzfrequenz und Blutdruck (das Gesicht wirkt glatter, Darm- und Magengeräusche treten auf)
- Dilatation der Gefäße (erkennbar an der Veränderung der Hautfarbe)
- regelmäßigere, tiefere und langsamere Atmung
- geringere Ansprechbarkeit, Immobilität und »Sprechfaulheit«
- Schluckreflex (häufigeres Schlucken)
- ideomotorische Reaktionen
- veränderte Innervation von Beuge- und Streckmuskulatur (Levitation, Katalepsie)
- Verlangsamung der Lidschlagfrequenz, Lidschluss oder Defokussierung der Augen

Im Fall der Raucherentwöhnung kommt der Harmonisierung des inneren Milieus eine besondere Bedeutung zu. Viele Raucher kannten bislang nur einen Weg, sich zu entspannen: das Rauchen. Durch die Hypnose lernen sie, dass es auch andere, gesündere Wege gibt, vom Alltag abzuschalten und zur Ruhe zu kommen.

**2) Erhöhung der Suggestibilität**

Während der hypnotischen Trance ist die Neigung, Gehörtes als bedeutungsvoll anzunehmen, erhöht, die meisten hypnotisierten Personen sind suggestibler als im normalen Alltagsbewusstsein. Für den Therapeuten ergibt sich hierdurch die Möglichkeit, Dinge direkt zu suggerieren, die Verhaltens- oder Einstellungsänderungen erleichtern können.

In der Raucherentwöhnung können das Inhalte sein wie: Bewältigung von Stress und Ärger, Pausen- und Beziehungsgestaltung, sich zu belohnen und zu entspannen ... All dies lässt sich definitiv auch ohne zu rauchen realisieren – für Nichtraucher ist dies selbstverständlich, für Raucher jedoch im normalen Alltagsbewusstsein kaum vorstellbar.

### 3) Veränderung der Wahrnehmung

Durch die Fokussierung des Hypnotisanden auf sein momentanes Erleben steigt der emotionale Gehalt der Tranceerlebnisse stark an. Ähnlich wie in der Gestalttherapie bewirkt diese emotionale Involviertheit ein hohes Maß an Evidenzerleben für die in der Trance gefundenen Problemlösungen. Dies wiederum macht die spätere Umsetzung für den Klienten leichter.

Eine kleine, scheinbar unwichtige Kindheitserinnerung kann in der Trance durch die erhöhte emotionale Involviertheit zum »Aha-Erlebnis« werden. Ein Klient erinnerte sich beispielsweise an den sinnlichen Genuss, einen Apfel zu essen, den die Oma ihm geschenkt hatte. Wenn ihn die Lust zu rauchen überkam, aß er von da an mit großem Genuss einen Apfel, und die Zigarette blieb ungeraucht.

### 4) Aktivierung der Vorstellung

Das gesteigerte visuelle Vorstellungsvermögen während der Trance kann genutzt werden, um somatische Heilungsprozesse, beispielsweise bei Krebserkrankungen, über die Visualisierung des entsprechenden Organs zu fördern.

Die Umstellung auf einen bildhaften Verarbeitungsmodus bewirkt außerdem, dass die im Alltagsbewusstsein aktiven logischen Verknüpfungen, die häufig zugleich Einschränkungen des Denkens bewirken, aufgehoben werden. Damit ist der Weg frei für neue, kreative Lösungen.

Im vorliegenden Programm visualisieren die Klienten beispielsweise ihre Lunge symbolhaft durch einen Wald mit Bäumen, Zweigen und kleinen Verästelungen vor und nach dem Rauchstopp. Ein eindrückliches Bild, das bei vielen Teilnehmern bei der Vorstellung des »verrauchten« Waldes körperliche Reaktionen wie Hustenanfälle auslöst.

### 5) Unwillkürlichkeit

Klienten, die zur Therapie kommen, haben oft ihren Fundus an rational begründeten Strategien bereits erfolglos zur Problemlösung eingesetzt. Unwillkürliche Suchprozesse oder Körperreaktionen wie die Handlevitation bieten hier die Möglichkeit, das erschöpfte bewusste Lösungspotenzial durch unwillkürliche Prozesse zu ergänzen.

Beispielsweise können sich die beiden levitierten Hände treffen, wenn eine Lösung für das Problem des Abstinentwerdens in Aussicht steht.

**6) Nutzung »stillen Wissens«**

Eng mit dem Aspekt der Unwillkürlichkeit verbunden ist die Idee vom »stillen Wissen« einer Person. Unwillkürliche motorische Veränderungen (wie die Katalepsie) bekommen Signalfunktion, um das verborgene Wissen über Zusammenhänge, mögliche Ursachen eines Problems oder Lösungsmöglichkeiten zu aktivieren.

Ein bekanntes Beispiel aus der Raucherentwöhnung ist die Zigarette, die, in der kataleptischen Hand gehalten, unwillkürlich zu Boden fällt und dem Klienten so vermittelt: »Das Rauchen ist hiermit für immer beendet.«

**7) Regression**

Wenn Klienten sich in einen Trancezustand begeben, delegieren sie einen Teil ihrer Außenkontrolle an den Therapeuten. Es entsteht eine asymmetrische Rollenverteilung, bei der der Therapeut die Rolle des beschützenden Elternteils, der Klient dagegen eine kindlich-regressive Haltung einnimmt. Dieser Umstand lässt sich therapeutisch nutzen. Zum einen erhöhen sich durch die Regression Suggestibilität, Kreativität und Flexibilität des Klienten, zum anderen wird eine »Nachbeelterung« durch den Therapeuten möglich, was beispielsweise in der Behandlung von in der Kindheit missbrauchten Menschen indiziert sein kann.

In der Raucherentwöhnung kommt der Regression insofern eine besondere Bedeutung zu, als die meist pflichtbewussten Suchtpatienten sich bisher nur eine Form der Regression gegönnt haben: das Rauchen! Daher ist es gerade für diese Klienten wichtig, neue Möglichkeiten kennenzulernen.

## 3.3 Ericksons Verständnis von Hypnose: Moderne Hypnotherapie

Seit 1940 entwickelte der amerikanische Psychiater Milton H. Erickson (1901–1980) eine neue Auffassung von Hypnotherapie, die den Fokus nicht mehr auf die »Macht« des Hypnotherapeuten richtet, seine Klienten effizient zu beeinflussen, sondern auf die Fähigkeiten und die Ressourcen des Hypnotisanden. Sein Verständnis von Therapie und Hypnose ist die Basis des vorliegenden Rauchermanuals. Die wichtigsten Prämissen, Begrifflichkeiten und therapeutischen Vorgehensweisen werden deshalb in den folgenden Abschnitten erläutert (Revenstorf u. Peter 2001).

»Erickson (...) machte die Auffassung populär, dass hypnotische Trance ein Zustand selbstbestimmter Potenz des Individuums sei und einen Zugang zu eigenen Ressourcen darstelle. Die therapeutische Kunst bestehe darin, dem Patienten diesen Zugang zu eröffnen und ihn dann seine eigenen Lösungen finden zu lassen.« (Revenstorf u. Peter 2001, S. 6). Dieser Therapieansatz hatte nicht nur ein neues Hypnoseverständnis zum Inhalt, sondern hatte auch auf andere Therapieschulen, insbesondere auf die Systemische Therapie, weitreichende Auswirkungen.

### 3.3.1 Ressourcenorientierung, Utilisation und Reframing

*»Sobald Du Dir vertraust,*
*sobald weißt Du zu leben.«*
Johann Wolfgang von Goethe

Das Vertrauen, von dem Goethe hier spricht, ist Menschen, die zur psychotherapeutischen Behandlung kommen, meist verloren gegangen. Ressourcenorientierung bedeutet, dass der Therapeut den Fähigkeiten des Klienten vertraut, eine Lösung für seine Probleme zu finden, und dies auch zu vermitteln weiß. Möglichkeiten hierfür bieten die Prinzipien der Utilisation oder des Reframings.

Durch Utilisation umgeht Erickson das, was andere Therapieschulen als »Widerstand« bezeichnen. Alle individuellen Merkmale des Klienten einschließlich des »Widerstands« werden für eine Veränderung genutzt. Schließt ein Klient beispielsweise bei der Tranceinduktion trotz entsprechender Instruktion nicht die Augen, wird dies als besondere Art, in Trance zu gehen, gewürdigt.

Auch das Symptom selbst kann in diesem Sinne »reframed«, also in einen neuen Rahmen oder Kontext gestellt und somit als ein zwar mit Nachteilen behafteter, aber von der Grundintention her sinnvoller Lösungsversuch gekennzeichnet werden. Eine solche Sichtweise verhilft den Klienten zu einem verbesserten Selbstwert, und es werden Selbstheilungskräfte frei, die beim traditionellen defizitorientierten Bild vom unfähigen Patienten, der den kompetenten Therapeuten um Hilfe ersuchen muss, brach liegen bleiben.

Für starke Raucher, die häufig Vorerfahrungen mit anderen Süchten haben (Essen, Alkohol) und deren Selbstwert und Hoffnung auf Erfolg entsprechend gering ist, selbst wenn sie ihre anderen Süchte recht gut kontrollieren können (»Ich habe ein Suchtmuster«), bietet sich folgendes Reframing an: »Hervorragend, dass Sie schon Erfahrung in diesem Bereich haben, dann haben wir hier ja einen wirklichen Spezialisten in der Gruppe ... Können Sie für die anderen kurz schildern, was aus Ihrer Sicht beim Abstinentwerden besonders hilfreich ist? Sicher lässt sich da einiges aufs Rauchen übertragen.«

### 3.3.2 Therapeutisches Tertium

Die Grundannahme des ericksonschen Arbeitens, dass jeder Klient alle nötigen Ressourcen zur Bewältigung seiner Probleme in sich trägt, ist für Menschen, die zur Therapie kommen, zunächst kaum nachvollziehbar, da die Notwendigkeit, einen Psychologen aufzusuchen, meist als Beweis der eigenen Unzulänglichkeit gewertet wird. Erickson führt deshalb das Unbewusste als intrapersonale Hilfsgröße ein. Der Klient kann seine Selbstheilungskräfte in eine wohlwollende und weise Instanz innerhalb seiner selbst – nämlich ins Unbewusste – projizieren. So fällt es ihm leichter, an die eigene Kompetenz zu glauben.

In der Raucherentwöhnung ist dieses »Dritte im Bunde« häufig die »Stimme des Körpers«, derjenige Anteil, der wünscht, dass der Körper lange und gesund leben kann, und der schon immer wusste, was ihm wirklich guttut.

Zur Frage, ob es neben Klient und Therapeut dieses dritte Medium in der Therapie, das ericksonsche Unbewusste, wirklich gebe, sei zunächst auf die Kriterien der Konstruktion von Wirklichkeit verwiesen. Gemäß den Aussagen des radikalen Konstruktivismus (zum Beispiel Watzlawick 1978) ist unser kognitives System semantisch geschlossen. Das bedeutet, dass die wahrgenommene Wirklichkeit als von außen kommend erlebt, dabei aber in ihrer Bedeutung intern konstruiert wird. Im Gegensatz zur Einbildung wird dabei als »wirklich« wahrgenommen, was folgende Kriterien erfüllt:

- Die Sinnesorgane werden angesprochen, und die Wahrnehmungen der einzelnen Sinnesorgane sind untereinander stimmig.
- Das Wahrnehmungsobjekt ist im Raum lokalisierbar, besitzt eine konstante Form und bewegt sich aus sich selbst.
- Mit dem wahrgenommenen Objekt können Handlungen vollzogen werden, es ist möglich, mit ihm in Interaktion zu treten, und es wird als bedeutungsvoll bewertet.

All diese Kriterien erfüllt das in der Trance erlebte »Unbewusste« und wird deshalb als real existierend erlebt. Insofern ist das Therapeutische Tertium zunächst ein Konstrukt, welches für die Beteiligten mit zunehmender Nützlichkeit immer »wirklicher« wird. Tatsächlich kann aber auch etwas noch »Wirklicheres« gemeint sein, wenn vom Unbewussten die Rede ist, nämlich die als neuronale Spuren im Langzeitspeicher niedergelegten Erinnerungen und Fähigkeiten eines Menschen, die zur aktuellen Lösungsfindung genutzt werden können (Revenstorf 1994a).

### 3.3.3 Destabilisierung

Menschen gehen dann zum Psychotherapeuten, wenn ihre gewohnten und bewährten Bewältigungsstrategien an ihre Grenzen stoßen und damit dysfunktional werden. Trotz der offensichtlichen Insuffizienz der bisherigen Denkschemata und Verhaltensmuster fällt es den meisten Klienten schwer, die gewohnte Strategie abzulegen. Erickson geht davon aus, dass es seinen Patienten im Zustand der Destabilisierung leichter fällt, neue Lösungsstrategien zu entwickeln und umzusetzen. Gemäß der modernen systemischen Auffassung bedeutet therapeutische Veränderung das Aufgeben einer Homöostase, was aber nur dann möglich ist, wenn das System einen »Attraktor« verlassen kann, um einen neuen aufzusuchen. Der dazwischenliegende »energetische Hügel« wird mithilfe der Destabilisierung leichter überwunden.

Erreicht wird dieser labile Zustand zum Beispiel durch eine komplizierte Tranceinduktion, »die durch so zahlreiche kognitiv kaum zu bewältigende, logisch nur schwer nachvollziehbare, unter Umständen nicht verständliche komplizierte oder unvollständige verbale und grammatikalische Konstruktionen, die tiefer zu erfassen nur Sie, der Leser oder die Leserin (und vielleicht nicht einmal Sie) heute oder morgen oder irgend eines Tages in der Lage sein werden oder jetzt schon sind, falls Sie es nicht im nächsten Moment sein werden oder bereits waren, während Ihr bewusstes Verständnis Ihnen sagt, dass Sie schon verstanden haben, was es unbewusst zu verstehen gab, und Sie weiter darüber nachdenken, ob Sie bezüglich dieser Passage schon jetzt oder erst zu einem späteren Zeitpunkt für sich zu einem tieferen Verständnis kommen wollen ...«

Die Technik dieser kognitiven Überlastung dürfte am letzten Absatz deutlich geworden sein. Das entspricht etwa dem Effekt, der sich bei der Lektüre entsprechender Fachliteratur oder beim Anhören bestimmter Vorträge spontan innerhalb kurzer Zeit einstellt; aufgrund einer kognitiven Überlastung durch Verwirrung oder Langeweile zieht es der Leser oder Zuhörer vor, in Trance zu gehen.

### 3.3.4 Minimale Veränderung mit Kaskadeneffekt

Die Nutzung des Kaskadeneffekts beruht auf dem Gedanken, dass schon eine winzige Variation in einem eingefahrenen Muster weitreichende Veränderungen nach sich ziehen kann. Diese erste kleine Veränderung versucht Erickson seinen Klienten teilweise noch zu erleichtern, indem sie auf einem Nebenschauplatz erzielt wird, der mit dem eigentlichen Problem nichts zu tun zu haben scheint. Hat die Neuorganisation des Verhaltens auf diese Weise ihren Anfang genommen, kann sie leichter in anderen Verhaltensbereichen fortgeführt werden.

### 3.3.5 Schutz des unbewussten Bearbeitungsprozesses

Die in der Trance gefundenen kreativen Problemlösungen sind häufig für das rationale Denken des Klienten zunächst nicht akzeptabel. Daher ist es laut Erickson sinnvoll, die neue Lösung für einige Zeit vor dem allzu kritischen bewussten Denken zu schützen, indem die Tranceinhalte nicht direkt im Anschluss an die Rückführung besprochen und spontane Amnesien bestehen gelassen oder gefördert werden.

Im Sinne der Selbstorganisation von Systemen wird der Veränderungsprozess also durch Destabilisierung zunächst auf der unbewussten Ebene angeregt und durch den Kaskadeneffekt eine weitreichende Fluktuation ausgelöst. Der Schutz des unbewussten Bearbeitungsprozesses hält das System eine ausreichende Zeit so flexibel, dass die Neuorganisation ungestört von kritischen rationalen Einwänden erfolgen und die Veränderung sich etablieren kann.

### 3.3.6 Beiläufigkeit

Ein weiteres, für Erickson typisches therapeutisches Prinzip ist das der Beiläufigkeit. Wenn Suggestionen indirekt gegeben werden, fordern sie in geringerem Ausmaß die rationale Analyse und kritische Auseinandersetzung des Klienten heraus. Dennoch werden derartige Informationen von ihm rezipiert und lösen Assoziationen und Bahnungsprozesse aus, die Neuorientierungen erleichtern können.

Im Folgenden sollen die am häufigsten angewendeten Techniken erläutert werden.

#### Indirekte Suggestionen

Erickson entwickelte einen eigenen, gewissermaßen unvollständigen Sprachstil, der beim Klienten Suchprozesse auslöst und die Tendenz fördert, eigene Inhalte zu ergänzen. Hierfür kann der Therapeut folgende Hilfsmittel nutzen (Revenstorf u. Peter 2001):

*Nominalisierungen:* Ein Sachverhalt wird angesprochen, ohne dass sich der Zuhörer gemeint fühlen muss (»Die Entspannung wahrzunehmen, kann guttun.«).

*Vieldeutigkeiten:* Wörter, die mehrere Bedeutungen haben, können so verwendet werden, dass ihr vordergründiger Inhalt den Zugang zu einer zweiten Bedeutung bahnt.

Ein Beispiel ist »vernebeln« in Bezug aufs Rauchen. Vordergründig wird vom Zigarettenrauch gesprochen, gleichzeitig kann jedoch »verschleiern, nicht offen machen« gemeint sein.

*Eingebettete Suggestionen:* Vordergründig wird eine Frage gestellt, in die eine Suggestion eingebettet ist.

»Ich frage mich, ob Sie heute schon wissen, wie Sie dem Genuss in Ihrem Leben zukünftig Raum geben werden.« Die eingebettete Suggestion lautet: »Dem Genuss künftig Raum geben.«

*Negative Suggestionen:* Bei eigenwilligen, auf Unabhängigkeit bedachten »widerständigen« Klienten werden Aufträge häufig besser in Form ihrer Negation rezipiert.

»Sie müssen nicht auf meine Worte achten. Sie müssen nicht gleich in eine tiefe Trance fallen. Sie brauchen heute das Rauchen nicht zu beenden.«

*Analoges Markieren:* Eingebettete Aufträge werden analog, das heißt zum Beispiel über Veränderung der Stimmlage, der Lautstärke oder der Sprachmelodie artikuliert: »Es ist ganz gleichgültig, wann Sie *die Augen schließen.*«

*Generalisierungen:*

»Jeder weiß, was dem eigenen Körper wirklich guttut.«
*Wahlfreiheit:* »Sie können in Trance gehen, wenn Sie das jetzt schon möchten.«

*Komparative:* Die Verwendung von Steigerungsformen, bei denen der Vergleich fehlt, evoziert keinen Widerspruch (»Ihre Hand wird leichter und leichter.«).

*Pseudokonkretismus:* Es ist möglich, ganz konkret von Dingen zu sprechen, ohne die Bedeutung festzulegen, und es so dem Klienten zu erleichtern, seine eigene Vorstellung zu realisieren: »Und nur Sie kennen Ihre ganz spezielle Art, in Trance zu gehen.«

*Scheinalternativen:* Veränderungsalternativen werden so aufgezählt, als gäbe es keine anderen Möglichkeiten: »Ich weiß nicht, ob Sie in Trance gehen, indem Sie diesen Punkt fixieren, oder indem Sie einfach die Augen schließen.«

*Pseudokausalität:* Ein realer Tatbestand, zum Beispiel ein beobachtbares Körperphänomen beim Klienten, wird mit bestimmten Suggestionen verknüpft (»Ihre Atmung ist bereits ruhiger geworden, deshalb werden Sie bald die innere Gewissheit spüren ...«).

*Einkreisung:* Bei der Einkreistechnik wird ein bestimmtes Thema angesprochen, indem unterschiedliche, damit zusammenhängende Bilder und Szenen beschrieben werden. So kann zum Beispiel über die detaillierte Beschreibung von Szenen, die an die Kindheit erinnern – die Einschulung, sich das Knie aufschlagen und getröstet werden etc. –, der Klient in eine Altersregression geführt werden.

### Einstreuungen und Stellvertretertechnik

Einstreuungen und Stellvertretertechnik werden häufig miteinander kombiniert und sollen deshalb zusammen beschrieben werden.

*Einstreuungen* sind ursprünglich direkte Suggestionen, die durch eine sprachliche Mehrdeutigkeit indirekt wirksam werden. Dabei kann die sprachliche Doppeldeutigkeit des Personalpronomens »SIE« als Plural beziehungsweise Anredeform genutzt werden. Ein Beispiel ist die folgende Sequenz, die in Versalien gedruckten Wörter kennzeichnen die Einstreuungen (Revenstorf u. Peter 2001, S. 186).

»Wer hat nicht schon Zugvögel beobachtet, die sich im kalten Spätherbst sammeln und dabei sehr aufgeregt scheinen, was verständlich ist. SIE müssen sich entscheiden, ob SIE in der kalten, bedrohlichen Umgebung bleiben wollen oder sich auf den Weg machen, der vielleicht länger ist, aber SIE in die Wärme bringt, wo SIE frei und leicht leben können. Aber auch, wenn SIE schwach scheinen, haben SIE doch die Kraft dazu.«

Gleichzeitig wird hier die *Stellvertretertechnik* verwendet. Die Zugvögel können stellvertretend für Klienten stehen, die sich entscheiden müssen, entweder in einer Lebenssituation zu verweilen oder sich einer neuen, unbekannten Situation zu stellen. Therapeutisch indiziert ist sie, wenn der Klient sich einer offenen Bearbeitung des Dilemmas nicht zugänglich zeigt, weil die damit verbundenen Ängste zu übermächtig sind. Die Darstellung durch einen Stellvertreter bietet eine Möglichkeit, die Ängste zu umgehen und das Thema als Projektion zu bearbeiten.

### Metaphern

Meyers Großes Taschenlexikon (1983) definiert die Metapher als ein sprachliches Bild, dessen Bedeutungsübertragung auf einem Vergleich beruht; das eigentlich gemeinte Wort wird durch ein anderes ersetzt, das eine sachliche oder gedankliche Ähnlichkeit oder dieselbe Bildstruktur aufweist.

In einer Studie von Gambert-Varga, Schmid und Revenstorf (1991) wurden zwei indirekte Verfahren, nämlich die Einstreutechnik und therapeutische Metaphern, miteinander verglichen. Als Erfolgskriterium wurde das Ausmaß der Schmerzreduktion beim Eiswassertest (»Cold Pressure Test«) gewählt.

Die Autoren stellten bei ihren Versuchspersonen eine größere Wirksamkeit der Metaphern fest, die sich sowohl im längeren Ertragen des kalten Wassers als auch in signifikant geringeren situativen Angstwerten und der effektiveren Vermittlung von Schmerzbewältigungsstrategien äußerte. Als Grund dieses Vorteils der Metaphertechnik wird die möglicherweise effektivere Ressourcenaktivierung vermutet, jedoch ist die Nützlichkeit von Metaphern in der Hypnotherapie noch wenig erforscht.

McMullen (1989) verglich drei erfolglose und drei erfolgreiche Therapiefälle miteinander. Die erfolgreichen Fälle waren dadurch gekennzeichnet, dass Klient und Therapeut interaktiv eine zentrale Metapher entwickelten und jeweils die Metaphern des anderen benutzten. Bei den nicht erfolgreichen Therapien fanden Therapeut und Klient nicht zu einer gemeinsamen Metapher und machten kaum Gebrauch von bildlicher Sprache.

Auch Martin, Cummings und Hallberg (1992) stellten fest, dass die Metaphern, an die sich die Klienten am häufigsten erinnern, meist solche sind, die in Interaktion mit dem Therapeuten erarbeitet worden waren. Die hier umrissenen Studien sind aufgrund der kleinen Anzahl der jeweils untersuchten Therapeut-Klient-Dyaden nur begrenzt aussagekräftig, können jedoch als Hinweis auf die zu vermutende hohe therapeutische Wirksamkeit von Metaphern gedeutet werden (Schlarb u. Schweizer 1999).

Zu einer Übersicht über die effektive Ausformung von Metaphern siehe Krause und Revenstorf (1997).

## 3.4 Empirische Belege für die Wirksamkeit von Hypnotherapie

Hypnotherapie lastet in den Augen vieler Klienten der Hauch des Esoterischen an. Um sich hier eindeutig abzugrenzen, sollte man auf die empirisch belegte Wirksamkeit hinweisen.

Zahlreiche Untersuchungen belegen, dass hypnotherapeutische Interventionen bei unterschiedlichen somatischen, psychoneurotischen und psychosomatischen Störungen sowie bei Verhaltensauffälligkeiten und auch medizinischen Problemen indiziert sind, und Metaanalysen bestätigen ihre Effektivität (Revenstorf 2003).

Neben zahlreichen Kasuistiken liegen kontrollierte Gruppenstudien vor. Grawe und Kollegen (1994) fanden bis 1983 19, Flammer, Bongartz und Schwonke (1999) 60 und Revenstorf (2003) 200 kontrollierte Studien, in denen an über 7000 Patienten eine signifikante Wirksamkeit der Hypnotherapie nachgewiesen wurde (s. dazu untenstehende Tabelle). Darüber hinaus ist sie im medizinischen Bereich bei der Behandlung von Warzen, Schmerz, Migräne und Nebenwirkungen von Chemotherapie wirksam. Ebenso belegt ist eine längere Überlebensdauer bei Brustkrebs-Patientinnen.

| **Empirisch belegte Wirksamkeit** | **Kasuistisch belegte Behandlungskonzepte** |
|---|---|
| Phobien<br>Belastungsstörungen<br>Übergewicht<br>Schlafstörungen<br>Psychosomatik und somatoforme Störungen<br>Sexualstörungen<br>akuter und chronischer Schmerz<br>Nikotinabusus<br>Enuresis | Depression<br>Panikstörungen und Zwänge<br>Dissoziative Störungen<br>Bulimie<br>Tinnitus<br>Sexuelle Präferenzstörungen<br>Rehabilitation bei Insult und Infarkt<br>Störungen des Sozialverhaltens |

*Tab. 4: ICD-10-Störungsbereiche mit empirisch belegter Wirksamkeit (linke Spalte) und kasuistisch belegten Behandlungskonzepten (rechte Spalte). Nach Revenstorf 2003.*

Speziell für die Indikation »Raucherentwöhnung« bekam die Hypnotherapie im März 2006 vom Wissenschaftlichen Beirat Psychotherapie die Bewertung als wissenschaftlich anerkanntes Verfahren.

Für eine ausführliche Darstellung der vielfältigen Interventionsformen sei auf die entsprechenden Standardwerke verwiesen (Revenstorf u. Peter 2008; Kossak 2004; Revenstorf 1993; Peter et al. 1991; Hammond 1990).

## 3.5 Hypnotisierbarkeit, Suggestibilität und Trancetiefe

»Ich würde mich ja gern für eine Hypnosebehandlung anmelden, aber wahrscheinlich bin ich überhaupt nicht hypnotisierbar.« Sicher haben Sie als Therapeuten diesen Satz schon manches Mal gehört. In der Tat liegen die Klienten mit ihren Befürchtungen nicht ganz falsch.

Eine bedeutsame Rolle für die Wirksamkeit von Hypnotherapie ist die Suggestibilität der Probanden. Nur wenn sie in einer Hypnotherapie in ausreichendem Maß hypnotisierbar sind, wird bei vielen, jedoch nicht in allen Studien ein Erfolg nachgewiesen.

Daher soll an dieser Stelle kurz auf die Hypnotisierbarkeit eingegangen werden (Krause in Revenstorf u. Peter 2001).

### 3.5.1 Klärung der Begriffe

*Hypnotisierbarkeit:* Weitzenhoffer (1989) definiert Hypnotisierbarkeit als die Fähigkeit eines Individuums, hypnotisiert zu werden, beziehungsweise die maximale Tiefe der Trance, die von ihm erreicht werden kann. Die Messung erfolgt häufig über die Beobachtung und den Selbstbericht des Hypnotisanden.

*Trancetiefe:* Sie bezeichnet eine Zustandsvariable, die sich im Verlauf der Hypnosesitzung verändern kann, und wird meist durch Selbstbeobachtung erhoben.

*Suggestion:* Um die Kriterien einer Suggestion zu erfüllen, muss die suggerierte Reaktion unwillkürlich erfolgen (Peter 1993), sonst würde es sich um eine Aufforderung handeln, der aufgrund bewusster Entscheidung nachgekommen wird.

*Suggestibilität:* Von Gheorghiu (1996, S. 126) wird Suggestibilität definiert als »die Fähigkeit, auf Suggestionen zu reagieren«. Das trifft sowohl auf Wachsuggestionen als auch auf hypnotische Suggestionen zu. Beide Formen sind hoch korreliert.

### 3.5.2 Hypnoseskalen

Eine Möglichkeit, eigene und die Bedenken der Klienten zur Hypnotisierbarkeit auszuräumen, ist deren Messung. Anzumerken ist, dass in keiner anderen Therapieform die Eignung des Klienten für das entsprechende Verfahren gemessen wird. Hypnoseskalen sind somit einzigartig in der klinischen Praxis.

Meist wird die Hypnotisierbarkeit gemessen, indem die Reaktionen des Hypnotisanden auf bestimmte Suggestionen erhoben werden – häufig auf solche, die die Ausführung klassischer hypnotischer Phänomene fordern.

Im Zusammenhang mit den indirekten Hypnosetechniken ist allerdings anzumerken, dass es derzeit keine Skalen zur Messung der Reaktionen auf diese Art von Suggestionen gibt. Die Standardskalen sind meist in einer direkten, autoritären Sprache verfasst, die der Art des therapeutischen Rapports in der ericksonschen Hypnotherapie zuwiderläuft.

Am ehesten geeignet erscheint hier die *Creative Imagination Scale,* die zudem von den Klienten mithilfe eines Tonträgers zu Hause durchgeführt werden kann und deshalb in der Praxis mit wenig Aufwand anwendbar ist.

**Häufig verwendete Trance- und Hypnotisierbarkeitsskalen:**

- *Stanford Hypnotic Susceptibility Scale, Form C: SHSS: C (Weitzenhoffer a. Hilgard 1962):* Der am häufigsten verwendete experimentelle Test; in der Durchführung aufwendig
- *Harvard Group Scale of Hypnotic Susceptibility: HGSHS (Shor a. Orne 1962):* Ein Test, der sich besonders für ein Screening größerer Gruppen gut eignet
- *Stanford Hypnotic Clinical Scale for Adults: SHCS: A* (Hilgard a. Hilgard 1975): Testet vor allem klinisch relevante Phänomene
- *Hypnotic Induction Profile: HIP (Spiegel a. Spiegel 1978):* Sehr schnell durchführbar; die Validität des darin enthaltenen sogenannten »Augenrolltests« ist allerdings umstritten
- *Creative Imagination Scale: CIS (Wilson a. Barber 1978):* Test, der zahlreiche Vorstellungsbilder aus allen Sinnesmodalitäten verwendet und eher die Imaginationsfähigkeit misst

### 3.5.3 Hypnotisierbarkeit und Therapieerfolg

Die Tatsache, dass Hypnotisierbarkeit bei bestimmten klinischen Störungsbildern wie Schmerz, Warzen oder Allergien mit dem Therapieerfolg korreliert, gilt inzwischen als belegt (Bowers 1989; Evans 1989; Van Dyck et al. 1991). In anderen Bereichen, beispielsweise in der Raucherentwöhnung, sind die Befunde weniger konsistent.

Einige Studien weisen darauf hin, dass in der Raucherentwöhnung das Erreichen einer leichten Trance für eine erfolgreiche Therapie ausreicht, ein hohes Maß an Suggestibilität also nicht notwendig ist.

Für die klinischen Bereiche, in denen der positive Zusammenhang zwischen der Hypnotisierbarkeit und dem Behandlungserfolg belegt ist, kann der Kliniker über die Messung der Hypnotisierbarkeit schon vor Beginn der eigentlichen Behandlung abschätzen, ob Klienten von hypnotherapeutischen Interventionen profitieren werden. Im Fall einer nur geringen Hypnotisierbarkeit kann entweder eine alternative Behandlungsmethode erwogen oder mit dem Klienten Hypnose »geübt« werden. Durch geeignete Trainingsmaßnahmen scheint sich die Hypnotisierbarkeit deutlich steigern zu lassen (Gorassini a. Spanos 1986).

## 3.6 Einzel- und Gruppenpsychotherapie

Da die in diesem Manual beschriebenen Vorgehensweisen speziell für die Arbeit mit Gruppen gut geeignet sind, wird hier kurz auf die wesentlichen Charakteristika von therapeutischen Prozessen in Gruppen eingegangen.

### 3.6.1 Anfänge der Gruppentherapie

Die heilende Wirkung der Gruppe in der Psychotherapie wurde früh erkannt, schon Alfred Adler führte Gruppentherapien im Kontext der Erziehungsberatung durch. Hierüber schrieb Rayner (1933): »Individualpsychologen finden, dass die öffentliche Beratung den Kindern und Eltern mehr hilft als das private Gespräch, außerdem ist sie ein Mittel der Gruppenerziehung. Das Kind erkennt, dass seine Schwierigkeit ein Gemeinschaftsproblem ist.«

Allerdings waren es zu Anfang häufig auch rein pragmatische Erwägungen, aus denen der Gedanke der Gruppenbehandlung erwuchs. Dreikurs begann 1931, Gruppentherapien durchzuführen, und beschrieb seine ersten Erfahrungen wie folgt: »Unter dem Druck eines übervollen Terminkalenders wurde drei Patienten mit gleichen Problemen eine gemeinsame Beratung angeboten. Es war nur ein Gruppengespräch vorgesehen. Die Patienten erlebten jedoch das Gespräch als derart befriedigend, dass sie um eine Fortsetzung dieser Gruppengespräche baten« (Dreikurs 1980, S. 143). Aufgrund dieser positiven Erfahrungen integrierte Dreikurs die Gruppentherapie in seine Arbeit und formulierte die folgenden therapeutischen Faktoren für ihre Wirksamkeit:

- Der Patient übernimmt die Rolle des Beobachters und Zuhörers und kann damit die Dynamik seiner eigenen Probleme besser nachvollziehen.
- Der Therapeut achtet in der Gruppentherapie darauf, dass alle Patienten gleichwertig angesehen werden, was diesen wiederum hilft, ihr Selbstkonzept sowie ihre sozialen Einstellungen zu überprüfen.
- Die Gruppe verstärkt die soziale Orientierung jedes Teilnehmers und verändert deren Normen im sozialen Umgang.

Die therapeutische Gruppe stellt somit ein einzigartiges soziales Klima dar, das zu neuen sozialen Erfahrungen führt (Dreikurs 1980).

### 3.6.2 Effektivität von Gruppen- und Einzeltherapie

Seit den Anfängen der Gruppenpsychotherapie haben die meisten therapeutischen Richtungen neben Konzepten für die Einzeltherapie auch Gruppenkonzepte entwickelt.

Beide Rahmenbedingungen scheinen ähnlich günstige Behandlungseffekte zu erzielen (Tschunke 1999). Dieser Befund schließt dennoch nicht aus, dass eventuell unterschiedliche Behandlungseffekte existieren, die von der derzeitigen vergleichenden Psychotherapieforschung noch nicht erhoben werden konnten (Tschunke et al. 1998).

### 3.6.3 Allgemeine Faktoren der Gruppentherapie nach Yalom

Yalom (1970) hat die psychotherapeutischen Wirkfaktoren zusammengefasst, die für die Durchführung in Gruppen spezifisch sind. Es sind allgemeine, das heißt schulenübergreifende Faktoren der Veränderung beim Klienten.

**Faktoren der Gruppentherapie nach Yalom:**

1) Mitteilungen über den Heilungsverlauf bei anderen
2) Einflößen von Hoffnung durch Miterleben der Heilung der anderen
3) Trost durch Erkennen der Universalität des Leidens
4) Altruismus in der Unterstützung anderer
5) korrigierende Rekapitulation der primären Familiensituation
6) interpersonelles Lernen (Revision von Beziehungsmustern)
7) Entwicklung von Techniken des mitmenschlichen Umgangs
8) nachahmendes Verhalten (Modell-Lernen)
9) Erlebnis von Gruppenkohäsion als Motivationsquelle
10) Abreaktion von Affekten im geschützten Rahmen (Katharsis)

1) *Mitteilung von Information:* In der Weitergabe von Informationen an andere Gruppenmitglieder drückt sich zum einen der Beziehungsaspekt des Informationsaustauschs aus, zum anderen verändert er auch das Verständnis des Krankheitsbildes.

   Für Raucherentwöhnungsgruppen bedeutet dies zum Beispiel: Durch die Tatsache, dass man sich in der Gruppe über Rauchgewohnheiten austauscht, und durch die Motivation, mit dem Rauchen aufzuhören, sind der Umgang mit Versuchungssituationen oder sonstige mit dem Rauchen in Verbindung stehende Verhaltensweisen bereits einer Veränderung unterworfen.

2) *Einflößen von Hoffnung:* In einer Gruppe stehen die Teilnehmer in wechselseitigem Kontakt. Hierdurch können Veränderungsimpulse gegeben und aufgenommen werden. »Erfolgreichere« Klienten dienen anderen als Modell, wobei das Modell seinerseits von dieser Rolle profitiert.

   Dieser Faktor kommt bei Rauchergruppen in besonderer Weise zum Tragen. Das Kriterium »raucht noch« im Gegensatz zu »raucht nicht mehr« ist eindeutig. Außerdem haben alle ähnliche Probleme mit dem Aufhören, die Ideen des einen, sich das Abstinentwerden zu erleichtern, sind häufig auch für andere Gruppenmitglieder hilfreich.

3) *Universalität des Leidens:* Die Erkenntnis des Einzelnen, dass die anderen Mitglieder der Gruppe ebenfalls Schwierigkeiten haben oder Defizite aufweisen, hat oft einen günstigen Einfluss auf das Selbstwertgefühl.

   Eine häufige Rückmeldung der Raucherklienten lautet, dass gerade das gemeinsame »Jammern« ihnen sehr geholfen habe.

4) *Altruismus:* Die Gruppenmitglieder unterstützen sich gegenseitig. In diesem altruistischen Handeln erfährt sich das Individuum als stark und kompetent, woraus ein gesteigertes Selbstbewusstsein resultieren kann.

   Für Klienten, die sich zuvor als dem Rauchen hilflos ausgelieferte »Suchtbolzen« definiert haben, ist es eine neue Erfahrung, anderen beim Abstinentwerden hilfreich zur Seite zu stehen.

5) *Korrigierende Rekapitulation der primären Familie:* Unbearbeitet gebliebene Emotionen und Handlungsweisen aus der Herkunftsfamilie können in der Gruppentherapiekonstellation durchgearbeitet werden. Dabei erleben die Klienten meist den Therapeuten in der Rolle des Vaters oder der Mutter, während die Gruppenmitglieder als Geschwister empfunden werden.

6) *Interpersonelles Lernen:* Werden in der Gruppentherapie ungünstige Reaktionen ausgedrückt, machen Rückmeldungen der Gruppenmitglieder sie transparent und damit einer Veränderung zugänglich.

Dabei können andere Gruppenmitglieder manchmal härter und hilfreicher intervenieren als die Therapeuten. Wenn jemand z. B. über das Stadium des Klagens nicht hinauskommt, sind es oft die Mitklienten, die sagen: »Dein Jammern kotzt uns an. Hör auf, darauf zu warten, dass das Aufhören leicht geht und lass das Rauchen jetzt endlich sein!«

7) *Entwicklung neuer Formen des Sozialverhaltens:* In Gruppen können neue Verhaltensweisen entwickelt und erprobt werden. Die Rückmeldung durch die Gruppe kann dabei hilfreich sein, bestimmte Formen sozialer Kompetenz zu erlernen.

Eine Schlüsselrolle für eine langanhaltende Abstinenz spielt für viele Raucher der Umgang mit Aggressionen. Viele Klienten leiden nach dem Aufhören unter Gefühlen von Wut und Ärger, die sie bisher nur übers Rauchen kontrollieren konnten. Dementsprechend gereizt erscheinen sie in der Gruppe, die ihnen die Möglichkeit bietet, in der Interaktion mit den anderen Gruppenmitgliedern, die meistens genauso »geladen« sind, neue Formen des Umgangs mit diesen Emotionen zu erproben.

8) *Nachahmendes Verhalten:* Gleichzeitig können Verhaltensweisen im Sinne von Banduras Modelllernen von anderen durch Nachahmung übernommen werden.

Wie schon erwähnt, passen die Hilfsmittel eines Gruppenmitglieds, abstinent zu bleiben, häufig auch für die anderen, und werden deshalb direkt übernommen.

9) *Gruppenkohäsion:* Gemeinsame Ziele fördern die Gruppenkohäsion. Um die Akzeptanz der anderen Gruppenmitglieder zu erhalten, muss der Einzelne eine Anpassungsleistung in Bezug auf Gruppennormen vollbringen.

In der Raucherentwöhnung ist eine solche motivierende Gruppennorm die, abstinent zu sein und zu bleiben.

10) *Katharsis:* Durch das An- und Aussprechen von Affekten im Schutz der Gruppe kann es zu einer emotionalen Entladung kommen.

Sprüche wie: »Seit ich aufgehört habe zu rauchen, muss ich mich ständig am Riemen reißen, um meinem Chef nicht endlich zu sagen, was für ein Riesenarschloch er ist!« kommen in der Rauchergruppe häufig vor und haben dort, anders als im sonstigen Leben, ihren berechtigten Platz. Ohne negative Folgen befürchten zu müssen, wird gelästert und geschimpft, und die Klienten gehen sichtlich erleichtert nach Hause.

Alle genannten positiven Effekte werden in Raucherentwöhnungsgruppen in vollem Umfang genutzt. Da Raucher tatsächlich häufig sehr aufgeschlossene und kommunikative Menschen sind, werden die Gruppeneffekte hier sogar in besonderer Weise wirksam. Die Befürchtung mancher Therapeuten, die Klienten einer Rauchergruppe könnten sich in negativer Weise beeinflussen und sich gegenseitig im Weiterrauchen bestärken, habe ich nie auch nur ansatzweise bestätigt gefunden.

### 3.6.4 Gruppenhypnose

Häufig haben Therapeuten Bedenken, Hypnose in der Gruppe anzubieten. Die Kontraindikationen der Gruppenhypnose entsprechen prinzipiell denen der Einzeltherapie, nur gelten sie in Gruppen verschärft, da der Einzelne nicht so stark beobachtet und gestützt werden kann. Absolute Kontraindikationen sind Psychosen (schizophrene, manische, depressive) oder deren Vorstadien. Andere sind genau wie die der Einzelhypnotherapie relativ und hängen zum großen Teil von der Erfahrung und individuellen Einschätzung des Therapeuten ab. Dazu gehören Borderline-, histrionische, dependente und narzisstische Störungen (siehe Peter in Revenstorf u. Peter 2001).

Schwieriger kann es in der Gruppe allerdings sein, die ideomotorischen Tranceanzeichen systematisch zu nutzen, besonders, wenn die Teilnehmerzahl groß ist. Eine Handlevitation kann bei »schnellen« Klienten schon lange bestehen, vielleicht treten bereits erste Ermüdungserscheinungen auf, während sie bei »langsamen« gerade erst beginnt. Irritierend kann es sich zudem auswirken, wenn alle Klienten hören und womöglich mitzählen, wie viele der Teilnehmer die Zigarette schon unwillkürlich haben zu Boden fallen lassen, während andere sie noch in der Hand halten. Hier ist therapeutische Flexibilität, kreatives Utilisieren und gutes Reframing unterschiedlichster Reaktionen notwendig – und gegebenenfalls ein schalldämpfender Teppich.

Andererseits kann die Gruppe hilfreich sein, um den Glauben an die Wirksamkeit der Hypnose bei zweifelnden Teilnehmern aufzubauen und zu verstärken, indem die positiven Erfahrungen anderer für Skeptiker einen Anreiz darstellen. Möglicherweise besteht in der Gruppe zudem ein höherer Grad an Aufmerksamkeit und Bereitschaft zur Veränderung als in der individuellen Hypnose, da der Gruppendruck zusätzlich motiviert.

Der hypnotische Prozess selbst ist sowohl in der individuellen als auch in der Gruppenhypnose derselbe (Klippstein 1998), nach Kirsch, Montgomery und Sapirstein (1995) beschleunigt Hypnose den therapeutischen Prozess generell.

## 3.7 Zusammenfassung

Für die Zusammensetzung der psychotherapeutischen Faktoren jeder Psychotherapie gilt, dass die spezifische Technik des Therapeuten nur 15 % des Erfolgs ausmacht (genauso viel wie der Placeboeffekt), während der Faktor »Klient« zu 40 % und die therapeutische Beziehung immerhin zu 30 % zum Erfolg beiträgt!

Erickson machte die Auffassung populär, dass hypnotische Trance ein Zustand selbstbestimmter Potenz des Individuums sei und einen Zugang zu eigenen Ressourcen darstelle. Die therapeutische Kunst bestehe darin, dem Patienten diesen Zugang zu eröffnen und ihn dann seine eigenen Lösungen finden zu lassen (Revenstorf u. Peter 2001, S. 6).

Zahlreiche Untersuchungen belegen, dass hypnotherapeutische Interventionen bei unterschiedlichen somatischen, psychoneurotischen und psychosomatischen Störungen sowie bei Verhaltensauffälligkeiten und auch medizinischen Problemen indiziert sind, und Metaanalysen bestätigen ihre Effektivität.

In Gruppenbehandlungen wirken besondere Faktoren, die den therapeutischen Prozess fördern und auch in der Raucherentwöhnung hilfreich sind.

# 4. Raucherentwöhnung

In diesem Kapitel erfahren Sie, welche Variablen in der Raucherentwöhnung zum Erfolg führen, und bekommen eine Übersicht über den Stand der Forschung.

Zunächst werden die nichthypnotischen Behandlungsmethoden erläutert:

- Selbsthilfe durch den Raucher
- computergestützte Verfahren und Raucherentwöhnung via Internet
- medikamentöse Methoden
- Aversionstherapie
- Verhaltenstherapie
- suggestive Therapien, Akupunktur und Homöopathie.

Anschließend stelle ich Ihnen Studien und unterschiedliche Vorgehensweisen zur hypnotherapeutischen Raucherentwöhnung vor und frage nach ihrer Effizienz.

## 4.1 Phasen und Erfolgsvariablen in der Raucherentwöhnung

### 4.1.1 Phasen der Raucherentwöhnung

Folgende Phasen des Entwöhnungsprozesses lassen sich unterscheiden (BZgA 2000):

**1.) Diagnose**

Sie beinhaltet die Identifizierung des Rauchertyps, die Feststellung der Schwere der Nikotinabhängigkeit (z. B. durch die Verwendung des FTND) und die Analyse des Rauchverhaltens.

**2.) Motivierung**

In der zweiten Phase wird die Bereitschaft zum Beenden des Rauchens analysiert, eventuell verbessert oder auch erst geschaffen. Stellt sich dabei heraus, dass keine hinreichende Motivation erreicht werden kann, ist es unter Umständen notwendig, den Klienten noch einmal nach Hause zu schicken mit der Vorgabe, seine Motivation zu überdenken. Weiter wird diese Phase genutzt, um das Vertrauen in die eigene Fähigkeit zur Abstinenz zu stärken.

**3.) Beendigung**

Wenn der Raucher sich entschieden hat, mit dem Rauchen aufzuhören, beginnt die Phase der Beendigung, in die der Rauchstopp fällt.

**4.) Stabilisierung:**

Es schließt sich eine Stabilisierungsphase an, in der die Abstinenz gefestigt wird.

Bei der Beschreibung von Raucherentwöhnungsprogrammen ist eine eindeutige Abgrenzung der einzelnen Phasen nicht möglich, in der Regel gehen sie ineinander über.

### 4.1.2 Erfolgsvariablen in der Raucherentwöhnung

Eine Befragung von 12.000 Exrauchern für das »Gesundheitsmagazin Praxis« ergab 5 Variablen, die die ehemaligen Raucher als entscheidend für erfolgreiches Abstinentwerden eingeschätzt haben:

**1.) Sofort-Stopp**

Von einem Tag auf den anderen aufzuhören ist erfolgversprechender als die sogenannte »Reduktionsmethode«. Für die Richtigkeit dieser Einschätzung spricht das Ergebnis einer Befragung von 265 Personen durch die BzgA, 80 % der langfristig erfolgreichen Exraucher beendeten mit der Sofort-Stopp-Methode das Rauchen.

**2.) Soziale Unterstützung**

Es ist hilfreich, das Abstinenzvorhaben öffentlich zu machen, also Familienangehörige und Freunde zu informieren. Besonders unterstützend werden bei Gruppenbehandlungen regelmäßige Gruppentreffen (71 %) und der Austausch mit anderen (67 %) erlebt (Huber, o. J., zitiert nach Dauenhauer 1996).

**3.) Rückweg verbauen durch Vertragsmanagement**

Vereinbarungen, Wetten und Verträge mit Bekannten und Familienangehörigen stellen Belohnungen in Aussicht – beziehungsweise »Bußgelder«, wenn geraucht wurde.

**4.) Selbstverstärkung**

Sich für den Erfolg – eine bestimmte Anzahl rauchfreier Tage etwa – selbst zu belohnen, stellt eine weitere wichtige Variable dar (Mohl 1980), zum Beispiel durch das tägliche Sich-bewusst-Machen, was bereits erreicht wurde, oder eine Sparbüchse, in die für jede nicht gerauchte Schachtel der gesparte Betrag geworfen wird.

Weiterhin sind die folgenden Variablen von Bedeutung (BZgA 2000):

**5.) Motivierung**

Zur Motivierung werden häufig kognitive Therapietechniken angewendet, die auf der Theorie der kognitiven Dissonanz, Attributionstheorien und Reaktanztheorien oder der Rational Emotiven Therapie nach Ellis (1997) basieren. Sie beinhaltet die Auflistung oder Imagination der Vor- und Nachteile des Rauchens bzw. Nichtrauchens, eine Informationsgabe zu tabakassoziierten Gesundheitsschäden sowie zu den gesundheitlichen Vorteilen des Nichtrauchens, die Besprechung der Motive für das Entwöhnungsvorhaben, eine Diskussion möglicher Schwierigkeiten in der Realisation und Vorstellungsübungen zum Leben als Nichtraucher.

Naheliegende Vermutungen, bereits eingetretene körperliche Schädigungen durch das Rauchen würden die Motivation erhöhen, lassen sich nicht bestätigen. Nur 40–50 % der schon ernsthaft erkrankten Raucher beenden ihren Konsum (Stumpfe et al. 1991b), häufig berichten Patienten sogar, die Belastung durch eine Erkrankung führe zu erhöhtem Zigarettenverbrauch.

**6.) Selbstbeobachtung**

Schon im Vorfeld können Selbstbeobachtungen eingesetzt werden. Der »Noch-Raucher« reflektiert und protokolliert, in welchen Situationen er besonders viel oder besonders wenig raucht.

**7.) Nikotinsubstitution**

Die Nikotinsubstitution als Behandlungsmethode wird weiter unten näher erläutert. Zumindest bei stark abhängigen Rauchern bildet sie häufig einen wesentlichen Behandlungsbaustein zusätzlich zu laufenden Therapiemaßnahmen.

**8.) Entspannungstraining**

Ein leicht zu erlernendes Entspannungsverfahren, zum Beispiel die Progressive Muskelentspannung nach Jacobson, hilft, mit akuten Entzugssymptomen wie Unruhe und Nervosität umzugehen, und erlaubt langfristig, Stressbewältigung anders als durch Rauchen zu praktizieren.

**9.) Stimuluskontrolle**

Dazu gehört, in der ersten Zeit nach dem Aufhören alles zu vermeiden, was bisher mit dem Rauchen gekoppelt wurde, zum Beispiel Kaffee trinken oder den Abend in der Kneipe verbringen. Neben den Zigaretten selbst müssen Aschenbecher und andere an das Rauchen erinnernde Gegenstände entfernt werden. Außerdem sollte generell eine Neustrukturierung des Tagesablaufs angestrebt werden, um alte Rauchanreize zu vermeiden.

**10.) Alternativverhalten, Problemlösung und soziale Fertigkeiten**

Durch Einübung neuer Verhaltensweisen können Versuchungssituationen bewältigt werden. Dies kann eine einfache Maßnahme wie Ablenkung sein, aber auch komplexe soziale- und Problemlösefertigkeiten beinhalten.

**11.) Essverhalten und Gewichtskontrolle**

Exzessives Essen soll häufig Entzugserscheinungen mindern, zudem kommt es infolge der Stoffwechselumstellung nach dem Aufhören ohnehin zu einer Gewichtszunahme. Das Resultat ist oft eine hohe Gewichtszunahme, die vor allem Frauen dazu bewegt, wieder mit dem Rauchen zu beginnen. Deshalb sollte das Essverhalten in der Raucherentwöhnung stets thematisiert werden.

**12.) Bewegung und Sport**

Sportliche Betätigung beugt der Gewichtszunahme vor und kann als Alternativverhalten in Versuchungssituationen zur Stressreduktion und zur Kompensation des Verstärkerverlusts beitragen.

**13.) Identitätsbildung**

Das Rauchverhalten ist eng mit dem eigenen Selbstbild verknüpft, da das Rauchen meist in der Pubertät als identitätsbildende Phase begonnen wurde und sich der Raucher über Jahre und Jahrzehnte als solcher definiert hat. Darauf, dass es in diesem Kontext eine unbefriedigende Lösung sein muss, nach dem Aufhören lediglich etwas nicht zu sein, nämlich Nichtraucher, wurde in der Literatur verschiedentlich hingewiesen (Gerl 2002). Notwendig ist daher der Aufbau einer neuen, befriedigenden und positiv formulierten Identität.

#### 14.) Rückfallprophylaxe

Eine wirksame Rückfallprophylaxe sollte die häufigsten Situationen, die Entwöhnungsversuche scheitern lassen, thematisieren, antizipieren und mögliche Bewältigungsstrategien erarbeiten.

Dazu gehören nach Stumpfe et al. (1992):

- psychosomatische Beschwerden
- Motivationsverlust
- Entzugssymptome
- Belastung durch äußere Faktoren
- Verführung durch andere Raucher
- Gewichtszunahme
- fehlende soziale Unterstützung.

## 4.2 Nichthypnotherapeutische Methoden der Raucherentwöhnung

### 4.2.1 Selbsthilfe durch den Raucher

*»Das Rauchen aufzugeben, ist ganz einfach. Ich habe schon hundertmal damit aufgehört.«*
Mark Twain

Das ideale Verfahren zur Raucherentwöhnung ist sicherlich das selbstständige Aufhören, sei es als »Neujahrsvorsatz«, bedingt durch eine Erkrankung oder spontan ohne äußeren Anlass. Allerdings ist bekannt, dass nicht nur bei Mark Twain die ohne äußere Hilfe erreichte Abstinenz lediglich von kurzer Dauer war, denn nur 15 % derer, die allein aufhören, bleiben langfristig abstinent (Baer, Foreyt a. Wrigth 1977). Wesentlich für die »Selbstbewältigung« ist die sportliche Betätigung (Haustein 2001), sie wirkt sich günstig auf Craving-Effekte,

Verstimmungen, Schlafstörungen, Spannungszustände, Gewichtszunahme sowie den Umgang mit Stress aus und scheint die Anzahl der Rückfälle zu reduzieren.

### 4.2.2 Computergestützte Verfahren und Raucherentwöhnung via Internet

Eine relativ neue Entwicklung stellt die Raucherentwöhnung mittels Computer und Internet dar.

Ein computergestütztes Verfahren wurde auf der Basis des transtheoretischen Modells (Prochaska a. DiClemente 1992) entwickelt. Die Raucher werden anhand von Fragebögen, die sie in periodischen Abständen zu beantworten haben, einer der fünf Stufen der Veränderung zugeordnet – *kein Problembewusstsein, Bewusstsein, Vorbereitung, Umsetzung, Aufrechterhaltung* – und erhalten aus Textbausteinen zusammengesetzte briefliche Rückmeldungen, die sich auf die Phase beziehen, in der sie sich gerade befinden. Diese Briefe enthalten Informationen und Tipps für das weitere Vorgehen, zusätzlich werden einschlägige Broschüren versandt (Martin-Diener et al. 1997).

Eine andere Variante (per Internet) wird mit dem Raucherentwöhnungsprogramm IQFL (Internet-Quit-for-Life-Programm) angeboten. Es handelt sich dabei um ein kognitives Gruppentherapieprogramm mit einem internationalen Personenkreis. Die Mitglieder dieser virtuellen Gruppe bereiten sich gemeinsam auf den »D-Day« vor, an dem das Rauchen beendet werden soll, und ergreifen in einer zweiten Stufe Maßnahmen, die eine dauerhafte Abstinenz sichern sollen.

Über die Effizienz dieser niederschwelligen Verfahren kann noch keine abschließende Aussage gemacht werden, unabhängig davon aber sind Angebote, mit denen eine große Anzahl Entwöhnungswilliger erreicht werden können, sicherlich zu begrüßen.

### 4.2.3 Medikamentöse Behandlungsmethoden

Die medikamentöse Therapie zur Raucherentwöhnung wurde in den vergangenen Jahrzehnten an unterschiedlichen Präparaten untersucht. Am häufigsten eingesetzt und von der WHO empfohlen werden derzeit Nikotinersatzpräparate.

Die *Substitution von Nikotin* ist zur Milderung der Entzugserscheinungen vor allem für stark physisch abhängige Personen sinnvoll und wurde in den vergangenen 10 Jahren bei fast 30 Millionen Rauchern angewandt, zudem an 34.800 Rauchern in etwa 180 Studien erprobt (zum Beispiel Batra, Schupp u. Buchkremer 1998). Das Verfahren kann also bedenkenlos eingesetzt werden, die langfristigen Abstinenzquoten bei einer alleinigen Nikotinsubstitutionsbehandlung liegen allerdings lediglich bei 15 % (Mann 1996). In Kombination mit einer anderen Behandlungsform steigert sie deren Effektivität jedoch um das Zwei- bis Dreifache und ist damit als geeignetes Instrument der Raucherentwöhnung einzustufen (Haustein 2001).

*Nikotinkaugummi:* Im Vergleich mit einem Placebo-Nikotinkaugummi reduziert der Nikotinkaugummi die Rückfallquote signifikant (Puska et al. 1979; Schneider et al. 1977, 1983, 1984; Jarvis et al. 1982). Sein Einsatz kann allerdings auch unerwünschte Wirkungen haben, die Mundschleimhaut wird gereizt, er ist kontraindiziert bei Magengeschwüren und anderen dyspeptischen Syndromen, und Zahnprothesenträger können ihn nicht benutzen; allerdings steht für diesen Personenkreis in Zukunft die Nikotinsublingualtablette zur Verfügung. Schwerwiegende Nebenwirkungen (Myokardinfarkte, Vorhofflimmern, Migräne etc.) wurden in den 1990er Jahren bei etwa 25 Millionen Behandlungen nur in 11 Fällen gemeldet, der kausale Zusammenhang zum Nikotinkaugummigebrauch ist hier jedoch nicht gesichert (Haustein 2001). Ein Nachteil ist, dass in seltenen Fällen ehemalige Raucher eine »Nikotinkaugummisucht« entwickeln und den Kaugummi über lange Zeiträume und in großen Mengen konsumieren.

*Nasalspray:* Häufiger ist eine Suchtverlagerung auf das Nikotinersatzpräparat beim Nasalspray zu beobachten, allerdings behebt dieses durch die schnellere Anflutung Craving-Effekte auch besonders gut. Viele Raucher empfinden die Anwendung dennoch als subjektiv äußerst unangenehm, da der plötzliche Nikotinschub starkes Brennen in der Nase, ein dröhnendes Gefühl im Kopf, Nasenbluten und Niesattacken bewirken kann (Tölle 1989).

*Transdermale Nikotinzufuhr* (Nikotinpflaster): Beim Nikotinpflaster wird mithilfe eines transdermalen Liberationssystems (transdermales therapeutisches System, TTS) eine bis zu 24 Stunden konstante Wirkstoffabgabe erzielt. Im Gegensatz zu anderen Formen der Nikotinsubstitution gewährleistet es eine kontinuierliche Zufuhr von Nikotin, bei der der Kreislauf der oralen Nikotinaufnahme unterbrochen wird. Positiv ist außerdem die Möglichkeit der genauen Dosierung durch drei unterschiedliche Pflasterstärken und die leichte Handhabung zu bewerten. Das Pflaster wird in der Regel morgens aufgeklebt und bleibt 24 Stunden am Körper. Selbst wenn es nur 16 Stunden täglich getragen wird – manche Patienten können bei ununterbrochener Nikotinzufuhr nachts nicht schlafen –, beeinträchtigt dies die Wirkung nicht (Tonnesen et al. 1988; Daughton et al. 1991, 1999). Die Verträglichkeit der Pflaster ist abgesehen von leichtem Brennen auf der Haut im Allgemeinen sehr gut – lediglich, wenn zusätzlich geraucht wird, können Nikotinvergiftungserscheinungen auftreten, die für Gesunde jedoch ungefährlich und eventuell sogar im Sinne einer Aversionstherapie wirksam sind. Da unerwünschte Nebenwirkungen der Nikotinpflasterbehandlung wie Kopfschmerz, allgemeines Unwohlsein, Schwindel und Erbrechen ebenso bei Placebogruppen auftreten, sind sie möglicherweise eher dem Nikotinentzug als der Pflasterbehandlung zuzuordnen (Palmer et al. 1992; Fiore et al. 1994).

Eine neuere Entwicklung stellt die Behandlung der Nikotinabhängigkeit mit einem unter dem Markennamen »Zyban« bekannten verschreibungspflichtigen *Antidepressivum* der Pharmafirma Glaxo Wellcome mit dem Wirkstoff Bupropion dar, das in den USA seit 1997 und in Deutschland seit Juli 2000 zugelassen ist.

Die Vermutung, dass es sich hier um einen dem Suchtdruck gegensteuernden Wirkstoff handelt, stammte aus der Beobachtung einer »Nebenwirkung«, die bei der Behandlung depressiver Patienten auftrat. Ein Teil von ihnen hörte unter Einnahme des Medikaments spontan auf zu rauchen. In einer Studie wurden daraufhin 893 Raucher systematisch untersucht. Sie wurden einer Placebo-, einer Nikotinpflaster-, einer Bupropion- und einer Kombinationsbedingung (Bupropion und Nikotinpflaster) zugeteilt. Nach einem Jahr waren 15,6 % der Placebo- und 16,4 % der Pflastergruppe nikotinfrei. Die Bupropion-Gruppe kam auf 30,3 % und die Kombinationsgruppe sogar auf 35,5 % Abstinente (dpa, 29. 6. 2000). Der Wirkmechanismus von Bupropion beruht vermutlich auf einer Erhöhung des Dopaminspiegels. Subjektiv erleben Raucher, dass Zigaretten bei der Einnahme des Präparats unangenehm zu schmecken beginnen.

Die Reaktionen auf die »Pille gegen das Rauchen« waren verständlicherweise zunächst euphorisch, der Wunsch der meisten Raucher, ohne unangenehme Entzugserscheinungen und ohne eigene Willensanstrengung abstinent zu werden, schien erfüllt zu sein. Innerhalb des ersten Jahres nach der Zulassung für den deutschen Markt nahmen 310.000 Menschen in Deutschland das Medikament ein. Bereits 14 Monate nach der Einführung gab es jedoch Meldungen über Todesfälle im zeitlichen Zusammenhang mit der »Zyban«-Einnahme; das Berliner Bundesinstitut für Arzneimittel und Medizinprodukte und die Arzneimittelkommission sprachen von 5 registrierten Todesfällen (dpa, 9. 2. 2002), betonten aber, dass ein ursächlicher Zusammenhang nicht gesichert sei. Gleichzeitig warnten sie vor schweren Nebenwirkungen wie allergischen Reaktionen, Depressionen und Suizidalität, psychotischen Reaktionen, Krampfanfällen und Schlaflosigkeit. Zusammenfassend lässt sich festhalten, dass es in der Raucherentwöhnung zur Anwendung von Bupropion zum gegenwärtigen Zeitpunkt therapeutische Alternativen mit besserem Sicherheitsprofil und gesicherter Wirksamkeit gibt.

Unzweifelhaft ist, dass das psychotherapeutische Vorgehen – eventuell kombiniert mit einer Nikotinsubstitution – bei erwiesenermaßen guten Erfolgsquoten ein geringeres Nebenwirkungsrisiko als die Bupropion-Behandlung aufweist. Aus psychologischer Sicht sollte die Behandlung mit Bupropion ebenso wie die im nächsten Abschnitt beschriebenen medikamentösen Verfahren in jedem Fall Patienten vorbehalten bleiben, bei denen nichtmedikamentöse Behandlungsmethoden bereits versucht wurden, aber erfolglos geblieben sind.

Die *weiteren medikamentösen Behandlungsverfahren* zur Raucherentwöhnung werden im Folgenden zusammengefasst, für eine ausführliche Darstellung siehe Haustein (2001).

*Antidepressiva:* Außer Bupropion wurden auch Imipramin, Doxepin, Fluoxetin, Venlafaxin, Moclobemid und Nortriptylin eingesetzt. Insgesamt können diese Stoffe die Entwöhnung unterstützen, ein eindeutiger Effekt konnte jedoch nur beim Wirkstoff Nortriptylin nachgewiesen werden. Wegen seiner unerwünschten Nebenwirkungen ist das Medikament allerdings nur als Mittel zweiter Wahl einzuordnen und in Deutschland nicht zur Raucherentwöhnung zugelassen.

*Clonidin:* Der antihypertensiv wirkende ∂2-Antagonist Clonidin ist für seine die Opiatabhängigkeit reduzierenden Eigenschaften bekannt und zeigte in der Raucherentwöhnung Effekte. Allerdings überwiegen auch hier die unerwünschten Nebenwirkungen (Sedierung, Mundtrockenheit). Auch dieses Medikament ist in Deutschland zur Raucherentwöhnung nicht zugelassen.

*Mecamylamin:* Ein Nikotinantagonist; die Nikotinwirkung und damit das Belohnungssystem wird durch Hemmung der nikotininduzierten Dopaminfreisetzung blockiert, in der Folge geht der Rauchwunsch zurück. In einer Studie (Rose et al. 1994) erzielte die

Kombination von Nikotinsubstitution und Mecamylamin eine Abstinenzrate von 40 % im Vergleich zu nur Mecamylamin (20 %) und nur Nikotinbehandlung (15 %). Allerdings ist in Deutschland Mecamylamin nicht zugelassen.

*Tranquilizer, β-Rezeptorenblocker und Buspiron:* Depression und Angst sind Symptome des Nikotinentzugs, deshalb wurde der Effekt anxiolytisch wirkender Medikamente in der Raucherentwöhnung untersucht. Die beiden Tranquilizer Meprobamat und Diazepam zeigten keine signifikanten, die β-Rezeptorenblocker Metoprolol und Oxprenolol schwache Effekte. Auch das atypisch wirkende Anxiolytikum Buspiron erzeugte eine gewisse Wirkung, allerdings stehen auch hier größere Studien noch aus.

*Lobelin:* Das in seiner Wirkung dem Nikotin ähnliche Alkaloid Lobelin wurde früher zur Raucherentwöhnung eingesetzt, es existieren jedoch keine kontrollierten Studien, die eine Wirksamkeit belegen könnten.

*Varencilin:* Der seit 2007 in Deutschland unter dem Namen »Champix« vertriebene Wirkstoff stimuliert als Partialantagonist die Nikotinrezeptoren teilweise und hemmt gleichzeitig den Effekt extern zugefügten Nikotins. Seine Wirksamkeit ist noch wenig erforscht, gravierende Nebenwirkungen (u. a. eine erhöhte Suizidrate) werden jedoch diskutiert.

### 4.2.4 Aversionstherapie

Den verschiedenen Formen der Aversionsbehandlung ist gemeinsam, dass das Raucherlebnis mit einem unangenehmen Reiz gekoppelt und damit aversiv belegt werden soll. Dafür gibt es unterschiedliche Möglichkeiten.

*Elektroschocks:* Bei dieser inzwischen nicht mehr angewandten Methode erhält der Raucher zeitgleich mit dem Rauchen alle 6 Sekunden elektrische Impulse.

*Rapid-Smoking:* Bei dieser aversiven Entwöhnungsvariante wird durch schnelles Rauchen eine milde Nikotinüberdosierung mit unangenehmen Symptomen wie Schwindel und Übelkeit erzeugt. Grundsätzlich sollte sie nur bei medizinisch gesunden Personen angewandt werden, für Risikopatienten ist sie ungeeignet. Siehe auch die Studie von Barkley, Hastings und Jackson (1977), bei der die Effekte des Rapid-Smoking mit denen der Gruppenhypnose verglichen wurden.

*Sättigungsrauchen:* Das »maximale« oder »Sättigungsrauchen« funktioniert nach demselben Prinzip wie das Rapid-Smoking; die Überdosierung erfolgt jedoch durch erhöhten Zigarettenkonsum. Auch hier gelten medizinische Kontraindikationen für bereits erkrankte Patienten.

*Verdeckte Sensibilisierung:* Diese Methode zählt ebenfalls zu den Aversionstherapien. Auslösende Momente für das Rauchverlangen werden mit angstbesetzten Elementen wie »Krebs«, »Raucherlunge« oder »Beinamputation« über Konditionierungsprozesse in der Vorstellung des Klienten verknüpft.

*Weitere Methoden:* Auch das verlängerte Halten des Rauchs im Mund (Kraft 2000), verstärktes »Paffen« oder die Provokation von Hustenreizen gehören zu den aversiven Verfahren, allerdings haben sie sich als wenig wirksam erwiesen.

Nach Haustein (2001) zeigte von allen aversiven Verfahren lediglich das übermäßige Rauchen einen gewissen Effekt. Da es jedoch für Risikopatienten unter Umständen gefahrvoll sein kann, wird es kaum noch eingesetzt. Auch im hypnotherapeutischen Setting wurden teilweise aversive Suggestionen verwendet, einige Studien dazu werden weiter unten näher beschrieben.

### 4.2.5 Verhaltenstherapie

Die grundlegende Annahme der Verhaltenstherapie, das Rauchen sei ein durch Konditionierungsprozesse erlerntes Verhalten, führt zu der Überlegung, dass man es auch wieder »verlernen« kann.

Zwei gut evaluierte verhaltenstherapeutische Programme im deutschsprachigen Raum sind die 5-Tage-Therapie von J. McFarland und E. Folkenberg und das Freiburger Entwöhnungsprogramm.

#### 5-Tage-Therapie von J. Mc Farland und E. Folkenberg

Die 5-Tage-Therapie wurde in den 1960er Jahren in den USA entwickelt, in Deutschland finden Kurse seit 1969 statt, anfangs in Großgruppen, später in Gruppen mit ca. 15 Personen. Seit Anfang der 1980er Jahre wird die 5-Tage-Therapie wissenschaftlich erforscht (Stumpfe 1988a).

Bei den Kursen werden im Gruppengespräch psychologisch-medizinische Informationen zum Thema Rauchen vermittelt, und die persönliche Motivation, nicht zu rauchen, wird bearbeitet. Die Teilnehmer berichten außerdem über aufgetretene Probleme und besprechen im Sinne einer Rückfallprophylaxe Situationen, in denen sie in Zukunft gefährdet sein könnten.

Ein Jahr nach Kursende waren laut Stumpfe (1990) 30 % der Teilnehmer abstinent.

Später wurde der 5-Tage-Plan in ein 15-Tage-Therapieprogramm, das Bad Nauheimer Programm, integriert (Bauermann 1989). Derzeit wird ein Nachfolgeprogramm unter dem Titel »Endlich frei!« angeboten.

**Methoden der verhaltenstherapeutischen Raucherentwöhnung:**

- *Selbstmanagement und Aufbau alternativer Verhaltensweisen:* Situationen, in denen bisher geraucht wurde, werden aktiv umgestaltet.
- *Selbstinstruktion:* Es werden bestimmte innere Sätze zurechtgelegt (z. B. »Nichtrauchen ist besser«); Selbstkontrolle und Selbstbeobachtung werden mittels Protokollieren der gerauchten Zigaretten durchgeführt.
- *Kognitive Umstrukturierung und Motivationsförderung:* Dysfunktionale Überzeugungen werden identifiziert und durch funktionale ersetzt. Abstinenz wird als attraktives Ziel herausgearbeitet.
- *Informationsvermittlung:* Es werden Informationen über die schädlichen Folgen des Rauchens und die Vorteile des Nichtrauchens vermittelt.
- *Verhaltensbeobachtung:* Selbstbeobachtungsprotokolle dienen dazu, aufkommenden Craving-Effekten frühzeitig gegensteuern zu können.
- *Verstärkung:* Der ehemalige Raucher belohnt sich für seine Abstinenzerfolge selbst.
- *Gewichtskontrolle:* Die Klienten werden auf die häufige Gewichtszunahme nach dem Aufhören hingewiesen und angeleitet, geeignete Strategien zur Gewichtskontrolle zu erarbeiten.

### Das Freiburger Entwöhnungsprogramm

Dieses Programm berücksichtigt zusätzlich die Motivationsphase, in der sich der Abstinenzwillige befindet (Zimmer et al. 1993). Seine

Bestandteile sind das Absetzen der Zigaretten an einem vereinbarten »Tag X« mit vorausgehender therapeutischer Vorbereitung, die Individualisierung der Behandlung durch Erarbeitung der für die einzelnen Teilnehmer günstigsten Bewältigungsstrategien und eine Nachbetreuung unmittelbar nach dem Aufhören zur Rückfallprophylaxe. Die Erfolgsquote beträgt 50 % nach 12 Monaten und noch 42 % nach 4,5 Jahren.

### Reduziertes Rauchen

Zu den verhaltenstherapeutischen Methoden gehört der Versuch, durch abgestufte Reduktion des Konsums abstinent zu werden, indem zuerst die leichter entbehrlichen, später die »wichtigen« Zigaretten weggelassen werden. Über diese hierarchische Reduktion bzw. über die noch gerauchten Zigaretten wird Protokoll geführt. Weitere Reduktionsverfahren sind die Verwendung unterschiedlicher Filterstärken zur Minderung der aufgenommenen Nikotinmenge oder Zigaretten mit reduziertem Nikotingehalt. Gemeinsam ist diesen Methoden die geringe Wirksamkeit, nur 5 % der Raucher schaffen es, auf diese Weise abstinent zu werden (Haustein 2001). Als Intervention zur Schadensbegrenzung bei therapieresistenten Raucher wird die Reduktion dennoch diskutiert (Schoberberger u. Kunze 1999).

### Multikomponenten-Programme

An der Universität Tübingen wurde 1991 der »Arbeitskreis Raucherentwöhnung« gegründet (Batra u. Buchkremer 1991). Seither werden in diesem Rahmen verschiedene auf verhaltenstherapeutischen Konzepten beruhende Programme zur Raucherentwöhnung entwickelt, durchgeführt und evaluiert.

Ein wesentlicher Teil bezieht sich auf die Entwöhnungsbehandlung in Arztpraxen und auf Selbsthilfemanuale. Um ihre Wirksamkeit zu überprüfen, wurde in einer Vier-Phasen-Studie, an der 232 Raucher teilnahmen, die Effizienz einer verhaltenstherapeutischen Raucherentwöhnung in der Gruppe mit der eines verhaltenstherapeutisch strukturierten Selbsthilfemanuals verglichen (Batra et al. 1994). Es wurden neun 90-minütige Sitzungen mit je 6 bis 12 Probanden in wöchentlichem Abstand durchgeführt. Zusätzlich benutzten alle Klienten Nikotinpflaster (Mann 1996). Die Versuchspersonen mit dem Manual erhielten in wöchentlichen Abständen jeweils eines von insgesamt 6

Kapiteln. Die Abstinenzraten lagen bei der 1-Jahres-Katamnese für die verhaltenstherapeutische Gruppentherapie bei 22 %, für die Selbsthilfemanualbedingung bei 19 %.

### 4.2.6 Suggestive Therapien, Akupunktur und Homöopathie

Die meisten Entwöhnungstherapien enthalten suggestive Elemente, indem zum Beispiel bestimmte Sätze wiederholt werden (»Ich rauche nicht.«). Zumindest kurzfristig sind Behandlungen, die sich allein auf den Effekt von Suggestionen stützen, durchaus wirksam (Dobler-Mikola et al. 1981), so z. B. die Entwöhnungstherapie des Handauflegers Hermano; direkt nach der Therapie waren 40 % der Behandelten abstinent, nach 5 Jahren noch 20 % und nach 12 Jahren noch 15 %.

Zur Frage der Wirksamkeit von Akupunktur gibt es unterschiedliche Aussagen. Während eine Studie (He et al. 1997, zitiert nach Schoberberger u. Kunze 1999) signifikante Unterschiede in der durchschnittlichen Reduktion des Zigarettenkonsums zwischen einer Akupunkturgruppe und den Versuchspersonen, die lediglich eine Placeboakupunktur erhalten hatten, ergab, war das bei einer groß angelegten Untersuchung an 996 entwöhnungswilligen Rauchern (Clavel a. Paolette 1990) nicht der Fall. Zur Wirksamkeit der Akupunktur siehe auch die Studie von Mac Hovec und Man (1978), bei der die Gruppenhypnose mit Akupunktur verglichen wurde.

Auch homöopathische Medikamente werden zur Raucherentwöhnung eingesetzt, über ihre Wirksamkeit gibt es noch keine verlässlichen Aussagen.

## 4.3 Hypnose in der Raucherentwöhnung

Der erste Bericht zur Verwendung von Hypnose in der Raucherentwöhnung wurde 1847 von Morley veröffentlicht. Er beschreibt in einem Artikel zum »Animalischen Magnetismus«, wie der in Massachusetts ansässige Arzt Robbins posthypnotische und aversive Suggestionen zur Raucherentwöhnung bei zwei Klienten erfolgreich eingesetzt hat (Gravitz 1991).

### 4.3.1 Studien zur hypnotherapeutischen Raucherentwöhnung

Die im Folgenden aufgeführten Studien sollen einen Überblick über den Forschungsstand zum Thema hypnotherapeutische Raucherentwöhnung geben.

*Nuland und Field* (1970) entwickelten eine neue Behandlungsmethode für klinische Patienten im Einzelsetting und verglichen diese mit ihrer eigenen alten Methode, bei der die Therapeuten eine eher kontrollierende und belehrende Funktion ausgeübt hatten. Beim nun angewandten Verfahren wurden die Klienten in der Anwendung von Selbsthypnose und Entspannungsverfahren geschult, in der Trance wurden unbewusste Motive für das Rauchen exploriert sowie Imaginationen für den »Kampf gegen das Gift« entwickelt. Nach 6 Monaten hatten 60 % der Patienten bei dem neuen Verfahren das Rauchen aufgegeben, während nach der alten Methode nur 25 % erfolgreich gewesen waren (Nuland a. Field 1970).

Spiegel führte 1970 eine Gruppenbehandlung mit Hypnose bei insgesamt 615 Klienten durch, die alle bereits mehrere erfolglose Abstinenzversuche hinter sich hatten. Die Behandlung bestand aus nur einer Sitzung, die folgende Elemente enthielt:

1) Testung der Klienten mit dem hypnotischen Induktionsprofil (HIP): Diese Standardmethode wurde von Spiegel und Spiegel entwickelt und beginnt mit dem Augenrolltest, bei dem die Patienten gebeten werden, die Augäpfel bei geöffneten Lidern nach oben zu rollen und dann bei aufwärts gerichtetem Blick die Lider langsam zu schließen. Ist dabei fast nur noch das Weiße des Augapfels zu sehen, deutet dies auf eine hohe Hypnotisierbarkeit hin. Anschließend wurde eine Handlevitation induziert, die einerseits zur Erfassung der Suggestibilität, andererseits zum Erlernen von Selbsthypnose diente.
2) Nachdem sich der Patient in Trance befand, wurde er gebeten, sich auf drei Basissätze zu konzentrieren: 1. »For your body smoking is a poison.« 2. »You cannot live without your body.« 3. »You are in truth your body's keeper.«
3) Die drei standardisierten Punkte wurden ständig, auch in der Selbsthypnose, wiederholt. Diese sollte von den Klienten als Hausaufgabe bis zu zehnmal am Tag durchgeführt werden.

Nach 6 Monaten meldete sich knapp die Hälfte der Klienten zurück, von denen 44 % abstinent waren.

1970 erschien eine bis heute nicht replizierte Studie von *Kline*. Er behandelte seine Klienten 12 Stunden ohne Unterbrechung in der Gruppe, die Teilnehmer durften den Raum nur verlassen, um zur

Toilette zu gehen. Außerdem durften sie 24 Stunden vorher nicht rauchen. Das beachtliche Resultat dieser Behandlung: Von 60 Klienten waren nach einem Jahr noch 88 % abstinent. Zudem zeigten sich in den Phasen der hypnotischen Entspannung die für den Entzug typischen Unregelmäßigkeiten des Ausatmungsmusters erheblich verbessert.

Einen anderen Schwerpunkt setzten *Pederson, Scrimgeour und Lefcoe* (1975). Sie verglichen »Hypnose« und »Beratungsgespräch« jeweils im Gruppensetting, außerdem gab es eine unbehandelte Kontrollgruppe. Die Klienten (n = 48) wurden nach dem Zufallsprinzip zugeordnet. Einmal wöchentlich fanden Beratungsgespräche zum Thema Nichtrauchen über einen Zeitraum von 6 Wochen statt, in der Hypnosebedingung gab es dagegen nur eine einzige Sitzung.

Die Autoren berichteten folgende Ergebnisse: Nach 3 Monaten waren 56 % in der Hypnosegruppe abstinent, während dies bei nur 11 % in der Beratungsgruppe der Fall war. In der Wartelisten-Kontrollgruppe hörte niemand mit dem Rauchen auf. Die Katamnese nach 10 Monaten ergab, dass die Abstinenzrate in der Hypnosegruppe mit 50 % ungefähr konstant geblieben war, während sämtliche Probanden der beiden anderen Gruppen wieder rauchten.

*Perry und Mullen* (1975) behandelten 38 Klienten nach Spiegels Methode im Einzelsetting, nach 3 Monaten waren 13 % abstinent.

*Watkins* (1976) beschrieb eine an Nuland und Field (1970) angelehnte individualisierte Behandlungsmethode speziell für Collegestudenten. Sie vermied bewusst das Wort Hypnose, um Vorurteile zu vermeiden, verwendete jedoch hypnotherapeutische Verfahren wie Handlevitation, Augenfixation und individualisierte Suggestionen. Nach 5 Behandlungssitzungen waren 58 % der 48 Klientinnen abstinent. Beim Follow-up nach 6 Monaten reduzierte sich die Erfolgsquote auf 50 %.

Einen Vergleich verschiedener Verfahren führten *Barkley, Hastings und Jackson* (1977) in einem Gruppenprogramm durch. Sie untersuchten den Effekt des Rapid-Smoking und die Technik der Hypnose. In der Kontrollgruppenbedingung wurden »Anti-Raucher-Filme« vorgeführt und anschließend diskutiert. Die Behandlung erstreckte sich über 2 Wochen, in denen 7 Sitzungen abgehalten wurden. Dabei wurden jeweils die ersten und die letzten 15 Minuten der Sitzungen in allen Untersuchungsbedingungen identisch gestaltet, lediglich die dazwischen liegenden 30 Minuten unterschieden sich. In der

Bedingung »Rapid-Smoking« hielten sich die Probanden in einem kleinen Raum auf und bekamen alle 10 Sekunden den Befehl, an der Zigarette zu ziehen, in der Hypnosegruppe erhielten sie eine Entspannungshypnose unter Einbeziehung von Körperempfinden und einer Handlevitation (s. auch Hall und Crasilneck 1970). Die Ergebnisse dieser Studie betrugen nach 9 Monaten 25 % Abstinenz in der Hypnosebedingung, 42 % in der Rapid-Smoker-Bedingung und 0 % in der Kontrollgruppenbedingung.

*Sanders* (1977) setzte in einer interessanten Studie die gegenseitige Hypnose in der Gruppe als herausragendes Element ein. Jeder Teilnehmer sollte einer anderen eine Suggestion zum Thema Nichtrauchen vorgeben. In jeder Sitzung wiederholten sich außerdem folgende Behandlungsschritte:

1) ein Brainstorming zum Thema »Nichtraucher werden oder es schon sein«
2) eine Zeitprogression und Imagination in die Zukunft
3) ein hypnotischer Traum: Ein Weg teilt sich, und zwei Richtungen bieten sich an, ein Raucherweg und ein Nichtraucherweg. Dieser Traum wird gleichzeitig als Motivationsvariable benutzt.
4) die Imagination, Nichtraucher zu sein
5) ein Selbsthypnosetraining, um zu Hause üben zu können

Die Gruppen mit jeweils 4 Teilnehmern hatten wöchentlich 2 Sitzungen über einen Zeitraum von 4 Wochen. Das Ergebnis: Nach 10 Monaten waren 68 % der Behandelten abstinent.

Eine recht geringe Erfolgsquote ergab die Studie von Perry und Kollegen (1979). Sie behandelten 26 Personen im Einzelsetting, von denen nach Ablauf von 3 Monaten nur 4 % abstinent waren.

*Mac Hovec und Man* (1978) verglichen Hypnotherapie mit Akupunktur. Dabei prüften die Autoren neben der korrekten Akupunktur auch eine Placeboakupunktur und unterteilten die Hypnosebedingung in Gruppen- und in Einzelhypnose. Die Kontrollgruppe stellte eine unbehandelte Gruppe dar. Die Resultate nach 6 Monaten ergaben, dass die individuelle Hypnosebedingung am erfolgreichsten war (Individual-Hypnose 83 %, Gruppenhypnose 50 %, Akupunktur 75 %, Placeboakupunktur 25 % und Kontrollgruppe 17 % Abstinente). Die Aussagekraft der Ergebnisse wird allerdings durch die Tatsache eingeschränkt, dass auch Probanden, die ihren Konsum lediglich reduziert hatten, als Abstinente aufgeführt wurden.

*Stanton* (1978) entwickelte eine spezielle Behandlungsform der Raucherentwöhnung mit Hypnose, die aus nur einer Sitzung besteht. Sie enthält folgende Elemente:

1) Aufbau eines guten Rapports und Schaffung einer günstigen »geistigen Lage« beim Klienten
2) Induktion der Hypnose
3) Ich-Stärkung unter Berücksichtigung der individuellen Gründe, das Rauchen zu beenden
4) Standardisierte Suggestionen
5) Red-Balloon-Technik: Sie wurde von Walch (1976) beschrieben und war zunächst dazu gedacht, Patienten von ihren Schuldgefühlen zu befreien.
6) Imagination des Erfolgs: Der Klient stellt sich eine in der Mitte geteilte Tafel vor. Auf der linken Seite der Tafel notiert er alle Gründe, die für das Rauchen sprechen und radiert sie anschließend wieder aus, auf der rechten Seite werden alle Gründe gegen das Rauchen notiert und bleiben dort stehen. Dieser Vorgang wird mehrfach wiederholt.

Von 75 Patienten, die mit dieser Methode behandelt worden waren, gaben 45 das Rauchen auf. Sechs Monate nach der Behandlungssitzung waren 34 Patienten (45 %) noch immer abstinent.

In einer kontrollierten Studie (Javel 1980) wurden 30 Raucher entweder mit Hypnotherapie oder Suggestionen ohne Hypnose behandelt oder einer Wartelisten-Kontrollgruppe zugeordnet. Die beiden Behandlungsgruppen erhielten jeweils eine einstündige Sitzung und wurden im Anschluss telefonisch über einen Zeitraum von 3 Monaten befragt. 60 % der mit Hypnose und 40 % der mit einfachen Suggestionen behandelten Probanden waren abstinent, aber keine der Kontrollgruppe. Die beiden Experimentalgruppen waren der Kontrollgruppe eindeutig überlegen.

Eine aufwändige Studie mit 307 Klienten führten *Barabasz, Baer, Sheehan und Barabasz* (1984) durch, bei der die Methode der beschränkten Umweltstimulationstherapie – »restricted environmental stimulation therapy« (REST) – eingesetzt wurde, welche die Suggestibilität der Klienten erhöht. Die Hypnose fand für einen Teil der Probanden in der Gruppe, für den anderen als individuelle Behandlung statt. Sie bestand aus

a) einer Hypnosesitzung und
b) einer Audiohypnosekassette, die zu Hause gehört werden sollte.

Die Ergebnisse nach 19 Monaten zeigten, dass die Bedingung einer individuellen Hypnosesitzung in Kombination mit 1–3 Sitzungen, während derer der Klient in einem Samaditank saß und über einen Kopfhörer hypnotische Suggestionen zum Nichtrauchen (Spiegel a. Spiegel 1978) hörte, mit 47 % Abstinenten die erfolgreichste war.

Auch *Rabkin* (1984) führte eine Studie anhand einer größeren Stichprobe durch (n = 140). Die Klienten wurden mit Hypnose, Psychoedukation oder einem Programm zur Verhaltensmodifikation behandelt oder der Wartelisten-Kontrollgruppe randomisiert zugewiesen. Nach 6 Monaten waren in den Behandlungsgruppen 24–36 % abstinent, während die Teilnehmer der Kontrollgruppe ihr Rauchverhalten nicht änderten. Rabkins Untersuchung war eine der wenigen Studien, in der die Aussagen der Versuchspersonen anhand biochemischer Marker (Messungen der Thiocyanat-Werte in Haarproben) überprüft wurden.

In der Untersuchung von *Williams und Hall* (1988) wurden 60 Versuchspersonen randomisiert auf 3 Behandlungsgruppen verteilt. Die Experimentalgruppe erhielt eine Hypnosesitzung, die beiden Kontrollgruppen wurden entweder mit einem Aufmerksamkeits-Placebo (Diskussion zum Thema Rauchen) oder überhaupt nicht (Wartelisten-Kontrollgruppe) behandelt. Nach 12 Monaten waren 45 % der Hypnosegruppe, aber niemand in den Kontrollgruppen abstinent.

In Deutschland gibt es nur wenige kontrollierte Studien zur Raucherentwöhnung mit Hypnose. Eine davon ist die Diplomarbeit von *Hueber* (1997). Hier wurde die standardisierte Gruppenmethode eines Laienhypnotiseurs angewandt. Die Erfolgsrate nach 7 Monaten betrug 28 %.

*Heumann und Schmidt* (1998) untersuchten im Rahmen einer Diplomarbeit an einer Stichprobe von 38 Personen den Effekt der Hypnose in 4 Einzelsitzungen im Vergleich zum Aufhören in Eigenregie an Neujahr. Beim Follow-up nach 12 Wochen waren 65 % der Teilnehmer aus der Hypnosegruppe abstinent, aber nur 11 % derer, die das Rauchen in Eigenregie beendet hatten.

| Autoren | Vpn | Katamn. (in Monaten) | Abstinenzrate (in %) | Beschreibung u. Anzahl der Sitzungen |
|---|---|---|---|---|
| Nuland a. Field 1970 | | 6 | 60 (neue Methode)<br>25 (alte Methode) | mehrere Einzelsitzungen mit individualisierten Suggestionen |
| Spiegel 1970 | 615 | 6 | 44 | eine Gruppensitzung |
| Kline 1970 | 60 | 12 | 88 | 12-Stunden-Gruppe non-stop |
| Pedersen, Scrimgeour a. Lefcoe 1975 | 48 | 10 | 50 (Hypnose)<br>0 (Beratung)<br>0 (Warteliste) | einmal 1,5 Stunden Gruppenhypnose<br>6 Wochen Beratung (wöchentlich) |
| Perry a. Mullen 1975 | 38 | 3 | 13 | eine Einzelsitzung |
| Watkins 1976 | 48 | 6 | 50 | 5 Einzelsitzungen mit individuellen Suggestionen |
| Barkley, Hastings a. Jackson 1977 | 29 | 9 | 25 (Hypnose)<br>42 (Rapid Smoker)<br>0 (Warteliste) | 7-mal eine Stunde in der Gruppe: Hypnose; Rapid Smoking; Kontrolle: Anti-Raucher-Filme |
| Sanders 1977 | 19 | 10 | 68 | Gruppensitzungen mit gegenseitiger Hypnose |
| MacHovec a. Man 1978 | 58 | 6 | 40 (Gruppenhypnose)<br>50 (Einzelhypnose)<br>25 (Akupunktur)<br>0 (Placeboakupunktur)<br>0 (Kontroll gruppe) | Vergleich unterschiedlicher Verfahren in 3 Sitzungen |
| Stanton 1978 | 75 | 6 | 45 | eine Einzelsitzung mit individualisierten Suggestionen |
| Perry et al. 1979 | 26 | 3 | 4 | eine Einzelsitzung |

| | | | | |
|---|---|---|---|---|
| Javel 1980 | 30 | 3 | 60 (Hypnose)<br>40 (Suggestion ohne Hypnose)<br>0 (Warteliste) | einmal 60 Minuten |
| Barabasz et al. 1984 | 307 | 10 – 19 | 47 (REST + Einzelhypnose)<br>36 (Gruppenhypnose)<br>28 (Einzelhypnose) | REST +/- 1–1,5 Std.<br>Gruppenhypnose<br>Einzelhypnose |
| Rabkin 1984 | 140 | 6 | 29 bis 37 (Experimentalgruppe)<br>0 (Warteliste) | Vergleich Hypnose, Psychoedukation, Verhaltensmodifikation, Warteliste |
| Williams a. Hall 1988 | 60 | 12 | 45 (Hypnosegruppe)<br>0 (Warteliste)<br>0 (Placebo) | eine Sitzung |
| Hueber 1997 | | 7 | 28 | standardisierte Gruppenmethode eines Laienhypnotiseurs |
| Heumann u. Schmidt 1998 | 38 | 3 | 65 (Experimentalgruppe)<br>11 (Kontrollgruppe) | Hypnose in 4 Einzelsitzungen<br>Kontrolle: Neujahrsvorsatz |
| Henning u. Trabert 1999 | 12 | 6 | 50 | Psychoedukation, imaginative Verfahren und Ausnutzung der Gruppenkohäsion bei stationär behandelten psychosomatischen Patienten, mehrere Sitzungen |
| Schulte u. Hueber 2000 | 135 | 7 | 36 | Gruppenprogramm mit einer Sitzung |
| Cardona a. Martin 2000 | 51 | 12 – 72 | 59 | mindestens zwei Einzelsitzungen mit halbstandardisierten Suggestionen |

*Tab. 5: Überblick über die hypnotherapeutische Raucherentwöhnung*

Ein verhaltens- und hypnotherapeutisches Konzept mit umfangreicher psychoedukativer Einführung für stationär behandelte psychosomatische Patienten boten *Henning und Trabert* (1999) an. Unter Nutzung der Gruppendynamik und der Kohäsion der Gruppe sowie der im Vorfeld dokumentierten Motivation wurden zunächst im Sinne einer kognitiv-behavioralen Stimuluskontrolle alle Raucher-Utensilien ritualisiert abgegeben. Es folgte eine Latenzphase von 2 Tagen, um den Patienten Zeit zum Nachdenken und zum Erfahren der Entzugsymptomatik zu geben. Für den Craving-Fall wurde therapeutische Unterstützung nach 24 Stunden als Gruppennottermin angeboten. Nach 48 Stunden traf sich die Gruppe regulär zu einer Diskussion über die Gefühle, das Craving und das gesundheitliche Befinden. Weiterhin wurde ein angenehmer Ort mit Zeitprogression suggeriert (nach Revenstorf 1990) und ein Ressourcenscreening mit einer Zeitorientierung von der Zukunft in die Gegenwart mit Verankerung durch Wohlfühlen und tiefe Entspannung angeleitet. Hierzu kam als Ergänzung die Gruppenmotivation durch den Erlebnisaustausch und die Förderung von individuellen positiven Bildern. Die Gruppensitzung endete mit dem Angebot weiterer therapeutischer Unterstützung im Cravingfall nach 24, 48 und 96 Stunden. Nahmen Patienten diesen Unterstützungstermin wahr (durchschnittlich 1,5-mal pro Person), wurde individuell auf die Trance und Bildersuche eingegangen. Zum Abschluss- und Pflichttermin am 7. Tag fand nach der Ausgabe eines Bewertungsbogens eine allgemeine Diskussion mit Selbsteinschätzung und einer abschließenden Bewertung statt. Beim Follow-up nach 6 Monaten ergab sich folgendes Bild: Der Rücklauf der Fragebogen betrug 100 %. Die Hälfte der Patienten war abstinent, während die andere Hälfte bereits innerhalb der ersten 6 Wochen nach Kursende wieder zu rauchen begonnen hatte. Interessant ist dieses Ergebnis, weil es zeigt, dass trotz der Komorbidität der behandelten Personen (Ess-Störungen, andere Süchte, Persönlichkeitsstörungen) auch bei einer Klinikpopulation gute Erfolge erzielt werden können. Besonders die Gruppendynamik und das Peergrouping wurden in dieser Studie von den Teilnehmern als sehr positiv empfunden.

*Schulte und Hueber* (2000) überprüften anhand einer Stichprobe von 135 Freiwilligen ein hypnotherapeutisches Gruppenprogramm, das aus nur einer Sitzung bestand. Diese Sitzung umfasste eine Motivationsphase, Techniken der Altersregression und Zeitprogression sowie direkte und indirekte Suggestionen mit positivem und aversivem Inhalt. Nach 7 Monaten waren 36 % der Probanden abstinent.

*Cardona und Martin* (2000) führten eine Studie im Einzelsetting durch. Die 51 Klienten wurden mit einem standardisierten Programm behandelt, das jedoch Individualisierungen der Suggestionen zuließ. Die Behandlung bestand aus 2 Sitzungen, weitere Termine waren möglich, sofern die Klienten es wünschten (durchschnittlich 2,4 Sitzungen). Die Katamnese erfolgte telefonisch nach 12 bis 72 Monaten. In Relation zu diesem im Vergleich mit anderen Studien langen Zeitraum ist das Ergebnis beachtlich. 59,3 % waren abstinent, wobei Therapieabbrecher mit berücksichtigt wurden.

Die Tabelle 5 fasst die oben beschriebenen Studien zusammen (siehe S. 90 f.).

### 4.3.2 Metaanalysen zur Effektivität hypnotherapeutischer Raucherentwöhnung

Außerhalb der hypnotherapeutischen Literatur wird die Hypnose als Verfahren zur Raucherentwöhnung leider oft nur kurz erwähnt, und das lediglich mit dem Hinweis, es lägen keine hinreichend evaluierten Studien vor (BZgA 2000; Haustein 2001; Fiore et al. 1996).

Der Vorwurf, sie hielten strengen wissenschaftlichen Kriterien nicht stand, muss freilich teilweise als berechtigt angesehen werden, andererseits gibt es auch sehr methodenkritische Arbeiten zur hypnotherapeutischen Raucherentwöhnung wie das Review von Green und Lynn (2000). Da die Kritik am methodischen Vorgehen häufig auch für Arbeiten außerhalb der Hypnotherapie zutrifft, soll sie weiter unten eingehend erläutert werden.

Auffällig sind die starken Unterschiede bezüglich der Einschätzung der Effektivität. So berichten Revenstorf und Prudlo (1994) in ihrem Artikel über die wissenschaftlichen Grundlagen der klinischen Hypnose über im Schnitt 34 % Abstinenz bei 21 zugrunde liegenden Studien, während eine Übersicht von Zeig (Revenstorf 1993) von einem durchschnittlichen Erfolg von 64 % ausgeht. Agee (1983) beschreibt in ihrer Metaanalyse 16 amerikanische Studien zur Behandlung von Rauchern und berechnet eine Abstinenzrate von 4–88 %.

Holroyd (1980) vergleicht in einem Übersichtsartikel 17 Studien zur hypnotherapeutischen Raucherentwöhnung mit dem Ergebnis einer durchschnittlichen Erfolgsquote von 48 %.

Schulte und Hueber (2000) stellen in einer Literaturübersicht 26 Studien zur hypnotherapeutischen Raucherentwöhnung vor, die seit 1983 veröffentlicht wurden. Hier ergab sich bei einem mittleren Follow-up-Zeitraum von 9,5 Monaten eine Variation der Abstinenzraten zwischen 0 % und 86,5 %. Im Durchschnitt wurden 28,7 % (nach Stichprobengrößen gewichtet) erreicht.

Eine neuere Übersicht von Gerl und Freund (2001) geht von einer Abstinenzrate von ca. 25 % aus, was etwa dem Mittelwert aller professionellen Entwöhnungshilfen entspricht. Hierbei sollte aber auch berücksichtigt werden, dass es sich beim Rauchen nicht um ein bloßes Verhaltens-, sondern um ein Suchtproblem handelt (Peele 1985; Koop 1988; Wise 1988; Russell 1990, zitiert nach Gerl u. Freund 2001). Für eine Suchttherapie sind diese 25 % ein beachtlicher Erfolg.

### 4.3.3 Wirkvariablen der hypnotherapeutischen Raucherentwöhnung

Mehrere Autoren haben versucht, die einzelnen Wirkvariablen bei der Raucherentwöhnung mit Hypnose herauszuarbeiten (Holroyd 1980; Agee 1983; Gerl 1997). Demnach sollte ein erfolgreiches hypnotherapeutisches Raucherentwöhnungsprogramm folgende Bedingungen erfüllen:

- Nutzung der positiven Erwartungseffekte durch die Verwendung des Begriffs »Hypnose«
- hohe Motivation des Klienten
- ein erfahrener Therapeut, der persönlich anwesend ist
- drei bis fünf Sitzungen
- individuelle und ichstärkende Suggestionen
- posthypnotische Suggestionen
- Übung in Selbsthypnose
- unterstützende Telefonkontakte nach den Sitzungen
- soziale Unterstützung, vor allem durch nichtrauchende Bezugspersonen

*Tab. 6: Wirkvariablen der hypnotherapeutischen Raucherentwöhnung*

Bei den oben aufgeführten Studien ergibt sich für die *Einzelhypnose* eine durchschnittliche Abstinenz von 34,6 % bei einer Spanne von 4–60 %, für die *Gruppenhypnose* ein Wert von 43,9 % bei einer Spanne von 18–88 %. Zwei Studien (beide mit Einzelsettings: Perry und Mullen 1975 und Perry et al. 1979) bleiben unter der Grenze von 15 %, die laut Baer und Kollegen (1977) von Selbstaufhörern maximal erreicht werden. Die höchste Abstinenzrate von 88 % erreicht die 12-stündige Gruppensitzung von Kline (1970).

Die Erfolgsraten der Gruppenhypnose scheinen also etwas höher zu sein, allerdings ist anzumerken, dass die Vergleichbarkeit der einzelnen Studien aufgrund der hohen Heterogenität bezüglich der Erfolgsmaße sehr begrenzt ist.

Auffällig ist, dass alle Studien, die die *individuellen Wünsche und Motive* der Klienten in ihre Suggestionen aufgenommen haben, hohe Erfolgsraten aufweisen.

| **Autoren** | **Erfolgsrate** |
|---|---|
| Kline (1970) | 88 % |
| Nuland a. Field (1970) | 60 % |
| Watkins (1976) | 50 % |
| Sanders (1977) | 68 % |
| Stanton (1978) | 45 % |
| Henning (1999) | 50 % |
| Cardona a. Martin (2000) | 59 % |

*Tab. 7: Studien mit individualisierten Suggestionen*

Zeig (1993) schreibt hierzu: »Es verwundert nicht, dass ein individualisierter therapeutischer Ansatz effektiver ist als eine Routineprozedur, und wenn es eine Kunst ist, das Bedürfnis nach Zigaretten einzuschränken, dann ist es auch eine Kunst, dieses Bemühen therapeutisch zu fördern. Erickson war immer hartnäckig in der Betonung des individuellen Vorgehens, da ihm Kochbuchrezepte nicht gefielen. (...) Das individualisierte Vorgehen funktioniert allein aus dem Grund besser, dass der Persönlichkeit des Klienten so Rechnung getragen wird. Dies ist wichtig, weil sich Symptome immer aus sehr persönlichen Gründen entwickeln.« Auch in den Gruppenstudien von Kline (1970) und Sanders (1977) wurden die vom Klienten selbst berichteten Wahrnehmungen individualisiert und waren ein bedeutender Faktor in ihren Therapien. Die Abstinenzraten bei Behandlungsformen mit individualisierten Suggestionen liegen in 16 miteinander verglichenen Studien bei M = 63 % im Gegensatz zu M = 3 % bei standardisierten Suggestionen (Agee 1983).

Ein wichtiger Faktor scheint auch die *Anzahl der Sitzungen* zu sein. Die Abstinenzraten der von Agee referierten Studien liegen zwischen 25 % und 68 % (M = 53 %) bei mehr als einer und zwischen 4 % und 88 % (M = 32 %) bei nur einer Sitzung (Agee 1983).

### 4.3.4 Hypnotherapeutische Behandlungsmethoden der Raucherentwöhnung

Die Prämissen einer modernen hypnotherapeutischen Vorgehensweise wurden bereits im Kapitel 3 beschrieben. In der Raucherentwöhnung werden zusätzliche Strategien angewandt (Gerl u. Freund 2001).

Ein wesentlicher Stellenwert kommt der personalen Identität als höchster funktionaler Ebene des Wandels zu. Das Rauchen wird meist in der Pubertät begonnen, einer Phase also, in der die eigene Identität noch wenig gefestigt ist. Häufig setzt dabei der Adoleszente das Rauchen ein, um die eigene Persönlichkeit zu stärken, weil es die Zugehörigkeit zu einer attraktiven Gruppe manifestiert. Insofern ist gerade bei Klienten, die sehr jung angefangen haben zu rauchen, die personale Identität wesentlich über das Rauchen definiert.

Viele Raucher geben zudem an, ein ausgesprochen positives Bild von sich als Raucher zu haben, das mit Begriffen wie »gesellig«, »fröhlich«, »witzig«, »kommunikativ« etc. eng verknüpft ist. Ein typischer Kommentar in diesem Zusammenhang ist die Bemerkung von Klienten, dass es in der Raucherecke in der Schule, während der Ausbildung oder auf der Arbeitsstelle immer am interessantesten und schönsten gewesen sei, weil Raucher einfach die netteren Menschen seien.

Stellt man das Rauchen nun ein, steht der ehemalige Raucher vor der Aufgabe, sein Selbstbild neu zu definieren – lediglich »Nichtraucher« zu sein, bedeutet jedoch eine bedauernswerte Reduzierung. Damit Klienten dauerhaft von der Sucht freikommen können, bedarf es deshalb einer positiv formulierten, eigenständigen Selbstdefinition. Ziel einer Hypnosetherapie muss es in diesem Kontext also immer auch sein, dieses neue Selbstbild zu entwickeln. Dazu können unterschiedliche Techniken und Strategien eingesetzt werden (Gerl 2002).

**Techniken und Strategien der hypnotherapeutischen Raucherentwöhnung:**

- Übernahme des skeptischen Parts durch den Behandelnden
- Ablenkung der bewussten Aufmerksamkeit vom relevanten Änderungsgeschehen
- Einführung und Nutzung des Unbewussten als »Drittem im Bunde«, ideomotorische Signale
- indirekte Suggestionen, posthypnotische Suggestionen, Metaphern
- Bedeutungsreframing, zum Beispiel »Rückfall« als »Vorfall«
- Altersregression zur Ressourcenarbeit, Zukunftsprogression, Swish-Technik
- Aktivierung von gesünderen Handlungsalternativen
- Fokussierung auf die personale Identität

Diese und weitere, mehr aversiv orientierte hypnotherapeutische Techniken in der Raucherentwöhnung sollen im Folgenden am Beispiel einzelner Studien skizziert werden.

Die Vorgehensweise von Barber (Barber 1972) ist an den Ressourcen der Klienten orientiert und versucht mit einer *selbstwert- und willensstärkenden Technik* den Klienten zum Nichtrauchen zu bewegen.

> Und weil du entschieden hast aufzuhören, kann dich niemand auf der Erde, nichts, aber auch gar nichts davon abbringen. Nichts wird dich dazu veranlassen, jemals wieder eine Zigarette zu nehmen.

Hierzu setzt er die Methode der Zeitprogression ein,

> Und diese Worte können ein Wissen für dich bedeuten, eine Dankbarkeit gegenüber deiner Stärke, weil du es geschafft hast, die Kraft hattest, ganz aus dir heraus das zu tun, was du beschlossen hattest zu tun.

und integriert den Gesundheitsgewinn.

> Vielleicht fühlst du Mitleid für sie. Aber du kannst auch ganz und gar die klare Luft deiner Freiheit genießen und spüren.

Die »Rauchervergangenheit« dagegen wird negativ besetzt.

> Ein Gefängnis, welches, und das weißt du, dich gehalten hat aus irgendeinem Grunde, der vielleicht schon lange vergessen ist.

Der Klient bekommt außerdem *posthypnotische Suggestionen:*

> Jedes Mal wenn du dich besser fühlen möchtest, ruhiger und entspannter, jedes Mal wenn du dich erholen möchtest von Stress oder einer Missstimmung, dann kannst du dich zurücklehnen – in einem Sessel oder einem Sofa oder einem Bett – lehn dich einfach zurück und atme sehr tief, richtig tief und befreiend ein, halte diesen Atem an, nur für einen Moment, und stoße ihn dann vollkommen wieder aus und mit ihm die unangenehmen Gefühle und den Stress. Du wirst spüren, wie es dir besser geht, du dich wohlfühlst, und diese Gefühle werden dich automatisch überströmen, ganz von allein.

Gruenewald (in: Hammond 1990) überprüft die *Motivation* des Klienten mit folgender Vorstellung:

> Stell dir eine Zigarette vor auf dem Tisch. Sie rollt und rollt ... Dieser Gedanke wird immer stärker in dir, dass nur du allein und nur, wenn du wirklich und vollkommen mit deinem ganzen Wunsch, mit dem Rauchen aufzuhören, mit dir übereinstimmst, diese Zigarette durch deinen Gedanken fallen lassen kannst. Du weißt, ganz ohne Überraschung, dass, wenn sie einmal gefallen ist, dies das Ende deines Rauchens ist.

Zur Vertiefung wird der Klient in einen »rauchfreien« Raum geführt:

> Dieser Raum ist ein Raum, in dem Rauchen einfach nicht existiert. Dieser Gedanke gibt dir ein großartiges Gefühl, ein Gefühl von Frieden und Gelassenheit und auch Klarheit. Du nimmst wahr, zuerst nur schwach und dann klarer und klarer, dass du allein diesen Raum kreiert hast, diesen Raum, der immer deiner sein wird ...

Mithilfe des *STOPP-Signals* soll der Klient in schwierigen Situationen dem Rauchverlangen widerstehen.

> Wenn du dieses STOPP-Zeichen beachtest, hast du einen Moment Zeit, darüber nachzudenken, ob du wirklich eine Zigarette möchtest

> ..., und meistens wird die Antwort »nein« sein ..., und der Grund wird vergehen, bis zum nächsten Mal, wenn du die STOPP-Zeichen-Prozedur wiederholst ...

Man hat schon früh versucht, eine *Aversion* gegen das Rauchen hervorzurufen, indem man einen »unangenehmen Geruch und Geschmack beim Rauchen, Kratzen und Brennen im Hals, Räuspern und Übelkeit« oder die »Verachtung dieser Sucht« suggerierte (Hirschlaff 1919; Heyer 1927 in: Leuner u. Schroeter 1997). Später (Bick 1958) hat man empfohlen, durch die Suggestion, der Raucher werde »sich bei jedem Zug verschlucken«, über die Aversion hinaus einen »aktiven Block« zu setzen.

Barber (1972) arbeitet mit aversiven Hypnoseinhalten:

> Indem Sie rauchen, streben Sie auf irgendeine Art und Weise einer langsamen, aber sicheren Selbsttötung entgegen – da Sie nicht wirklich auf sich und Ihr Leben aufpassen und darauf achten, vollständig lebendig zu sein und wirklich zu leben.

Andere Noch-Raucher werden als abschreckendes Beispiel mit einbezogen.

> Wenn du andere Menschen rauchen siehst, tun sie dir leid. Du bemitleidest sie, weil sie einen frühen Tod oder eine Krankheit in Kauf nehmen für diese Gewohnheit. Du fühlst dich nur traurig, wenn du diese Leute siehst.

Auch hier wird die STOPP-Technik verwendet.

> STOPP, ich brauche das Rauchen nicht mehr. Ich bin nicht länger eine Marionette, ich brauche das Rauchen nicht, wie ich es einmal gelernt habe. Ich habe das Rauchen vor Jahren gelernt, aber nun bin ich herausgewachsen aus diesem Verhalten. Ich bin nicht länger ein Kind. Ich bin nicht länger eine Marionette. Ich kontrolliere mein Leben jetzt selbst. Ich starte heute mit meinem Leben, mit meinem eigenen Leben, vollständig, mit Freude, mit all meiner Kraft – wissend, dass ich jeden Tag mein Bestes geben werde, das Leben so sinnvoll wie möglich für mich zu gestalten, für jeden, den ich liebe und für den Sinn und die Kostbarkeit meines Lebens.

Spiegel (1970) setzt direkte aversive Suggestionen ein:

1) Für Ihren Körper ist Rauchen Gift. Rauchen ist für Sie nicht so ein Gift, wie es eines für Ihren Körper ist.
2) Sie können nicht ohne Ihren Körper leben. Ihr Körper ist eine wertvolle physische Anlage, durch die Sie das Leben erfahren.
3) In dem Ausmaß, in dem Sie Ihr Leben leben wollen, schulden Sie Ihrem Körper Respekt und Schutz. Sie sind der Wächter Ihres Körpers. Wenn Sie sich verpflichten, Ihren Körper zu respektieren, dann haben Sie die Kraft und das Wissen, dass Sie die letzte Zigarette geraucht haben, in sich.

Wester hat eine auf sehr aversiven Elementen basierende Hypnoseinduktion ausgearbeitet, die jedoch nach seinen Angaben nur dann angewandt werden soll, wenn der Klient das Gefühl hat, er brauche eine solche Induktion.

Wir wissen, dass du, wenn du ein normales Trinkglas, ein ganz normales Trinkglas mit Teer und Nikotin füllst und es trinken würdest, innerhalb von 12 Minuten tot wärst. Du willst dich nicht umbringen, auch nicht langsam, und deshalb wirst du mit dem Rauchen aufhören und ein Nichtraucher werden. Zusätzlich dazu, dass du deinen Körper respektierst, kannst du dich so stolz fühlen, dass du dich jetzt unter Kontrolle hast und nicht länger Objekt dieser schlechten und verschmutzenden Gewohnheit bist. Überall, wo du hingehst, werden die Menschen begrüßen, dass du nicht rauchst und nicht länger die Menschen durch deine Gewohnheit belästigst.

Gegen aversive Techniken wurde allerdings schon früh eingewandt, ekel- oder angsterregende Vorstellungen könnten dazu führen, dass die Suggestion zurückgewiesen wird.

Das Suggerieren aversiver Vorstellungen ist mittlerweile in den Hintergrund getreten, allenfalls werden Missempfindungen und Folgeschäden des Rauchens bei Patienten thematisiert, deren Motivation, das Rauchen zu beenden, gering ausgeprägt ist.

Stanton (1978) benutzt die *»Red-Balloon-Technique«* von Walch (1976). Dabei wird suggeriert, dass die Zigarettenschachtel in den Korb eines Heißluftballons, der die Abhängigkeit und den Wunsch zu rauchen symbolisiert, gelegt wird und davonfliegt. Der Ballon nimmt dabei den Rauchwunsch mit sich. Am Ende werden Copingstrategien imaginiert, um Situationen, in denen üblicherweise geraucht wurde, in Zukunft ohne Zigarette zu bewältigen.

Schmidt (2000) praktiziert ein *hypnosystemisches Vorgehen* in der Suchtbehandlung, das er auch auf die Raucherentwöhnung anwendet. Nachfolgend sollen die Phasen dieses Therapiemodells in ihrer praktischen Anwendung kurz vorgestellt werden:

1) *Klärung von Überweisungskontext, autonomer Problemdefinition und Auftragserwartungen.* Gerade in der Dynamik von Suchtproblemen ist es wichtig, den individuellen Therapieauftrag der Klienten unabhängig von Erwartungen des sozialen Umfelds oder der behandelnden Hausärzte herauszuarbeiten.
2) *Entwicklung detaillierter Zielvisionen.* Entscheidend ist es in diesem Zusammenhang, das Ziel positiv zu formulieren, also nicht lediglich das, was nicht mehr getan werden soll, sondern auch das, was stattdessen entwickelt werden kann.
3) *Herausarbeitung der »Ausnahmen vom Problem«.* Personen, die zu einer Suchtbehandlung kommen, weil sie es nicht allein geschafft haben, den Tabakkonsum zu beenden, erleben sich selbst häufig als inkompetent. Hier ist es notwendig, durch Herausarbeitung ihrer Fähigkeiten Autonomie und Selbstachtung zu stärken.
4) *Vergleiche von Problem- und Lösungsmustern.* Aus dem Vergleich von Problem- und Lösungsmustern ergeben sich Informationen zur Problementstehung und Möglichkeiten, häufigere »Ausnahmen vom Problem« zu finden.
5) *Dissoziationsstrategien, das Suchtverhalten als Lösungsversuche der »süchtigen« Seite.* Die Idee, lediglich »eine Seite von sich« als abhängig zu erleben und nicht mehr den ganzen Menschen, versetzt viele Klienten in die Lage, die »Einladungen« dieser Seite entschiedener abzulehnen.
6) *Genogrammarbeit.* Ein versöhnlicher Umgang mit der Herkunftsfamilie ermöglicht es dem Klienten, die Entwicklung der eigenen Suchtmuster mit mehr Empathie zu betrachten.
7) *»Ambivalenz-Coaching«.* Der Auswirkungsvergleich von Problem- und Lösungsmuster stellt bei Schmidts Vorgehen eine zentrale Interventionsphase dar. Häufig wird an dieser Stelle der verdeckte positive Aspekt des Symptoms klar, und es wird dem Klienten möglich, diese unbewusst angestrebten Ziele auf gesündere Art zu verwirklichen.

8) *Kooperation mit dem Angehörigen-System.* Das Einbeziehen der Familie bedeutet nicht, dass diese therapiert werden soll. Vielmehr dient sie als Bezugsfeld und gibt Hilfestellungen, die neuen Kompetenzen des Klienten stabil zu integrieren.
9) *Klienten als Autoritäten für die Zielgestaltung.* Jeder Schritt der Zusammenarbeit wird direkt mit dem Klienten entwickelt, seine Zielvorstellungen stellen die Leitlinien der gesamten Behandlung dar. Konzeptionelle Prämisse dieser Vorgehensweise ist die Gleichwertigkeit von Klienten und Therapeuten über den gesamten therapeutischen Prozess hinweg.

Eine *Zukunftsprojektion* hat in der Raucherentwöhnung zunächst die Funktion, das Therapieziel evident und anziehend zu machen. Es soll darüber hinaus dem Klienten jedoch erlauben, in diesem ressourcenhaften Zustand zu verweilen. Dazu imaginiert sich der Klient als attraktive nichtrauchende Person an einem anziehenden Ort in der Zukunft. Gelingt es dem Klienten nun, sich seine verbesserten und gesunden Lebensmöglichkeiten sinnlich zu vergegenwärtigen, so kann mit dem sogenannten *Swish-Muster* weitergearbeitet werden (Gerl 2002). Dazu wird die Zukunftsprojektion als eine Art »Standbild« festgehalten, als leuchtend klares, farbiges Bild der Person, wie sie »eigentlich« sein kann. Es impliziert die verbesserten Möglichkeiten für Gesundheit, Aussehen, Erleben und Handeln. Dieses Bild wird über das der typischen Rauchsituation gelegt oder projiziert, sodass jene vollkommen überdeckt wird und verschwindet (Gerl u. Freund 2000). Dies geschieht mittels eines speziellen Timings, das den dabei erfolgenden Konditionierungsprozess optimieren hilft (Bandler a. MacDonald 1988 in: Gerl u. Freund 2001). Dieser Prozess wird selbsthypnotisch weitergeübt und dabei weitgehend automatisiert. Die Swish-Technik ist wesentlicher Bestandteil des SMOKEX-Ansatzes (z. B. Gerl 2002), der im deutschen Sprachraum von 60 Hypnotherapeuten vertreten wird.

Wright arbeitet folgende *Rückfallpräventionssuggestionen* aus:

> Ob du dieses Wohlgefühl stärker und deutlicher in dein Bewusstsein und in dein Unbewusstes einbinden kannst ..., um es zu einem Teil von dir zu machen ..., der zu dir gehört ... Wenn du spürst, dass sich Stress bildet, können Daumen und Zeigefinger beginnen, den Ring zu drehen, und du wirst in der Lage sein, dich selbst in Trance zu

versetzen, um dieses Wohlgefühl zu spüren, dieses vollkommen angenehme Gefühl, das in dir ist ... Was auch immer dich gerade konfrontiert, du kannst es handhabbar machen, auf eine veränderbare Größe verkleinern ...

## 4.4 Kritische Betrachtung der Studien

### 4.4.1 Grundsätzliche Überlegungen

Grundsätzlich können unterschiedliche Behandlungsverfahren nur dann nach ihrer Effektivität bewertet werden, wenn sie definierten Standards folgen. Nach Haustein (2001) sollten diese die folgenden Faktoren berücksichtigen:

**Standards für Raucherentwöhnungsverfahren**

- Der Behandlungserfolg wird an Markern gemessen, zum Beispiel durch Erhebung des Kohlenmonoxid-Gehalts in der Ausatemluft.
- Als Erfolgskriterium gilt eine Abstinenzzeit von mindestens 6 Monaten, die Reduktion des Zigarettenkonsums ist lediglich als Teilerfolg zu bewerten.
- Praktikabilität und wirtschaftliche Vertretbarkeit des Verfahrens müssen gewährleistet sein, da von Millionen potenziell entwöhnungswilliger Raucher auszugehen ist.

Weiter gibt es methodische Voraussetzungen, die ein Therapieverfahren generell erfüllen sollte, um als wirksam gelten zu können. Im Einklang mit der APA (American Psychological Association) stellen Chambless und Hollon (1998) dazu folgende Kriterien auf:

**Generelle methodische Voraussetzungen**

- Studien müssen als Kontrollgruppenstudie mit randomisierter Zuteilung und Zeitreihenanalyse oder als Einzelfallstudie anhand von mindestens 3 Probanden konzipiert sein.
- Um die notwendige statistische Power zu sichern, schlagen die Autoren mindestens 25 Versuchspersonen pro Gruppe vor.
- Weiter müssen Eingangskriterien und Messinstrumente zur Erhebung des Erfolgs valide und reliabel definiert und beschrieben werden, notwendig ist außerdem ein genaues Therapiemanual, um Art und Verlauf der Behandlung nachvollziehbar zu machen.

Für den Bereich hypnotherapeutische Forschung fordern Lynn und Kollegen (2000) außerdem:

**Forderungen für hypnotherapeutische Forschung**

- Stichprobe, Messinstrumente, Aufnahmekriterien für die Probanden und Randomisierung sollten genau beschrieben und spezifiziert werden.
- Eine die Reliabilität gewährleistende Beschreibung des therapeutischen Vorgehens muss vorliegen.
- Der Grad der Hypnotisierbarkeit sollte immer erhoben werden.
- Ebenso sollen Variablen zum Rapport und zur Art der interpersonalen Beziehung erhoben werden.
- Desgleichen muss man positive und negative Prädiktoren für den Therapieerfolg bestimmen.
- Deskriptive Daten müssen vollständig angegeben, Dropouts aufgeführt und Gründe für das Ausscheiden diskutiert werden.
- Die statistische Power sollte durch eine ausreichend große Stichprobe gesichert sein.
- Katamnesezeiträume sind ausreichend lang zu wählen.
- Es wird außerdem gefordert, vermehrt die Effektivität von Hypnose als Adjunkt zu anderen Therapieformen zu überprüfen.

### 4.4.2 Bewertung der Studien

Im Review zur hypnotherapeutischen Raucherentwöhnung von Green und Lynn (2000) bleiben von 59 recherchierten Studien nur drei, die den Kriterien von Chambless und Hollon (1998) standhalten. Dazu gehören auch die oben beschriebenen Arbeiten von Schubert (1983) und Rabkin (1984).

Häufig wird die Wartelistenvariante als *Kontrollgruppe* eingesetzt. Dies ist bei der Raucherentwöhnung jedoch methodisch nicht sinnvoll; Grundvoraussetzung für die Beendigung des Rauchens ist der Vorsatz, der bei den Kontrollgruppen fehlt, sodass Erfolgsraten von 0 % fast vorauszusehen sind.

Häufig wird in den Studien nicht beschrieben, *wie die Daten erhoben wurden*, oft geschieht dies telefonisch, manchmal in Form von Fragebögen oder verbal im direkten Kontakt.

Teilweise werden in ihnen *weitere relevante Umstände* nicht erwähnt, z. B. wie stark die Entwöhnungswilligen zu Beginn der Behandlung rauchen oder ob sie schon viele Abstinenzversuche hinter sich haben.

Häufig sind die *Stichproben* zu klein, um statistisch aussagekräftig zu sein. So haben 13 Studien im Review zur hypnotherapeutischen Raucherentwöhnung von Green und Lynn (2000) eine zu kleine Stichprobe.

Wie schon erwähnt, wurde in den einzelnen Studien das *Erfolgskriterium* sehr unterschiedlich festgelegt, was eine Vergleichbarkeit der Ergebnisse erschwert, ebenso wie fehlende Angaben über *Rekrutierung* und *Vorselektion* der Probanden.

Bei einigen bleibt das Erfolgskriterium völlig unklar, was ein krasser methodischer Mangel ist.

Ob und in welchem Umfang es zu *Dropouts* kam und in welcher Weise sie in die Berechnung eingehen, bleibt ebenfalls häufig unerwähnt. In der Übersicht von Agee (1983) beispielsweise vermindert sich die Erfolgsrate von 4–88 % auf durchschnittlich 25 %, wenn nicht die Zahl der sich zurückmeldenden, sondern die teilnehmenden Personen als Berechnungsbasis genommen wird (Gerl 2001).

Bei der oft erwähnten Studie von Spiegel (1970) meldeten sich z. B. von 615 Teilnehmenden nur 44 % zurück. Von diesen waren zwar beachtliche 44 % abstinent, dies entspricht jedoch, gemessen an der Gesamtteilnehmerschaft, nur etwa 20 %.

Dennoch gibt es Studien zur hypnotherapeutischen Raucherentwöhnung, die strengen wissenschaftlichen Kriterien standhalten. So hat der wissenschaftliche Beirat Psychotherapie in seinem Gutachten 2006 u. a. die Studien von Pedersen, Scrimgeour und Lefcoe (1975), Rabkin (1984), Schubert (1983) und Williams und Hall (1988) positiv bewertet und kam zu dem Schluss, dass Raucherentwöhnung mit Hypnose als wissenschaftlich anerkanntes Psychotherapieverfahren anzusehen ist.

## 4.5 Zusammenfassung

Die folgende Abbildung gibt einen Überblick über die wichtigsten *Erfolgsvariablen in der Raucherentwöhnung.*

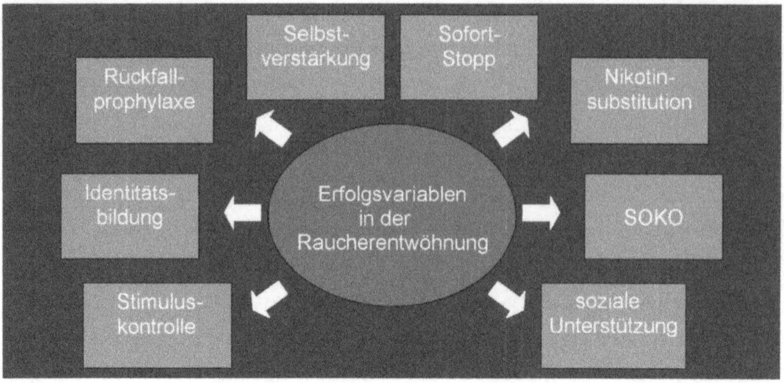


*Abb. 5: Erfolgsvariablen in der Raucherentwöhnung*

Neben der Hypnose gibt es zahlreiche weitere Methoden zur Raucherentwöhnung. Beispiele für *nichthypnotische Behandlungsmethoden und ihre Erfolgsquoten* sind:

- Selbsthilfe durch den Raucher; maximal 15 %
- computergestützte Verfahren und Raucherentwöhnung via Internet; keine verlässlichen Aussagen zu Erfolgsquoten
- medikamentöse Methoden; 15–40 %, teils gefährliche Nebenwirkungen
- Aversionstherapie; keine bis geringe Erfolge bei teils hohem gesundheitlichem Risiko
- Verhaltenstherapie; im Schnitt ca. 25 %
- Suggestive Therapien, Akupunktur und Homöopathie; keine verlässlichen Aussagen.

Die folgende Abbildung stellt die wichtigsten *Wirkvariablen der hypnotherapeutischen Raucherentwöhnung* dar (siehe Abb. 6).

Inwieweit Hypnotherapie in der Raucherentwöhnung ein wirksames Verfahren darstellt, ist nicht leicht zu beurteilen. Die Ergebnisse der vorliegenden Studien sind sehr heterogen, und häufig werden methodische Mindeststandards nicht eingehalten. Dennoch gibt es einige wenige Arbeiten zur hypnotherapeutischen Raucherentwöhnung, die strengen wissenschaftlichen Kriterien standhalten, sodass der wissenschaftliche Beirat Psychotherapie zu dem Schluss kam, Raucherentwöhnung mit Hypnose als wissenschaftlich anerkanntes Psychotherapieverfahren zu bewerten.

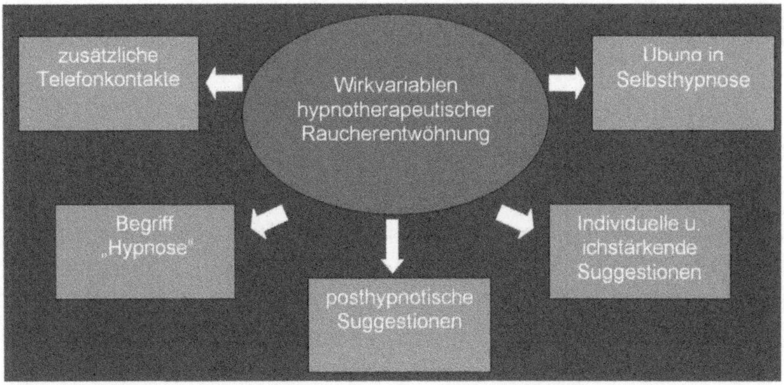


*Abb. 6: Wirkvariablen hypnotherapeutischer Raucherentwöhnung*

# 5. Empirische Basis – Die Studie zum Tübinger Programm zur hypnotherapeutischen Raucherentwöhnung

Verspricht das Programm, das ich meinen Klienten anbiete, tatsächlich Erfolg? Eine Frage, die sich neben dem wissenschaftlich interessierten Leser natürlich auch der Praktiker stellt. Deshalb möchte ich, bevor in Kapitel 6 die Durchführung des Programms in der Praxis erläutert wird, zuvor die wissenschaftliche Studie, vorstellen in deren Rahmen das Tübinger Programm zur hypnotherapeutischen Raucherentwöhnung entwickelt und evaluiert wurde.

## 5.1 Ziele der Studie

Die Studie ging der Frage nach, ob Hypnotherapie tatsächlich ein in der Raucherentwöhnung effizientes Therapieverfahren darstellt.

Um ein wirksames Entwöhnungsprogramm zu entwickeln, wurden die im vorigen Kapitel genannten Wirkvariablen der Raucherentwöhnung berücksichtigt.

Eine spezielle Frage war, ob Einzel- oder Gruppendurchführungen erfolgreicher sind. Angesichts der hohen Zahl Entwöhnungswilliger wären wirksame Gruppenprogramme sicherlich wünschenswert, anhand der bisherigen Literatur lässt sich jedoch keine abschließende Aussage zu den Erfolgsquoten machen. Tendenziell wird die Meinung vertreten, dass Einzelprogramme aufgrund des individuellen Vorgehens mehr Erfolg versprechen.

## 5.2 Entwicklung des eigenen Programms

### 5.2.1 Nichthypnotische Therapieelemente

Für die Experimentalgruppe I wurden die Hypnosesitzungen als Gruppenhypnose konzipiert. Den Teilnehmern sollte die Möglichkeit gegeben werden, durch Erfahrungsaustausch und Modelllernen ihre Kompetenzen in Versuchungssituationen zu erweitern und Unterstützung in der Gruppe zu erfahren.

Ein wichtiges Element waren dabei *Patenschaften*. Die Klienten sollten mindestens einen Telefonkontakt pro Woche mit einer bestimmten Person aus der Gruppe haben.

Forschungsergebnisse haben gezeigt, dass Behandlungserfolge dauerhaft sind, wenn die Veränderung intern attribuiert wird (Lambert a. Bergin 1994). Insbesondere zeitigt das Aufhören schon zwei Tage vor Therapiebeginn – im Folgenden als *Abstinenztage* bezeichnet – Erfolg (Schlarb u. Schweizer 1999). Alle Klienten wurden daher gebeten, zweieinhalb Tage vor der ersten Hypnosesitzung das Rauchen einzustellen. Um schwierige Fälle nicht auszusortieren, wurden auch Personen, die die Abstinenzzeit nicht durchhielten, in die Studie aufgenommen.

Ebenfalls bei der Vorbesprechung erhielten Teilnehmer auf Wunsch für einen Zeitraum von 3 Wochen *Nikotinpflaster*, um der physiologischen Suchtkomponente entgegenzuwirken.

Die *Kohlenmonoxidwerte* der Raucher wurden durch einen einfachen Atemtest der Ausatemluft ermittelt. Die Werte jeder einzelnen Sitzung dienten zum einen der Kontrolle des Zigarettenkonsums und zum anderen dazu, die Motivation zu erhöhen.

Außerdem wurden den Klienten schriftliche Ratschläge zur Raucherentwöhnung gegeben, die auf verhaltenstherapeutischen Prinzipien beruhten. Diese *praktischen Tipps* sollten helfen, neue Nichtraucherverhaltensweisen insbesondere für die Abstinenztage zu entwickeln.

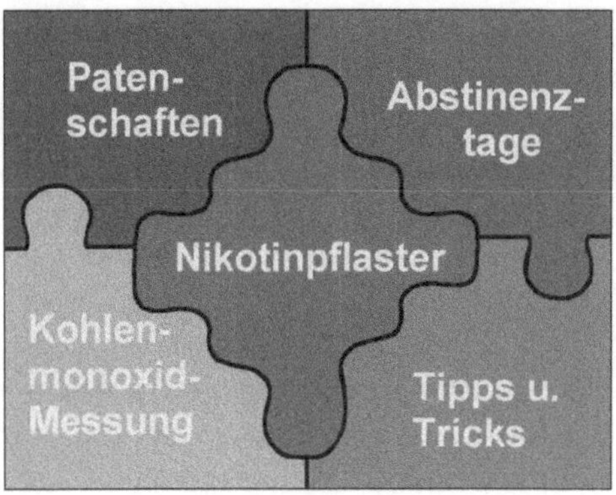


*Abb. 7: Nichthypnotische Therapieelemente*

### 5.2.2 Hypnotherapeutische Vorgehensweise

Dem hypnotherapeutischen Vorgehen lag die Idee zugrunde, das Abstinentwerden als Abschiednehmen zu begreifen und die Raucherphase als einen nun abzuschließenden Lebensabschnitt zu würdigen.

Negative Suggestionen, die Angst vor den Folgen des Rauchens oder unangenehme Empfindungen beim Rauchen erzeugt hätten, sollten vermieden werden, da man hiervon, wenn überhaupt, nur einen kurzfristigen Effekt erwartete. Bei der Ausgestaltung der Trance wurde eine indirekte Vorgehensweise gewählt.

## 5.3 Behandlungsablauf

**Experimentalgruppe I – Hypnotische Gruppenbehandlung:**
In der Gruppenhypnose trafen sich 6 Teilnehmer mit 2 Therapeutinnen zu fünf 90- bis 120-minütigen Gruppensitzungen. Dabei wurde zunächst im Vorgespräch über die Motivation gesprochen, es wurden die Prinzipien der Klinischen Hypnose erläutert, das Blatt mit den »Tipps & Tricks« und die Nikotinpflaster verteilt sowie die Patenschaften initiiert.

Die drei Hypnosesitzungen folgten im wöchentlichen Abstand und hatten unterschiedliche Themen zum Inhalt (ausführliche Besprechung der einzelnen Suggestionen in Kapitel 6).

Den Abschluss bildete nach 3 Monaten eine Katamnesesitzung, in der noch einmal eine Entspannungstrance durchgeführt und die in der Zwischenzeit aufgetretenen Probleme besprochen wurden.

**Experimentalgruppe II – Hypnotische Einzelbehandlung:**
Die Einzelsitzungen entsprachen in Inhalt und Ablauf den Gruppensitzungen, allerdings reduzierte sich die Sitzungsdauer durch den Wegfall des Gruppengesprächs auf 5 Einzelsitzungen von jeweils 60 Minuten mit einer Therapeutin, es wurden auch keine Patenschaften gebildet.

**Experimentalgruppe III –**
**Nichthypnotische Minimalbehandlung:**
Die nichthypnotische Behandlung wurde in Gruppen mit etwa 10 Teilnehmern durchgeführt, die Nikotinpflaster und die unspezifischen Elemente (Verhaltensregeln und Kohlenmonoxid-Messung), aber keine Hypnose erhielten. Durch den Wegfall der zeitaufwendigen Therapieelemente waren nur zwei 120-minütige Sitzungen im Abstand von 3 Monaten erforderlich. Diese Behandlungsform kann daher als minimale Standardtherapie betrachtet werden, die den Entschluss aufzuhören mit einem bewährten Therapeutikum (Nikotinpflaster) unterstützt. Den Erfolg dieser Gruppe sollte die hypnotische Behandlung übertreffen.

Die folgende Tabelle stellt die Behandlungsgruppen im Überblick dar:

| Experiment I<br>N = 60 | Experiment II<br>N = 46 | Experiment III<br>N = 43 |
|---|---|---|
| **Hypnosebehandlung Gruppe**<br>6 TN und 2 Therapeutinnen<br>Dauer insgesamt 600 min.<br>Hypnotherapie<br>*VT-Elemente*<br>*Nikotinpflaster*<br>*CO-Messung*<br>Gruppengespräche und Patenschaften | **Hypnosebehandlung Einzeln**<br>Individuelle Behandlung, eine Therapeutin<br>Dauer insgesamt 300min.<br>*VT-Elemente*<br>*Nikotinpflaster*<br>*CO-Messung* | **Nichthypnotische Behandlung**<br>10 TN, eine Therapeutin<br>Dauer insgesamt 240 min.<br>*VT-Elemente*<br>*Nikotinpflaster*<br>*CO-Messung* |

*Tab. 8: Drei Untersuchungsgruppen zur Raucherentwöhnung (gemeinsame Komponenten kursiv)*

## 5.4 Methode

Zur hypnotischen Raucherentwöhnung wurden zwei Experimente durchgeführt, Experiment I zur Behandlung von Rauchern in Kleingruppen und Experiment II als eine vergleichbare Raucherentwöhnung in Einzelsitzungen. Experiment III dagegen erfolgte als ein minimales Entwöhnungsprogramm in Gruppen ohne Hypnose. Ein direkter statistischer Vergleich ist nicht möglich, da die Gruppen aus unterschiedlichen Grundgesamtheiten, und zwar durch Patienten-Selbstwahl der jeweiligen Methode der Raucherentwöhnung (»patient preference study«) rekrutiert wurden. Die Behandlungen sind daher als Quasi-Experimente zu betrachten, deren Ergebnisse (Vorher-nachher-Vergleich) wie Effektgrößen verglichen werden können.

### 5.4.1 Versuchsdesign

Die Untersuchung umfasste, um es noch einmal deutlich zu machen, 3 Behandlungsgruppen mit unterschiedlichen Therapiekomponenten. Die Experimentalgruppen I und II erhielten eine hypnotherapeutische Raucherentwöhnung in Gruppen und als Einzelbehandlung. Die Behandlung der Experimentalgruppe III wurde in Gruppen durchgeführt und war eine nichthypnotische Minimalbehandlung, sie enthielt unspezifische Komponenten, die auch in den Gruppen I und II angewendet wurden (Verhaltensregeln und Kohlenmonoxid-Messung der Atemluft). Die Benutzung des Nikotinpflasters war in allen 3 Gruppen freigestellt, da man die Klienten weder zu seiner Verwendung noch zum Verzicht auf dieses Hilfsmittel verpflichten konnte. Der Effekt der tatsächlichen Nikotinpflaster-Nutzung wurde ebenso wie der Einfluss der Suggestibilität und der biografischen Daten als eine Kovariable untersucht.

Im Vergleich von Gruppe I mit Gruppe III sieht man den zusätzlichen Nutzen der Hypnotherapie innerhalb eines traditionellen Entwöhnungsprogramms mit den Komponenten, Verhaltensregeln, Nikotinsubstitution und Kontrolle des Kohlenmonoxid-Gehalts der Ausatemluft. Der Vergleich der Gruppen I und II fragt, ob die Einzelbehandlung der Gruppenbehandlung überlegen ist. Falls das nicht der Fall sein sollte, können die Gruppen I und II zusammengenommen werden, um den Nutzen der Hypnotherapie anhand einer größeren Stichprobe besser einschätzen zu können.

### 5.4.2 Stichprobe

Die Probanden wurden über Pressenotizen angeworben. Kam es zur konkreten Nachfrage, wurden Informationsbriefe versandt, in denen Art, Dauer und Kosten der Behandlung genau beschrieben wurden. Einzige Eingangsvoraussetzung aufseiten der Klienten war ihr Wille, das Rauchen zu beenden, sowie ihr Einverständnis mit der Behandlungsform. Die Gesamtzahl von 149 Probanden genügte der statistischen Power zur Berechnung von multiplen Korrelationen oder Varianzanalysen. Nach Bortz und Döring (2002) sind 143 Probanden nötig, um bei 5 Freiheitsgraden eine mittlere Effektgröße auf einem Signifikanzniveau von $\alpha = 0{,}05$) abzusichern.

Von den insgesamt 149 Teilnehmern waren 74 weiblich und 75 männlich.

Gemäß dem Fagerström-Test zum Ausmaß des Nikotinabusus waren:

> 19 % psychisch-, aber nicht nikotinabhängig (Score 0–2)
> 21 % nicht zuzuordnen (Score 3–4)
> 60 % nikotinabhängig (Score 5–10)

Die Klienten rauchten durchschnittlich 28 Zigaretten pro Tag. 89 % der Klienten hatten schon mindestens einen Abstinenzversuch hinter sich. In demographischen und anderen relevanten Variablen sowie im anfänglichen Zigarettenkonsum unterschieden sich die Gruppen nicht.

## 5.5 Messinstrumente

**1) Anmeldebogen:**

Demographische Variablen, aktuelles Rauchverhalten (FTND, s. unten), Beginn und Dauer des Rauchens, Art und Dauer bisheriger Abstinenzversuche, bevorzugte Rauchsituationen, Zuversichtlichkeit, in bestimmten Situationen abstinent bleiben zu können, Aufhörmotivation, soziale Unterstützung bezüglich des Abstinenzvorhabens.

**2) Fagerström Test for Nicotine Dependence (FTND) (Heatherton, Fagerström et al. 1991):**

Der FTND wurde unter 2.6.2 bereits beschrieben und befindet sich außerdem in kopierfähiger Version im Anhang.

**3) Symptom-Checkliste SCL-90-R (Derogatis 1977):**

Der Test bietet einen Überblick über die psychische Symptombelastung in Bezug auf 9 Skalen und 3 globale Kennwerte.

**4) Creative Imagination Scale CIS (Wilson 1976 und Barber 1978):**

Die CIS zur Überprüfung der Suggestibilität besteht aus 2 motorischen und 8 kognitiven Items, deren Inhalt sich die Klienten mithilfe einer Audiokassette vorstellen sollen.

**5) Allgemeine Depressions-Skala ADS (Hautzinger u. Bailer 1992):**

Ein normiertes Selbstbeurteilungsinstrument zur Erfassung der Stärke und Dauer depressiver Affekte, körperlicher Beschwerden und negativer Denkmuster.

**6) State-Trait-Ärgerausdrucks-Inventar STAXI (Schwenkmezger et al. 1992):**

Ein kurzes, ökonomisches und normiertes Verfahren zur Erfassung von Ärger und Ärgerausdruck.

**7) Protokollbogen:**

Vermerke über Namen und Kodenummer der Klienten, deren Zigarettenkonsum und Kohlenmonoxidwerte zu den 5 Messzeitpunkten, die erfolgte Rückgabe der Tests und die Vergabe bzw. Nutzung der Nikotinpflaster; erleichtert die Protokollführung in Gruppen.

**8) Klienten-Rückmeldebogen:**

Nach jeder Hypnosesitzung wird ein Rückmeldebogen ausgefüllt, der den Therapeuten ein Feedback der Klienten über ihre Befindlichkeit geben soll, damit man das weitere therapeutische Vorgehen auf ihre Bedürfnisse abstimmen kann; enthält Fragen über Rauchverhalten, Motivation zur Abstinenz, Zufriedenheit mit der Behandlung, Erleben der Hypnose, allgemeine Befindlichkeit.

**9) Therapeutenfragebogen:**

Instrument der therapeutischen Reflexion, Fragen zu wahrgenommenen hypnotischen Reaktionen beim Klienten, Rapport während der Sitzung (Amnesie, Abwesenheits-Eindruck, Entspannung, Katalepsie, andere motorische Reaktionen, Patientenzufriedenheit). Ist nach jeder Sitzung auszufüllen, die Beantwortung erfolgt auf einer 10-Punkte-Skala.

**10) Veränderungsfragebogen des Erlebens und Verhaltens VEV (Zielke u. Kopf-Mehnert 1978):**

Dient dazu, Stärke und Richtung der Veränderung von Verhalten und Erleben bei Klienten nach Beendigung einer Therapie zu erfassen.

**11) Katamnesebogen:**

Enthält Fragen über Rauchverhalten, Motivation zur Abstinenz, Nutzung der Behandlungsbausteine.

## 5.6 Ergebnisse

### 5.6.1 Abstinenz

Rechnet man die Experimentalgruppen I und II zusammen, so sind zum Katamnesetermin nach 3 Monaten 57,5 % der Klienten bei hypnotherapeutischer Entwöhnung abstinent, im Vergleich dazu nur 21 % mit der Minimalbehandlung in der Experimentalgruppe III.

Zum Zeitpunkt der 12-Monats-Katamnese lautet das Verhältnis 35 % zu 16,3 %. Der Vorsprung der Hypnotherapie bleibt also bis zum zweiten Katamnesezeitpunkt erhalten. Dies gilt bei konservativer Betrachtungsweise, wenn Dropouts als Misserfolge gerechnet werden. Ohne Berücksichtigung der Dropouts ergeben sich mit Hypnose nach 3 bzw. 12 Monaten 66,3 % bzw. 48,1 % und ohne Hypnose 27,3 % bzw. 22,6 % Abstinente.

Im Chi-Quadrat-Test erwies sich der Unterschied der Abstinenzraten zwischen den zusammengefassten Experimentalgruppen I & II (gesamt Hypnose) und der Experimentalgruppe III (nichthypnotische Minimalbehandlung) bei der 3-Monats-Katamnese als signifikant ($chi^2 = 15{,}02$, $df = 1$, $p = 0{,}000$), ebenso bei der 12-Monats-Katamnese ($chi^2 = 5{,}93$, $df = 1$, $p = 0{,}015$).

Die folgende Graphik veranschaulicht diese Ergebnisse:

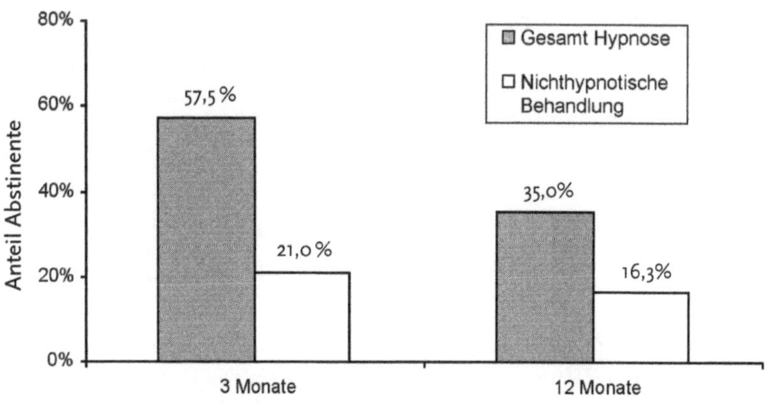


*Abb. 8: Abstinenzraten in der Hypnose- und Minimalbehandlung bei der 3- und 12-Monats-Katamnese (bei konservativer Betrachtungsweise: Dropouts als Misserfolge gerechnet)*

Von den Klienten der hypnotherapeutischen Behandlung in Gruppen waren zum Katamnesetermin nach 3 Monaten 65,0 % abstinent im Vergleich zu 47,8 % in der Einzelbehandlung. Auch bei der 12-Monats-Katamnese bleibt dieser Unterschied erhalten (45 % zu 21,7 %). Dies weist auf eine Überlegenheit der Gruppenbehandlung hin.

Im Chi-Quadrat-Test erwies sich die Unterschiedlichkeit der Abstinenzraten zwischen Gruppen- und Einzelbehandlung nach 3 Monaten jedoch als nicht signifikant ($chi^2 = 1,6$, $df = 1$, $p = 0,203$). Ebenso wenig bei der 12-Monats-Katamnese; hier ergab er folgende Werte: $chi^2 = 2,2$, $df = 1$, $p = 0,142$.

Gemäß Erdfelder und Mausfeld (1996) kann demnach davon ausgegangen werden, dass die Einzelbehandlung der Gruppentherapie nicht überlegen ist.

| | **Nach 3 Monaten** | **Nach 12 Monaten** |
|---|---|---|
| **Experiment I Hypnotherapie (Gruppe) N = 60** | 39 Teilnehmer abstinent<br>8 % Dropout = 4 Teilnehmer<br>65,0 % (70,9 %) abstinent | 27 Teilnehmer abstinent<br>15 % Dropout = 9 Teilnehmer<br>45 % (52,9 %) abstinent |
| **Experiment II Hypnotherapie (Einzel) N = 46** | 22 Teilnehmer abstinent<br>20 % Dropout = 10 Teilnehmer<br>47,8 % (59,5 %) abstinent | 10 Teilnehmer abstinent<br>39 % Dropout = 18 Teilnehmer<br>21,7 % (35,7 %) abstinent |
| **Experiment I & II Gesamt Hypnotherapie N = 106** | 61 Teilnehmer abstinent<br>13 % Dropout = 14 Teilnehmer<br>57,5 % (66,3 %) abstinent | 37 Teilnehmer abstinent<br>27 % Dropout = 29 Teilnehmer<br>35 % (48,1 %) abstinent |

*Tab. 9: Abstinenzraten in der hypnotherapeutischen Gruppen- und Einzeltherapie bei der 3- und 12-Monats-Katamnese (Dropouts als Misserfolge gerechnet; in Klammern die Werte der optimistischen Schätzung, wenn nur die erreichten Teilnehmer ausgewertet wurden).*

### 5.6.2 Einfluss der Kovariablen

**Suggestibilität**

Die Mittelwerte der Zigarettenreduktion in Abhängigkeit von der Suggestibilität (mit Mediansplit gerechnet) stellten sich wie folgt dar: Die überdurchschnittlich suggestiblen Personen reduzierten ihren Konsum um durchschnittlich 26,6 Zigaretten täglich ($s = 13,0$), während der Wert bei den unterdurchschnittlich Suggestiblen nur bei 9,4 (s = 12,7) lag. Ein t-Test für unabhängige Stichproben zeigte, dass der Unterschied hoch signifikant ist (t = 5,90, df = 74, p = 0,000).

**Abstinenztage**

Von den 61 der bei der 3-Monats-Katamnese abstinenten Teilnehmern der Experimentalgruppen I und II hatten 77 % die beiden Abstinenztage vor Behandlungsbeginn durchgehalten gegenüber nur 26 % in der Gruppe der Nichtabstinenten. Der entsprechende Chi-Quadrat-Test ergab einen signifikanten Unterschied der Abstinenzraten zum Katamnesezeitpunkt zwischen denjenigen, die zwei rauchfreie Tage vor Beginn der Behandlung eingehalten hatten, und solchen Teilnehmern, bei denen das nicht der Fall gewesen war ($chi^2$ = 17,13, df = 1, p = 0,000).

**Nikotinpflaster**

Um einen möglichen Unterschied in der Konsumhöhe zwischen Teilnehmern der Hypnosegruppe, die Nikotinpflaster verwendeten, und solchen, die darauf verzichteten, und den Klienten der Experimentalgruppe III, die Nikotinpflaster, aber keine Hypnose erhielten, zu prüfen, wurde eine 2-faktorielle Varianzanalyse für die abhängige Variable »Konsumhöhe« mit dem Messwiederholungsfaktor »Zeit« in den drei Stufen »Behandlungsbeginn«, »3-Monats-Katamnese« und »12-Monats-Katamnese« sowie für den zwischen den Versuchspersonen variierenden Faktoren »Hypnose *und* Pflaster«, »Hypnose *ohne* Pflaster« und »*nur* Pflaster« (Minimalbehandlung) durchgeführt.

Die varianzanalytische Auswertung (zweifaktoriell) zeigt einen sehr signifikanten Effekt für die Zeit (F = 33,4 bei df = 2/65; p = 0,000), einen auf dem 5 %-Niveau signifikanten Effekt für die Behandlungsform (F = 3,7 bei df = 2/65; p = 0,029) und einen signifikanten Effekt für deren Wechselwirkung (F = 4,2 bei df = 4/65; p = 0,005). Die folgende Graphik veranschaulicht, dass der Zigarettenkonsum in der Hypnosebehandlung sowohl mit als auch ohne Pflaster bis zur 3-Monats-Katamnese etwa gleich stark absinkt, während er in der Kontrollgruppe deutlich weniger reduziert wird. Bis zur 12-Monats-Katamnese steigt der Konsum in der Gruppe, die Hypnotherapie in Verbindung mit Nikotinpflastern erhielten, jedoch wieder an, während der Konsum bei den Teilnehmern konstant bleibt, die auf sie verzichteten. Das deutet darauf hin, dass der Verzicht auf das Nikotinpflaster während der hypnotherapeutischen Entwöhnung mit einer Stabilisierung des Therapieerfolgs einhergeht.

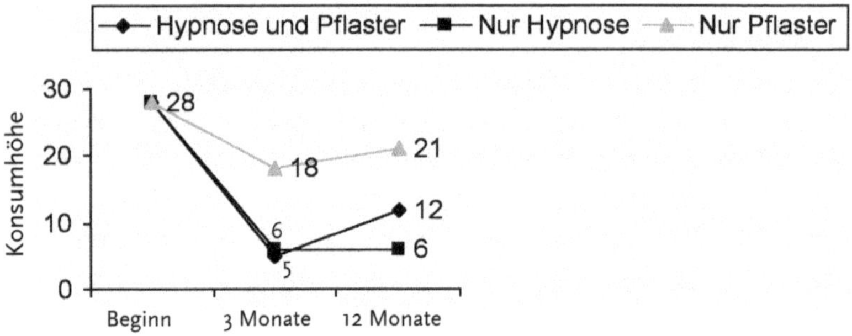


*Abb. 9: Mittlerer Zigarettenkonsum mit »Nikotinpflaster« und mit »Hypnose« bzw. mit »Hypnose und Nikotin-Pflaster« zu Beginn und zu beiden Katamnesezeitpunkten*

### Raucherbiografie

Der Vergleich der Zigarettenreduktion von Personen, die schon Aufhörversuche hinter sich hatten, und solchen, die es erstmals versuchten, ergab im t-Test für unabhängige Stichproben ($t = 2{,}16$, $df = 78$, $p = 0{,}033$) einen Unterschied von 19,8 ($s = 15{,}2$) zu 7,8 Zigaretten ($s = 10{,}7$).

Keine signifikanten Ergebnisse hingegen erbrachten die t-Tests beim Vergleich zwischen bei der Katamnese abstinenten und nicht abstinenten Teilnehmern bezüglich der Anzahl der bisherigen Aufhörversuche, des Einstiegsalters und der Anzahl der als Raucher verbrachten Jahre. Der Chi-Quadrat-Test zeigte auch keine Unterschiede in den Abstinenzraten der 39 körperlich abhängigen (52,3 %) und der 13 nur psychisch abhängigen Raucher ($chi^2 = 0{,}41$, $df = 1$, $p = 0{,}52$).

Ebenfalls keinen Unterschied zeigte der t-Test bezüglich der Konsumhöhe zu Behandlungsbeginn zwischen bei der Katamnese abstinenten und nicht abstinenten Klienten ($t = -0{,}85$, $df = 77$, $p = 0{,}398$). Die später Abstinenten rauchten vor der Therapie durchschnittlich 26,61 Zigaretten täglich ($s = 12{,}98$); während diejenigen, die bei der Katamnese noch oder wieder rauchten, zu Beginn im Mittel 29,21 Zigaretten täglich konsumiert hatten ($s = 14{,}22$).

### Demographische Variablen

Im Chi-Quadrat-Test zeigte sich für keine der untersuchten demographischen Variablen (Geschlecht, Alter, Familienstand, Schulabschluss,

Berufsausbildung und Erwerbstätigkeit) ein Zusammenhang mit der Abstinenz zum Katamnesezeitraum. Die Signifikanzwerte waren durchgängig $p > 0,2$, das Entwöhnungsprogramm ist somit unabhängig von demografischenVariablen erfolgreich.

**Rituale**

82 % der bei der Katamnese Abstinenten, aber nur 18 % der nicht Abstinenten gaben an, Rituale oder spezielle Verhaltensweisen entwickelt zu haben, um sich selbst vom Rauchen abzuhalten. Der Chi-Quadrat-Test zeigte, dass dieser Unterschied signifikant war ($chi^2 = 10,02$, $df = 1$, $p = 0,002$).

**Therapeutinnen-Einfluss**

Der t-Test für unabhängige Stichproben ergab keinen Unterschied ($t = -0,315$, $df = 58$, $p = 0,754$) bezüglich der Reduktionsraten in Abhängigkeit von der jeweils behandelnden Therapeutin ($M = 16,12$ versus $17,52$).

**Psychische Belastung (Symptom-Checkliste SCL-90-R)**

Im t-Test für unabhängige Stichproben zur Erhebung möglicher Unterschiede im SCL-90-R zwischen bei der Katamnese Abstinenten und nicht Abstinenten zeigte sich, dass erstere bei Behandlungsbeginn signifikant geringere t-Werte in den Skalen Depression, Ängstlichkeit, phobische Angst und globale psychische Belastung aufwiesen. Ein t-Test zum Vergleich mit der Eichstichprobe des SCL-90-R ergab jedoch keine signifikanten Unterschiede.

**Allgemeine Depressions-Skala (ADS)**

Im Ausmaß der Depressivität ließen sich weder bei der Messung zu Behandlungsbeginn noch bei der Katamnese zwischen Abstinenten und nicht Abstinenten signifikante Unterschiede im Vergleich mit der Eichstichprobe feststellen.

**Ärgerausdruck (STAXI)**

Bezüglich des Vergleichs der STAXI-Werte zwischen Abstinenten und nicht Abstinenten ergab der t-Test für unabhängige Stichproben bei ersteren signifikant geringere Werte in der Ärger-Dispositions-Skala bei Messung zu Behandlungsbeginn und bei der Katamnese. Sie erlebten demnach subjektiv weniger Ärger und fühlten sich seltener ungerecht behandelt oder Frustrationen ausgesetzt. Weiter unterschieden sich die Mittelwerte bezüglich der Ärger-Reaktions-Skala, hier waren die Abstinenten signifikant weniger empfindlich gegenüber Kritik, wahrgenommener Abwertung und negativer Bewertung durch andere. Das war jedoch nur bei der Katamnesemessung der Fall, nicht bei Behandlungsbeginn.

Gleiches trifft auf die Ärger-Zustands-Skala zu. Zum Zeitpunkt der Katamnese (M = 13,8, s = 5,1) erlebten die Abstinenten signifikant intensivere Ärgergefühle als vor der Therapie (M = 11,7, s = 3,3) im Unterschied zu den nicht Abstinenten (M = 13,4, s = 4,0 bei der Katamnese und M = 12,04, s = 2,60 vor der Therapie). Der t-Test erbrachte für die Gruppe der Abstinenten einen Wert von t = –2,376 mit df = 36 und p = 0,023.

Im t-Test zum Vergleich mit den Werten der Eichstichprobe des STAXIs ergab sich, dass bei Behandlungsbeginn die Teilnehmer – insbesondere die später nicht Abstinenten und die Frauen – signifikant höhere Mittelwerte in der Ärger-Reaktions-Skala hatten. Die Probanden waren also gegenüber Kritik, wahrgenommener Ablehnung und negativer Bewertung durch andere besonders empfindlich und erlebten unter solchen Umständen intensive Ärgergefühle.

Das war auch in der Ärger-Kontroll-Skala der Fall, hier waren insbesondere Männer und die später Abstinenten betroffen. Dieser Personenkreis wendete demnach viel Energie zur Steuerung und Kontrolle von Emotionen in ärgerprovozierenden Situationen auf.

## 5.7 Diskussion

### 5.7.1 Interpretation der Ergebnisse

Die *Abstinenzquoten* von 58 % nach 3 und 35 % nach 12 Monaten in der Hypnotherapie im Vergleich zu 21 % bzw. 16 % in der Minimaltherapie sprechen für die hypnotherapeutische Vorgehensweise und gegen den Versuch, sich das Rauchen mit Nikotinpflaster oder nur mit dem festen Willen und Verhaltensanweisungen abzugewöhnen. Ihre Wirksamkeit zeigte sich auch in der Reduktion des Zigarettenkonsums und anhand der Werte des Abhängigkeitsfragebogens (FTND).

Die genannten Abstinenzraten stellen eine untere Grenze dar, da alle zu den Nachbefragungen nicht erreichbaren Teilnehmer als Misserfolge gewertet wurden. Ohne Berücksichtigung der Dropouts ergeben sich Abstinenzraten von 66 % und 48 % nach 3 bzw. nach

12 Monaten bei der Hypnotherapie und 27 % und 23 % bei der Minimalbehandlung. Das sind möglicherweise zu optimistische Werte; festzuhalten bleibt jedoch, dass bei der hier angewandten hypnotherapeutischen Entwöhnungsmethode nach einem Jahr zwischen 35 % und 48 % der Teilnehmer rauchfrei waren.

Der Vergleich der hypnotherapeutischen Raucherentwöhnung in *Gruppen und in Einzeltherapie* legt nahe, die Behandlung in Gruppen durchzuführen. Besonders in der langfristigen Stabilität nach 12 Monaten zeigt sich der Unterschied. Von den Gruppenklienten waren nach 3 Monaten 65 % und nach 12 Monaten 45 % abstinent – konservativ gemessen (optimistisch sogar 71 % und 53 %). In der Einzeltherapie waren es nach 3 Monaten 48 % (bzw. optimistisch 60 %), nach 12 Monaten nur noch 22 % (bzw. optimistisch 36 %). Wie ist dieses Ergebnis zu interpretieren? Da in der bisherigen Literatur derartige Befunde nicht erwähnt werden, ist zu vermuten, dass in der Gruppe Wirkfaktoren genutzt werden, die eine Stabilisierung des Therapieerfolgs fördern, etwa die Patenschaften oder die Solidarität derer, die gemeinsam die Entwöhnung begonnen haben. Möglich ist auch, dass die Klienten in Einzelbehandlung eine stärkere Bindung an ihre Therapeuten entwickeln und deshalb nach der Katamnese, wenn sie diese nicht mehr treffen, rückfällig werden. Die Teilnehmer in der Gruppe sind dagegen von Anfang an mehr auf ihre intrinsische Motivation angewiesen und halten deshalb besser durch.

Die vorliegende Studie erbringt damit keine Hinweise dafür, dass eine Einzelbehandlung der Gruppenbehandlung langfristig überlegen ist. Dies widerspricht auf den ersten Blick der vorherrschenden Meinung in der Literatur, welche meist von einer höheren Effizienz der individuellen Behandlung ausgeht, sodass angesichts vieler entwöhnungswilliger Raucher die hier gefundene Gleichrangigkeit oder Überlegenheit der Gruppenbehandlung ein ermutigendes Ergebnis ist.

Die Tatsache, dass das Ausmaß der Zigarettenreduktion im Zusammenhang mit der *Suggestibilität* der Probanden steht – die überdurchschnittlich Suggestiblen reduzierten ihren Konsum um etwa 20 Zigaretten mehr als die niedrig Suggestiblen –, entspricht der Auffassung der meisten Forscher, dass eine Hypnosebehandlung nur wirksam werden kann, wenn die betreffende Person ausreichend trancefähig ist.

Gerl und Freund (1999) halten die beiden *Abstinenztage*, die die Klienten vor der ersten Hypnosesitzung einzuhalten haben, einerseits für aussagekräftige Prädiktoren hinsichtlich der längerfristigen Abstinenz, andererseits für ein Instrument der Motivationsüberprüfung. Ihrer Meinung nach ist eine Therapie weniger sinnvoll, wenn der Klient nicht in der Lage ist, während der beiden Abstinenztage rauchfrei zu bleiben. Die vorliegende Untersuchung stützt diese Ansicht, 77 % der »Durchhalter« waren bei der Nachbefragung abstinent (immerhin aber auch 23 % derer, die die Abstinenztage nicht durchgehalten hatten). Wer die zweitägige Abstinenzzeit nicht durchgehalten hatte, brach die Behandlung zudem häufiger ab. Davon, dass eine Behandlung bei nicht durchgehaltenen Abstinenztagen in jedem Fall aussichtslos ist, kann nach diesen Befunden allerdings nicht ausgegangen werden.

Interessant waren die Ergebnisse zur *Nikotinpflasterverwendung*. Bei der 3-Monats-Katamnese rauchten die Klienten, die eine Hypnosebehandlung *mit* und *ohne Pflaster* durchlaufen hatten, etwa gleich viel, während in der Vergleichsgruppe *mit Pflaster, aber ohne Hypnose* deutlich mehr geraucht wurde. Widersprach die Tatsache, dass die Medikation mit Nikotinpflaster die Wirksamkeit der Hypnose nicht steigerte, bereits den Erwartungen, so überraschte noch mehr, dass bis zur 12-Monats-Katamnese Klienten, die aufs Pflaster verzichteten, den Zigarettenkonsum unverändert gering hielten, während die Klienten, die *zusätzlich Pflaster* verwendet hatten, ihn wieder mehr als verdoppelten. Diese Ergebnisse widersprechen damit der vorherrschenden Meinung vom positiven Effekt des Nikotinpflasters zumindest im Zusammenhang mit der Hypnotherapie (z. B. Haustein 2001) – im Gegenteil: Sie sprechen eher dafür, dass die Selbstwirksamkeit und hier die Stabilität des Therapieerfolgs stärker ist, wenn der Klient auf die Substitution verzichtet.

Zur *Raucherbiografie* wurde festgestellt, dass Teilnehmer, die schon Aufhörversuche hinter sich hatten, ihren Konsum deutlicher reduzierten als die Entzugsnovizen. Die Anzahl der Aufhörversuche hatte darauf keinen Einfluss, steht jedoch mit einem erhöhten Dropout-Risiko im Zusammenhang.

*Die demographischen Variablen* Einstiegsalter, Länge der Raucherkarriere, Grad der Abhängigkeit und Konsumhöhe hatten keinen Einfluss auf den Entwöhnungserfolg, ebenso wenig Alter, Geschlecht, Familienstand, Schulabschluss, Berufsausbildung und Erwerbstätigkeit.

Da das Rauchen selbst Ritualcharakter besitzt, ist es plausibel, dass 82 % der abstinenten Teilnehmer *Rituale* oder andere, für sie hilfreiche Verhaltensweisen entwickelten gegenüber nur 18 % der nicht Abstinenten. Das unterstreicht, wie wichtig es ist, Klienten immer wieder zu ermuntern, mit eigenen Ritualen zu arbeiten.

Keine Unterschiede im Behandlungserfolg zeigten sich in Abhängigkeit von der jeweils *behandelnden Therapeutin* (zwei Frauen).

Die *psychische Symptombelastung* dagegen scheint ebenfalls den Therapieerfolg zu beeinflussen. Im SCL-90-R hatten bei der Katamnese abstinente Teilnehmer in der Messung bei Behandlungsbeginn signifikant geringere Werte in den Skalen Depression, Ängstlichkeit, phobische Angst und globale psychische Belastung als später nicht abstinente Teilnehmer.

Keine Unterschiede im Ausmaß der *Depressivität* ließen sich jedoch auf der Depressions-Skala ADS feststellen.

Die Ergebnisse zum *Umgang mit Ärger* (erhoben mit dem STAXI) waren sehr komplex, über ihre Deutung kann nur spekuliert werden. Hier wären weitere Studien angebracht. Festzuhalten bleibt jedoch, dass Ärgerverarbeitung für das Rauchen bzw. die Entwöhnung eine bedeutende Rolle spielt und Männer und Frauen sowie Erfolgreiche und Rückfällige unterschiedlich damit umgehen. Es erscheint daher zweckmäßig, in der therapeutischen Arbeit den Umgang mit Aggressionen zu thematisieren, da – wohl in Ermangelung anderer Strategien – auch geraucht wird, um Ärger und Wut leichter steuern zu können.

### 5.7.2 Kritik

Die vorliegende Studie vergleicht drei Behandlungsformen der Raucherentwöhnung in einer Langzeitkatamnese. Es wurde keine Randomisierung vorgenommen und es gab auch keine unbehandelte Kontrollgruppe. Das hier gewählte Vorgehen entspricht sowohl in ethischer wie auch praktischer Hinsicht dem Realfall. Placebotherapie und randomisierte Experimente sind ohnehin in der Psychotherapie von fragwürdiger Validität für die Versorgungspraxis (Revenstorf 2005).[1] Die Aussagen sind zwar nur korrelativ zu interpretieren: Die

1 Ein glaubhaftes psychologisches Placebo zur Absicherung der spezifischen Wirkung der Therapie gibt es nicht, schon weil es in der Psychotherapie keine doppelblinde Anwendung gibt. Eine medikamentöse Placebobehandlung wäre prinzipiell mit einem Pseudonikotinpflaster möglich, stand aber hier nicht im Vordergrund des Interesses.

Behandlung ist für Patienten wirksam, die sich für sie entschieden haben. Allerdings waren bezüglich relevanter demografischer Variablen und der Schwere des Zigarettenkonsums alle Gruppen vergleichbar.

Eine Randomisierung wäre vielleicht bei Ausschreibung eines unspezifischen Angebots einer nicht näher beschriebenen Art von Raucherentwöhnung denkbar gewesen; dies wurde versucht, stieß aber nur auf sehr mäßiges Interesse. Daher wurden die Behandlungsformen beim Namen genannt und freiwillige Klienten dafür gesucht. Zudem kann man bei erkennbarem Vor- oder Nachteil einer Therapieform diese dem Klienten weder randomisiert verweigern noch verordnen, ohne seine Autonomie zu verletzen und sich massive Motivationsprobleme einzuhandeln. Für Hypnose trifft dies in erhöhtem Maße zu, denn niemand lässt sich gegen seinen Willen auf sie ein.

## 5.8 Zusammenfassung

Es wurden drei Methoden der Raucherentwöhnung untersucht, eine hypnotherapeutische Gruppenbehandlung, eine hypnotherapeutische Einzelbehandlung und eine minimale instruktive Behandlungsform. Ingesamt wurden 149 Raucher behandelt. Die zwölfmonatige Katamnese ergab eine Abstinenzquote von 35–48 % bei der hypnotischen Behandlung verglichen mit 16–23 % bei der nichthypnotischen Minimalbehandlung. Dabei war die Hypnosebehandlung in der Gruppe tendenziell effektiver als im Einzelsetting. Einfluss auf den Erfolg der Entwöhnung hatte die Suggestibilität des Klienten, seine psychische Gesundheit und seine Fähigkeit, zwei Tage rauchfrei zu bleiben. Zusammenhänge mit der Ärgerverarbeitung scheinen eine Rolle zu spielen. Im Rahmen der Hypnotherapie scheint nach den Befunden dieser Studie die Substitution durch Nikotinpflaster die langfristige Stabilität des Erfolgs nicht zu fördern. Die Wirksamkeit des kurzen hypnotherapeutischen Entwöhnungsprogramms für Raucher mit 5 Sitzungen war ebenso unabhängig von den demographischen Variablen der Klienten und weiten Teilen ihrer Raucherbiografie wie von der Person der behandelnden Therapeutinnen. Es bietet eine ökonomische Form der Raucherentwöhnung mit sehr guten Erfolgsaussichten.

# 6. Das Tübinger Programm zur hypnotherapeutischen Raucherentwöhnung in der Praxis

In diesem Kapitel erhalten Sie alle relevanten Informationen, die Sie für die Durchführung des Tübinger Programms zur Raucherentwöhnung benötigen, von den therapeutischen Vorüberlegungen über den Ablauf der einzelnen Sitzungen bis hin zum Wortlaut sämtlicher Suggestionen. Fragebögen und anderes Material für Ihre Klienten finden Sie jeweils als Kopiervorlage im Anhang.

## 6.1 Grundsätzliche Überlegungen

Die Entwicklung des Programms wurde im Wesentlichen von zwei Grundideen geleitet: zum einen von der Tatsache, dass Abhängigkeit als Resultat verschiedenster innerpsychischer, sozialer und physischer Prozesse zu verstehen – und daher auch multimodal zu behandeln – ist, und zum anderen von der Idee, den Beginn des Nichtrauchens als ein bewusstes Abschiednehmen von der Zigarette zu gestalten. Wesentlich erscheint dabei, den Abschied zugleich als Neubeginn zu kennzeichnen und dessen positive Seiten hervorzuheben, um im Sinn eines ressourcenorientierten Arbeitens auf die neue Genussfähigkeit, den besseren Gesundheitszustand und die Freiheit, Projekte auszuführen, denen bisher die Sucht im Wege stand, zu fokussieren. Ein drittes grundlegendes Element des Programms ist der Gedanke, dem Klienten zu helfen, eine neue personale Identität zu entwickeln, oder mit anderen Worten: ein neues Selbstbild, bei dem das Rauchen keine Rolle mehr spielt.

Das Tübinger Programm ist sowohl für die Behandlung in Gruppen als auch für Einzelklienten geeignet. Einige Unterschiede sollten jedoch beachtet werden.

In der Gruppenbehandlung sollte die Gruppengröße nicht mehr als 6 bis maximal 8 Teilnehmer betragen, um allen das erforderliche Maß an Aufmerksamkeit widmen zu können. Für Therapeuten, die wenig Erfahrung mit Gruppenhypnose haben, empfiehlt es sich, die Anzahl der Klienten geringer zu halten, mit einem Kotherapeuten gemeinsam zu arbeiten oder sich zunächst in der Einzelbehandlung mit dem Programm vertraut zu machen.

Klienten mit psychiatrischen Diagnosen sollten nicht in der Gruppe behandelt werden. Häufig fühlen diese Klienten selbst, dass sie eine individuelle Behandlung brauchen und fragen spätestens im Anschluss an die Vorbesprechung nach Einzelterminen. Wenn nicht, sollte der Therapeut nach dem Vorgespräch, in dessen Verlauf die entsprechenden Klienten in der Regel auffallen, auf sie zugehen, von der Gruppenbehandlung abraten und Einzeltherapie anbieten. Eine Möglichkeit, »schwierige« Fälle schon im Vorfeld der Einzeltherapie zuzuführen, besteht darin, dass man mit dem Anmeldeformular einen entsprechenden Test (zum Beispiel den unter dem Abschnitt Messinstrumente beschriebenen SCL-90-R) mitschickt, um bei Auffälligkeiten die Klienten zu Einzelterminen einzuladen. Beim weiteren therapeutischen Vorgehen müssen selbstverständlich auch in der Einzelbehandlung die relativen und absoluten Kontraindikationen für eine Hypnoseanwendung beachtet werden.

In der Einzelbehandlung wird im therapeutischen Gespräch inhaltlich individueller auf den einzelnen Klienten eingegangen; häufig nutzen diese dann auch eher die Möglichkeit, nicht unmittelbar mit dem Rauchen zusammenhängende Probleme (beispielsweise in der Partnerschaft) zu erörtern. Von therapeutischer Seite sollte dies begrüßt und die Option angeboten werden, bei Bedarf spezifischer auf individuelle Themen einzugehen. Häufig zeigt sich auch, dass Klienten die Raucherentwöhnung als Anlass nützen möchten, eine längerfristige Therapie zu beginnen. Die individualisierte Behandlungsform sollte in diesem Fall dem standardisierten Programm vorgezogen werden.

Abgesehen von der Individualisierung sind die Inhalte der Suggestionen bei Gruppen- und Einzelbehandlung identisch. Gruppengespräch und Patenschaften fehlen bei Einzelsitzungen zwangsläufig, die Dauer der einzelnen Sitzungen verkürzt sich dadurch auf eine Stunde.

*Wichtige Vorbemerkung für Therapeuten, die das Programm ausschließlich für Einzelklienten anwenden wollen: Der Ablauf der Behandlung wird im Folgenden exemplarisch für die Gruppensitzungen dargestellt.* ***Die Inhalte sind jedoch jederzeit auf Einzeltherapien anwendbar und dafür ebenso erprobt wie für das Gruppensetting.*** *Passagen, die sich tatsächlich ausschließlich auf die Gruppenbehandlung beziehen und die deshalb für Sie nicht relevant sind, habe ich gekennzeichnet:* ▷

## 6.2 Nichthypnotische Therapieelemente

Um der Komplexität des Abstinenzprozesses gerecht zu werden, wird nicht ausschließlich Hypnose verwendet, sondern die Hypnosebehandlung im Sinne eines multimodalen Ansatzes in ein Programm mit folgenden Elementen eingebettet:

### 6.2.1 Abstinenztage

Alle Klienten werden beim Vorgespräch gebeten, zweieinhalb Tage vor der ersten Hypnosesitzung das Rauchen einzustellen. Viele Klienten reagieren auf dieses Ansinnen zunächst ungehalten, schließlich seien sie zur Behandlung gekommen, um Hilfe in Anspruch zu nehmen, und nicht, um selbstständig Nichtraucher zu werden. Meist lassen sie sich jedoch von dem Argument überzeugen, dass sie tatsächlich schon oft genug allein aufgehört haben zu rauchen und dies demzufolge sehr wohl können, die Schwierigkeit aber im Nicht-wieder-Anfangen besteht und sie in genau diesem Bereich Unterstützung bekommen werden. Zugleich wird betont, dass auch Klienten, welche die Abstinenzzeit nicht durchhalten, selbstverständlich zur ersten Hypnosesitzung kommen sollen und auch nicht mit Vorhaltungen irgendwelcher Art zu rechnen haben. Wenn sie trotzdem erklären, dass sie den Versuch, zunächst zwei Tage »allein« nicht zu rauchen, nicht unternehmen wollen, wird auch dies akzeptiert.

### 6.2.2 Patenschaften

▷ In Anlehnung an die Konzeption der Anonymen Alkoholiker und der Erfolgsvariablen der hypnotherapeutischen Raucherentwöhnung laut Gerl (1993) sollen die Klienten ein bis zwei Telefonkontakte pro Woche mit einer bestimmten Person aus der Gruppe initiieren. Wer mit wem eine Patenschaft eingeht, wird während der Vorbesprechung geklärt, in der folgenden Sitzung erhalten die Teilnehmer eine Telefonliste. Sie werden instruiert, die Patenschaft vor allem dann zu nutzen, wenn sie Versuchungssituationen erleben und spüren, dass sie Unterstützung in ihrem Abstinenzvorhaben benötigen. Durch die feste Zuordnung bestimmter Personen zueinander soll gewährleistet werden, dass dieser Rückhalt auch tatsächlich genutzt wird. In einer ersten Studie waren diese Kontakte bei loser Zuordnung kaum gepflegt worden. Tatsächlich lässt sich die Einbindung in verbindliche Patenschaften nicht immer erreichen, besonders bei Gruppen mit hohem Männeranteil gelingt es manchmal nicht. Wird das Angebot jedoch wahrgenommen, so berichten die Teilnehmer fast immer, dass sie die Möglichkeit, jederzeit jemanden aus der Gruppe telefonisch erreichen zu können, als sehr hilfreich erlebt haben. Wird die telefonische Patenschaft gut angenommen, bietet es sich an, den Teilnehmern gemeinsame Aktivitäten mit ihren Paten oder anderen Gruppenmitgliedern außerhalb der Therapiesitzungen vorzuschlagen. Für Klienten, die keine nichtrauchenden Bekannten haben, ist es zunächst unmöglich, Sozialkontakte zu pflegen, ohne dabei in Versuchungssituationen zu geraten – ein Kinobesuch mit anderen Gruppenmitgliedern schafft hier Abhilfe.

### 6.2.3 Nikotinpflaster

Die Studie hat keinen positiven Effekt bei der Verwendung von Nikotinpflastern ergeben, deshalb wird den Klienten nicht dazu geraten. Häufig wollen jedoch gerade die sehr starken Raucher trotzdem ein Pflaster benutzen. In diesem Fall bekommen sie dazu einige Informationen im Vorgespräch.

Aufgrund der Erfahrungen aus vorangegangenen Studien, bei denen sich keine Unterschiede in den Abstinenzraten von Personen, die das Pflaster 3 Wochen oder 3 Monate verwendeten, ergeben hatten, wird für die Pflasterbehandlung ein Zeitraum von 3 Wochen als ausreichend betrachtet. Im Zusammenhang mit der korrekten Pflasterverwendung sollte man auf den Beipackzettel verweisen und folgende Punkte mit den Klienten besprechen:

- Auf keinen Fall darf das Nikotinpflaster verwendet und gleichzeitig geraucht werden; sonst drohen Vergiftungserscheinungen!
- Bei Unklarheiten wegen möglicher Kontraindikationen soll Rücksprache mit dem Hausarzt gehalten werden.
- Die anfängliche Dosierung des Pflasters richtet sich nach der Anzahl der aktuell pro Tag gerauchten Zigaretten. Nikotinpflaster werden in den Größen stark, mittel und leicht angeboten. Das größte Pflaster ist für Raucher mit einem Konsum von mehr als einer Schachtel täglich vorgesehen, das mittlere wird bei 10 bis 20 Zigaretten empfohlen und die kleinste Größe bei weniger als 10 Zigaretten. Zusätzliche Informationen über die Stärke der körperlichen Abhängigkeit gibt der Fagerström-Test. Wurden hier hohe Werte erzielt, ist von einer ausgeprägten körperlichen Abhängigkeit auszugehen, und es kann eher eine höhere Pflasterstärke gewählt werden.

- Der Wirkmechanismus des Nikotinpflasters beruht auf seiner abnehmenden Dosierung. Wird eingangs das große Pflaster verwendet, benutzt der Klient nach einer Woche die mittlere Größe und nach einer weiteren Woche die kleinste.
- Manche Klienten, auch solche, die bisher nachts aufgestanden sind, um zu rauchen, reagieren auf den Einsatz des Nikotinpflasters mit Schlafstörungen, andere können nur mit Pflaster schlafen. Die Teilnehmer müssen ausprobieren, wie es bei ihnen wirkt, und es dementsprechend über 24 Stunden oder aber nur tagsüber tragen.
- Die Nikotinpflaster müssen sorgfältig verwahrt und entsorgt werden. Würden Kinder oder Haustiere sie verzehren, könnte das lebensgefährlich sein. In diesem Zusammenhang: Raucher würden sich eine unter Umständen tödliche Menge Gift zuführen, würden sie ihre übliche Tagesdosis auf einmal konsumieren.
- Erhältlich sind Nikotinpflaster unter den Markennamen »Nicotinell« oder »Nicorette« rezeptfrei in jeder Apotheke.

Eine kurze Checkliste zur Nikotinpflastervergabe finden Sie im Anhang.

### 6.2.4 Kohlenmonoxidmessung

Zur Kohlenmonoxidmessung sollte man den Klienten zunächst folgende Informationen geben:

- Kohlenmonoxid ist ein giftiges, geruchloses Gas. Es entsteht bei der unvollständigen organischen Verbrennung beim Rauchen, ist aber zum Beispiel auch in Autoabgasen enthalten.
- Kohlenmonoxid gelangt beim Rauchen über die Lunge ins Blut und bindet dort 200-mal stärker ans Hämoglobin als der lebensnotwendige Sauerstoff.
- Beim Rauchen können bis zu 20 % des im Blut enthaltenen Sauerstoffs verdrängt werden.
- Der geringere Sauerstoffgehalt des Bluts ist ein Grund dafür, dass Raucher weniger fit und leistungsfähig sind als Nichtraucher: Wo Sauerstoff sein sollte, haben sie ein giftiges Gas im Blut!
- Und die gute Nachricht: Sobald das Rauchen eingestellt wird, beginnt der Kohlenmonoxidgehalt des Bluts zu sinken. Nach zwei Tagen Abstinenz haben die meisten ehemaligen Raucher schon deutlich niedrigere Werte, nach einer Woche ist fast immer ein Nichtraucherwert erreicht.

Um die Kohlenmonoxidwerte der Raucher zu bestimmen, werden sie mit einem einfachen Atemtest bei jeder Sitzung in der Ausatemluft ermittelt und mit dem Kohlenmonoxid-Messgerät auf Prozentwerte im Blut umgerechnet. Die Werte dienen – sofern nicht im Rahmen einer Studie erhoben – weniger der Kontrolle des Zigarettenkonsums als vielmehr der Motivationserhöhung. Zu diesem Zweck ist es sinnvoll, ein Gerät zu wählen, das den Kohlenmonoxidwert nicht nur als Ziffer anzeigt, sondern über zusätzliche optische und akustische Signale verfügt (z. B. rotes Licht und Piepston bei hohen Messwerten).

▷ Der Effekt wird noch verstärkt, wenn die Teilnehmer ihre Werte in einem Diagramm an der Flipchart eintragen, gut sichtbar für die ganze Gruppe. Siehe dazu die folgende Abbildung:

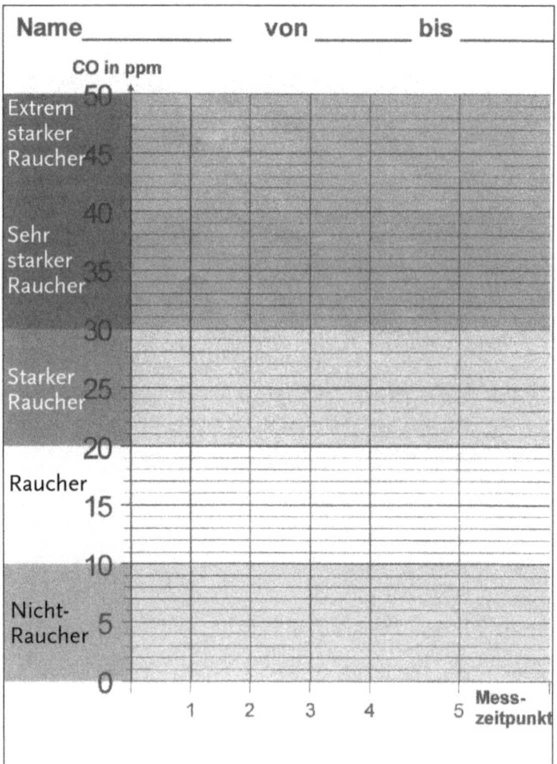


| Messung: | 1 | 2 | 3 | 4 | 5 |
|---|---|---|---|---|---|
| Datum: | | | | | |

*Abb. 10: Kohlenmonoxid-Graphik*

Gute Kohlenmonoxid-Messgeräte sind leicht zu bedienen, langlebig und wartungsfrei, sodass sich die Anschaffung auf jeden Fall empfiehlt, denn besonders für Klienten, die beim Vorgespräch sehr hohe Kohlenmonoxidwerte erreichen, sind die Folgemessungen ein wichtiger Behandlungsbaustein.

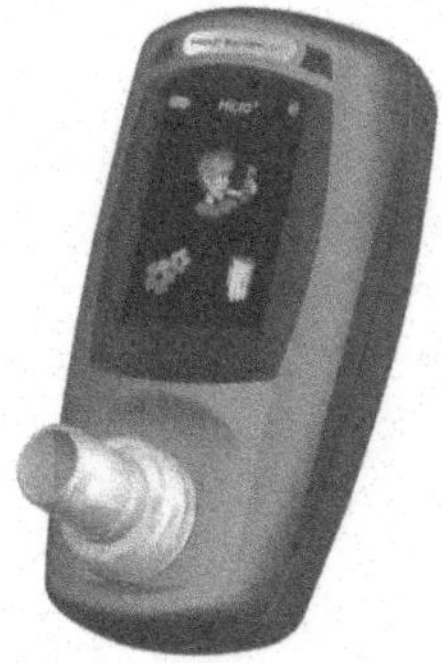

*Abb. 11: Kohlenmonoxid-Messgerät Bedfont Rauchometer micro+®*

Eine Adresse zum Bezug des Kohlenmonoxid-Messgeräts wird im Anhang genannt.

### 6.2.5 »Tipps und Tricks«

Ebenfalls beim Vorgespräch wird ein auf verhaltenstherapeutischen Prinzipien beruhendes Blatt mit Ratschlägen zur Raucherentwöhnung ausgegeben. Diese Zusammenstellung von praktischen Tipps soll zunächst helfen, die oben erwähnten Abstinenztage durchzuhalten, sie ist aber auch im weiteren Verlauf für die Klienten immer wieder hilfreich.

So banal sich diese Tipps und Verhaltensweisen vielleicht anhören, so überaus wirksam können sie sein, wenn man sie konsequent anwendet. In einer konkreten Versuchungssituation kann es beispielsweise ausreichen, dass die an einen Kollegen gerichtete Bitte nach einer Zigarette abschlägig beschieden wird; bis der Weg zum nächsten Automaten zurückgelegt ist, ist die Lust auf die Zigarette schon verflogen. Wird der Bitte aber entsprochen, ist dies möglicherweise der Beginn eines Rückfalls. Im anschließenden Kasten sind die Inhalte des »Tipps & Tricks-Blatts« aufgelistet, Sie finden das Blatt außerdem in kopierfähiger Version im Anhang.

**Tipps & Tricks**

***Wichtige Sätze und Rituale***

1) Kleben Sie sich Sprüche und Leitsätze an Stellen, an denen Sie sich jeden Tag aufhalten, oder legen Sie Zettel in den Geldbeutel, zum Beispiel »Du schaffst es!« oder »Ich will aufhören, weil ... ».
2) Prägen Sie sich wichtige Sätze ein, die Sie sich sagen können, wenn Sie in einer Versuchungssituation sind, zum Beispiel »Denk an Deinen rasselnden Atem«.
3) Finden Sie ein Ritual, etwas, was Sie anstelle des Rauchens tun: Tief durchatmen, eine Runde ums Haus laufen, eine bestimmte Geste, zum Beispiel, die Zigarette in der Vorstellung mit den Fingern wegzuschnipsen.

***Belohnung***

4) Schließen Sie Wetten oder Verträge mit Freunden oder Kollegen ab. Fixieren Sie den Vertrag schriftlich, legen Sie die Bedingungen genau fest und hängen Sie ihn an die Wand.
5) Belohnen Sie sich immer wieder mit einer Kleinigkeit fürs Nichtrauchen.
6) Führen Sie einen Nichtraucherkalender, in den Sie die wachsende Zahl der rauchfreien Tage eintragen, hängen Sie ihn gut sichtbar auf und lassen Sie sich von Ihrer Familie oder Freunden für Ihr Durchhaltevermögen loben.
7) Wenn Sie einer Versuchungssituation erfolgreich widerstanden haben, belohnen Sie sich. Sagen Sie sich, wie stolz Sie auf sich sind.
8) Kleben Sie ein Nichtraucherschild auf eine Sparbüchse und werfen Sie jeden Tag das durchs Nichtrauchen ersparte Geld hinein. Stellen Sie die Dose gut sichtbar auf und kaufen Sie sich etwas davon, was Sie sich schon lange gewünscht haben.
9) Sie haben nun nicht nur mehr Geld, sondern auch viel mehr Zeit für Neues! Nutzen Sie sie, um persönliche Wünsche und Hobbys zu realisieren.

***Vorsicht, gefährliche Situationen!***

10) Gestalten Sie Situationen, die Sie mit dem Rauchen verbinden, um: Wenn Sie morgens erst duschen, dann Brötchen holen,

frühstücken und dabei rauchen, ändern Sie die Reihenfolge der Abläufe oder frühstücken Sie an einem anderen Ort in der Wohnung.

11) Werfen Sie Aschenbecher, Zigaretten, Feuerzeug und alles, was Sie sonst noch ans Rauchen erinnern könnte, im Rahmen eines »Abschiedrituals« weg. Manche entsorgen selbst den Sessel, in dem sitzend sie bisher immer geraucht haben.
12) Beginnen Sie in »traditionellen« Rauchzeiten eine völlig andere Tätigkeit. Statt der Zigarette nach dem Essen machen Sie einen Spaziergang, und in der Badewanne lesen Sie, anstatt zu rauchen ...
13) Besuchen Sie Plätze, an denen viel geraucht wird, wie Raucherzimmer in Kneipen, Partys oder Skatabende, einige Zeit nicht. Viele meiden zu Beginn auch den eigenen Balkon oder die Terrasse, weil sie den Aufenthalt dort mit dem Rauchen verbinden.
14) Vermeiden Sie Getränke, die Lust auf Zigaretten machen, wie Kaffee oder Alkohol.
15) Überbrücken Sie Ihren Rauchwunsch mit zuckerfreiem Kaugummi, Pfefferminz oder Lakritze, achten Sie darauf, diese »Ersatzstoffe« immer bei sich zu haben.
16) Erklären Sie Ihren Bekannten und Kollegen, dass Sie nicht mehr rauchen und keine Zigaretten mehr angeboten bekommen möchten. Bitten Sie um Verständnis dafür, dass zumindest in den nächsten Wochen in Ihrer Nähe nicht geraucht werden soll. Erklären Sie Ihre Wohnung zur rauchfreien Zone.
17) Legen Sie sich eine »Notfallbox« zu. Darin können sein: Ein Zettel, auf dem steht, warum Sie nicht mehr rauchen, Kaugummis und Bonbons, Fotos Ihrer Kinder, ein Nikotinpflaster, das Röhrchen von Ihrer letzten Kohlenmonoxidmessung.

*Gesundheit und Ernährung*

18) Halten Sie sich möglichst wenig in geschlossenen Räumen auf, bewegen Sie sich viel an der frischen Luft, bauen Sie zusätzliche Bewegung in Ihren Tagesablauf ein: Treppe statt

Aufzug, eine Haltestelle früher aussteigen und das letzte Stück zu Fuß gehen ...

19) Sorgen Sie für ausreichend Schlaf und Erholung. Meist fällt es im Bett auch leichter, nicht zu rauchen, weil es schon bisher rauchfreie Zone war.

20) Fangen Sie eine Sportart an, besuchen Sie einen Volkshochschulkurs, ein Fitnessstudio oder einen Lauftreff! Sport ist nicht nur geeignet, eine Gewichtszunahme zu verhindern, sondern lindert auch die Nervosität, die Sie anfangs vielleicht erleben.

21) Viele haben Angst vor einer Gewichtszunahme nach dem Aufhören, dieser können Sie jedoch entgegenwirken. Sie sollten immer eine kalorienarme Kleinigkeit, zum Beispiel Obst oder eine Karotte, bei sich haben. Trinken Sie vor jeder Mahlzeit viel Wasser oder ein anderes kalorienarmes Getränk. Ernähren Sie sich ausgewogen und vollwertig, beginnen Sie keine Diät und hungern Sie auf keinen Fall, sondern essen Sie etwas, wenn Ihnen danach ist. Vermeiden Sie lediglich übermäßigen Fett- und Zuckerkonsum.

***Nikotinpflaster***

22) Wenn Sie ein Nikotinpflaster verwenden, benutzen Sie es nach der beiliegenden Gebrauchsanweisung. Die Erfahrung zeigt, dass der Behandlungserfolg durch falsche Handhabung gefährdet sein kann.

***Ärger und Stress***

23) Wenn Sie sich gestresst oder ärgerlich fühlen, atmen Sie einmal tief und ganz bewusst durch, lassen Sie den Atem langsam aus dem Brustkorb entweichen.

24) Wenn Sie ein Entspannungsverfahren gelernt haben, wenden Sie es an.

25) Üben Sie zu Hause die Entspannungstrancen, die Sie in den Hypnosesitzungen erleben werden.

Wichtig ist, den Klienten an dieser Stelle zu vermitteln, dass jedes, auch das merkwürdigste Hilfsmittel recht ist, wenn es das anfänglich manchmal unbändige Rauchverlangen eindämmt. Anekdoten über

Rituale früherer Teilnehmer bauen an dieser Stelle Hemmungen ab, selber hilfreiche Verhaltensweisen zu entwickeln, auch wenn sie Außenstehenden skurril oder übertrieben erscheinen mögen. Es gilt das Motto »Erlaubt ist, was hilft!«. Ehemalige Klienten berichteten zum Beispiel, dass sie die Taschen voller Möhrenstäbchen und Kaugummi hatten oder »Notfallboxen« bei sich trugen, die mit den unterschiedlichsten Hilfsmitteln ausgestattet waren. Andere füllten Dosen mit abgebrannten Zigaretten, um daran zu riechen oder stellten für einige Monate einen Schrank vor die Balkontür, um ihren ehemaligen Rauchort nicht mehr aufsuchen zu können.

## 6.3 Behandlungsablauf

Der folgende Kasten stellt den Ablauf der Behandlung schematisch dar:

**Anmeldung**
**Behandlungssitzungen**
- Vorgespräch
- Hypnosesitzung I
- Hypnosesitzung II
- Hypnosesitzung III
- Katamnesetreffen

### 6.3.1 Anmeldung

Raucher, die das Rauchen beenden wollen, sind häufig im Hinblick auf diese Entscheidung sehr ambivalent. Dies zeigt sich zum Beispiel darin, dass oft nur ein Bruchteil derer, die um Informationen zur Behandlung bitten, sich tatsächlich anmeldet, und von den angemeldeten Klienten längst nicht alle zum Vorgespräch erscheinen.

▷ Um eine Gruppengröße von 6 Personen zu erreichen, ist es daher sinnvoll, 7 bis 8 Teilnehmer für die Gruppe einzuplanen.

Zu empfehlen ist außerdem die schriftliche Anmeldung, eventuell mit Vorauszahlung. Vorschläge für einen Infobrief mit Anmeldeformular und für einen Flyer befinden sich im Anhang.

### 6.3.2 Behandlungssitzungen

Das Vorgespräch und die Hypnosesitzungen finden in jeweils einwöchigem Abstand statt, das Katamnesetreffen 2–3 Monate später. Kürzere Abstände sind möglich und beeinträchtigen den Behandlungserfolg nicht, werden jedoch von den Teilnehmern als weniger angenehm erlebt. Zusätzliche Sitzungen werden gelegentlich angefragt, scheinen aber die Abstinenzraten nicht zu steigern. Eine Ausnahme bilden Einzelsitzungen, um spezifische individuelle Themen zu bearbeiten, diese sind oft hilfreich.

### Das Vorgespräch

Zu Beginn der ersten Sitzung stellen sich Therapeuten und Klienten vor. Letztere werden ermuntert, außer Namen, Alter, Familienstand und Beruf möglichst auch etwas zu ihrer »Raucherkarriere« zu sagen und über momentane Rauchgewohnheiten, frühere Abstinenzversuche und Aufhörmotivation zu berichten. Weiter wird das Gespräch genutzt, um die Motivation, das Rauchen zu beenden, und das Vertrauen in die eigene Fähigkeit zur Abstinenz zu stärken. Anschließend wird den Teilnehmern der Behandlungsablauf erläutert.

Danach werden, falls die Klienten Nikotinpflaster verwenden wollen, deren Benutzung und Wirkung sowie mögliche Kontraindikationen erklärt. Im Zuge dessen wendet sich das Gruppengespräch meist der Thematik »Sucht versus Gewohnheit« zu; viele Raucher halten sich nicht für süchtig und sind deshalb um so verwunderter, oft auch beschämt, dass sie es bisher nicht geschafft haben, das Rauchen zu beenden. Einige Erklärungen zum Thema Sucht, zum Beispiel dass das »Craving-Gefühl« beim Entzug ein Merkmal der Sucht ist und nichts mit persönlicher Schwäche zu tun hat, und der Hinweis auf das extrem hohe Suchtpotenzial von Nikotin können sie häufig trösten. Ein hilfreicher Gedanke ist außerdem, dass die Zigarette eigentlich nicht dem Genuss dient, sondern lediglich dazu, den Suchtdruck für kurze Zeit zu mildern. Diese kurze Erleichterung, das Fehlen des »Schmerzes«, den die Sucht erst verursacht, wird durch den Konsum des Suchtmittels immer wieder zu erreichen versucht, ohne das Suchtmittel würde er aber gar nicht erst auftreten!

Ein wichtiges Thema beim Vorgespräch ist das hohe Maß an Pflichterfüllung, das »Sich-niemals-gehen-Lassen«, das viele Raucher auszeichnet. Die Klienten werden angeregt, sich in Zukunft Bereiche auszuwählen, bei denen sie ihre Aufgaben mit weniger Perfektion erfüllen könnten, neue Dinge zu tun, einfach nur, weil sie ihnen Freude machen ... und nur in einem Bereich »streng« zu sich zu sein: beim Nichtrauchen!

Weitergehende Informationen zum Thema »Auswirkungen des Tabakkonsums« werden an dieser Stelle nicht gegeben. Es wird davon ausgegangen, dass sich alle über die schädliche Wirkung des Rauchens im Klaren sind!

Die Teilnehmer erhalten beim Vorgespräch außerdem das »Tipps & Tricks-Blatt« mit Verhaltensregeln, Fragen zum Inhalt werden in der Gruppe besprochen. Im weiteren Verlauf wird ihnen nahegelegt, die beiden Abstinenztage vor Behandlungsbeginn einzuhalten, bei stark körperlicher Abhängigkeit wird eventuell erwogen, Nikotinpflaster zu benutzen.

▷ Danach wird den Klienten die Möglichkeit erläutert, »Patenschaften« einzugehen.

Nicht immer sind sie vom Nutzen der Patenschaft sofort überzeugt, es kann daher sinnvoll sein, eine »abgespeckte« Variante vorzuschlagen – ein gelegentliches Telefonat zum Beispiel – und von ehemaligen Rauchern zu berichten, die von der Patenschaft eindeutig profitiert haben. Selbstverständlich sollte den Klienten freigestellt werden, auf die Patenschaft zu verzichten, wenn ihnen dies lieber ist.

Dann werden der Kohlenmonoxid-Test durchgeführt und eventuell die Werte an der Flipchart visualisiert.

Anschließend erklärt man den Klienten die Prinzipien der Klinischen Hypnose und erläutert kurz ihre Abgrenzung von der vielen bekannten Bühnenhypnose. Als wichtiger Bestandteil des Vorgesprächs haben die Klienten ausführlich Gelegenheit, Befürchtungen und Ängste zum Thema Hypnose zu formulieren. Einige typische Fragen und Antworten sind:

*Frage:* »Wie fühlt sich Hypnose an? Hat es Ähnlichkeit mit irgend etwas, das ich schon kenne?«
*Antwort:* »Hypnose ist etwas, was jeder kennt. Sie alle waren schon einmal völlig vertieft in die Arbeit oder als Kind ins Spiel. Sie haben dabei die Zeit und alles um sich herum vergessen, weil Sie so konzentriert auf diese eine Sache waren, dass Sie vielleicht das Telefon überhört oder gar nicht gemerkt haben, wenn Sie Hunger oder Durst hatten. Einen solchen hoch konzentrierten Zustand bezeichnet man als Alltagstrance. Wenn Sie Yoga, autogenes Training oder eine andere Meditationsform beherrschen, werden Sie feststellen, dass Ihnen die Trance, wie Sie sie hier erleben, bekannt vorkommt.«

*Frage:* »Kann es sein, dass ich überhaupt nicht hypnotisierbar bin?«
*Antwort:* »Für die Raucherentwöhnung reicht es aus, wenn Sie eine leichte bis mitteltiefe Trance erleben, das funktioniert in der Regel bei nahezu jedem.«

*Frage:* »Was ist der spezielle Nutzen einer Hypnosebehandlung?«
*Antwort:* »Durch den besonderen Bewusstseinszustand während der Trance haben Sie einen besseren Zugang zu Ihren Gefühlen und Ressourcen. Erinnerungen oder Ideen, die Ihnen bislang noch nicht bewusst waren, helfen Ihnen, völlig neue Lösungen für bislang scheinbar unlösbare Probleme zu finden. Aus Gehirnuntersuchungen mit neuen bildgebenden Verfahren weiß man, dass in der Trance andere Hirnareale genutzt werden als im normalen Alltagsbewusstsein. Sie haben so die Möglichkeit, nicht nur Ihr bewusstes, sondern auch Ihr unbewusstes, also Ihr gesamtes inneres Wissen zur Bewältigung Ihrer Schwierigkeiten einzusetzen.«

*Frage:* »Werde ich Ihnen während der Trance hilflos ausgeliefert sein? Mache ich alles, was Sie mir sagen?«
*Antwort:* »Jede Hypnose ist Selbsthypnose. Wenn Sie das, was ich Ihnen sage, nicht aufnehmen möchten und für sich innerlich nicht umsetzen wollen, wird gar nichts passieren. Niemand geht gegen seinen Willen in Trance oder tut Dinge, die er sonst nicht getan hätte. Personen, die sich als Probanden bei einer Bühnenhypnose zur Verfügung stellen, wissen in der Regel, bevor sie auf die Bühne und in Trance gehen, dass sie aufgefordert werden, Rasierschaum zu essen oder Stühle zu küssen. Wenn sie sich trotzdem für die Show zur Verfügung stellen, bedeutet das wohl, dass sie es freiwillig und wissentlich tun.«

*Frage:* »Können Sie bewirken, dass ich beim Gedanken an Zigaretten zukünftig nur noch Ekel empfinde?«
*Antwort:* »Dass Zigaretten eklig sind, glaubt einem ein richtiger Raucher niemals. Deshalb wirken solche aversiven Suggestionen meist nur sehr kurzfristig. Was wir aber können, ist zu bewirken, dass Sie sich mithilfe Ihres unbewussten Wissens wieder erinnern, wie viele gesunde Möglichkeiten es gibt, sich zu entspannen oder zu belohnen, sodass Sie dazu keine Zigaretten mehr benötigen. Das Rauchen wird dann nicht eklig, sondern schlicht und einfach überflüssig sein.«

Ein wichtiges Thema beim Vorgespräch ist meist die Angst vor einer möglichen Gewichtszunahme. Dazu sollte den Klienten Folgendes vermittelt werden: Wegen der Stoffwechselumstellung nach Beendigung des Rauchens ist eine Gewichtszunahme von einigen Kilogramm fast unumgänglich und, unabhängig vom Ausgangsgewicht, auf alle Fälle gesünder, als weiter zu rauchen. Innerhalb eines Jahrs nehmen die meisten Exraucher diese Kilos wieder ab. Wenn Raucher deutlich mehr zunehmen, ist das veränderte Essverhalten – Heißhunger auf Fettes und Süßes – daran schuld.

**Empfehlungen bei Angst vor Gewichtszunahme:**

- Viele Spaziergänge (noch besser: Walken, Joggen, Rad fahren ...) an der frischen Luft und zusätzliche Bewegung im Alltag (Treppe statt Aufzug)
- Reichlich kalorienarme Getränke zu sich nehmen
- Immer einen kalorienarmen Snack dabei haben (Obst, rohes Knabbergemüse, auch zuckerfreien Kaugummi)
- Regelmäßige feste Mahlzeiten einhalten, darauf achten, sich satt, aber nicht übersatt zu essen
- Auf keinen Fall Diät halten, weil dies in der Anfangsphase der Nikotinabstinenz die meisten überfordern würde und für eine langfristige Gewichtskontrolle ohnehin nichts bringt
- Besser allmählich versuchen, die Ernährung umzustellen (mehr Obst, Gemüse und Vollkornprodukte, weniger Fett, Zucker und Fleisch)
- Wenn es Schokolade sein soll, lieber drei edle Pralinen genießen als eine Tafel Billigschokolade verschlingen
- Die zusätzlichen Kilos nicht allzu kritisch sehen; frisch, gesund und ein bisschen mollig ist attraktiver als schlank, mit gelbem Teint und nach Nikotin stinkend!
- Bei Bedarf Suggestionen oder Metaphern zum Thema Gewichtsreduktion in die Behandlung einbauen (s. weiter unten: »Die Metamorphose der Raupe«)
- *Und vor allem: Wieder mit dem Rauchen zu beginnen, stoppt eventuell die Gewichtszunahme, abnehmen tut man dadurch aber meist nicht!*

Insgesamt dauert die Vorbesprechung je nach Gruppengröße eine bis eineinhalb Stunden, bei Einzelsitzungen 50 Minuten.

### Die erste Hypnosesitzung

Nach der Begrüßung findet ein Gruppengespräch statt, in dem sich die Teilnehmer über die Erfahrungen während der ersten Nichtrauchertage austauschen. Im Einzelsetting wird entsprechend nachgefragt, wie die Klienten die beiden Abstinenztage erlebt haben. Wenn sie von schwierigen Situationen berichten, erarbeitet man den Auslösereiz für das Rauchverlangen und versucht, alternative Bewältigungsstrategien zu finden.

Bei Klienten, die noch rauchen, wird überlegt, welche Schritte oder Maßnahmen für sie hilfreich sein könnten. Nach der Kohlenmonoxidmessung und dem Eintragen ins Schaubild findet die eigentliche Hypnose statt (deren Inhalte weiter unten beschrieben werden).

Zum Abschluss der Sitzung füllen die Teilnehmer den Rückmeldebogen aus. Die Sitzungsdauer für Gruppen beträgt 1,5–2 Stunden, bei Einzelklienten wiederum 50 Minuten.

### Die zweite Hypnosesitzung

Die Sitzung entspricht in Struktur, Dauer und Ablauf der ersten. Im Gespräch steht die Bearbeitung der Ambivalenz bezüglich des Nichtrauchens im Vordergrund.

### Die dritte Hypnosesitzung

Die Sitzung entspricht in Struktur und Ablauf den vorigen. Im Gespräch ist das Thema vor allem die Aufrechterhaltung der Abstinenz.

Beendet wird die Behandlung mit einem Abschiedsritual. Die Klienten können, wenn sie es wünschen, ihre Zigarettenschachtel in ein Kästchen legen. Anschließend wird besprochen, was mit den abgegebenen Zigaretten geschehen soll; die Art der »Entsorgung« ist vielen Teilnehmern wichtig. Häufig wird entweder vorgeschlagen, die Zigaretten gründlich zu zerstören (zum Beispiel sie zu zerkleinern und ins WC zu spülen oder sie zu verbrennen), oder aber sie sollen »karitativen« Zwecken zugeführt (zum Beispiel an Obdachlose oder »arme« Studenten verschenkt) werden.

Um die Protokollführung speziell in der Gruppenbehandlung zu erleichtern, finden Sie im Anhang Kopiervorlagen für Gruppenprotokolle, außerdem Feedbackbögen für Ihre Klienten.

### Katamnesetermin

Zwei bis drei Monate nach der letzten Hypnosesitzung wird zum Katamnesetermin eingeladen. Wegen des langen Zeitraums zwischen der letzten Hypnose- und der Katamnesesitzung ist es sinnvoll, die Klienten schriftlich an den Termin zu erinnern. Mit diesem Schreiben kann ein Katamnesebogen verschickt werden, der in der Sitzung wieder eingesammelt wird (s. Anhang). Im Rahmen der Katamnesesitzung berichten die Teilnehmer über die vergangenen Monate, danach wird die Kohlenmonoxidmessung durchgeführt und die Werte werden ins Diagramm eingetragen. Anschließend wird besprochen, welche Situationen in der nächsten Zeit noch problematisch sein könnten und welche Vorsichtsmaßnahmen möglich sind, um nicht rückfällig zu werden. Es folgt eventuell eine kurze Entspannungstrance, die sich an den Suggestionen vom »sicheren Ort« aus den vorangegangenen Sitzungen orientiert. Zusätzlich wird noch zum Reframing eines möglichen Rückfalls eingestreut, wie jedes Kind, wenn es laufen lernt, auch gelegentlich taumelt und fällt, aber deswegen nicht aufgibt, sondern im Gegenteil sich stets wieder aufrichtet. Sinnvolle Elemente für die Gestaltung dieser Trance sind vor allem Suggestionsteile der vorangegangenen Sitzungen, die besonders hilfreich waren.

Teilnehmer, die wieder begonnen haben zu rauchen, werden in ihrem Vorsatz bestärkt, einen weiteren Abstinenzversuch zu unternehmen, dabei wird die Möglichkeit eventueller Einzelsitzungen erörtert. Bei rückfällig gewordenen Klienten analysiert man die Rückfallsituation, erarbeitet andere Bewältigungsstrategien als das Rauchen und legt einen neuen Aufhörtermin fest. Dies kann sowohl in der Trance als auch im Gespräch erfolgen. Bei Bedarf wird ein zusätzlicher Folgetermin vereinbart, um den neuen Abstinenzversuch zu begleiten. Wichtig ist hier, den Rückfall als wichtige Information zum Beispiel über ein bisher nicht ausreichend beachtetes Bedürfnis zu reframen und zu betonen, dass manche mehr als einen Anlauf brauchen, um schließlich endgültig rauchfrei zu werden.

Die Nachbesprechung dauert sowohl in der Gruppe als auch in der Einzelbehandlung etwa eine Stunde. Wenn Sie bei der Katamnese ebenfalls einen Rückmeldebogen verwenden möchten, finden Sie im Anhang eine Vorlage.

## 6.4 Hypnotherapeutische Therapieelemente

### 6.4.1 Grundidee der hypnotherapeutischen Vorgehensweise

Dem hypnotherapeutischen Vorgehen liegt die Idee zugrunde, das Abstinentwerden von der Zigarette als einen Prozess des Abschiednehmens zu begreifen und die Raucherphase als einen Lebensabschnitt zu würdigen und abzuschließen. Dementsprechend werden vor allem Suggestionen verwendet, die Themen wie »Erinnerungen an die schönen Seiten des Rauchens aushalten lernen«, »loslassen können« oder »Freude über das bevorstehende rauchfreie Leben« ansprechen.

Die Suggestionen sollen primär auf die Nutzung der individuellen Ressourcen zielen. Weitere Themen sind die Fokussierung auf den besseren Gesundheitszustand, die größere Genussfähigkeit als Nichtraucher, aber auch mögliche Symptomfunktionen oder Hindernisse, die dem Nichtrauchen noch im Weg stehen können.

Um die bei jedem Raucher vorhandene Ambivalenz bezüglich der Abstinenz therapeutisch zu pacen, werden hypnosystemische Techniken eingesetzt, die es ihr durch die Arbeit mit inneren Anteilen erlauben, sowohl mit den abstinenzmotivierten als auch mit den skeptischen Persönlichkeitsanteilen in Kontakt zu kommen.

### 6.4.2 Formulierung der Suggestionen und Hypnosetechnik

Bei der Ausgestaltung der Trance wird ein größtenteils indirektes Vorgehen gewählt. Die Verwendung eines indirekten Hypnosestils ist insbesondere in der Gruppenbehandlung wichtig. Anders als bei der klassischen Hypnose lässt er Raum für die Eigenverantwortung des Klienten; dieser entscheidet zum Beispiel selbst, wie tief und wie lang er in Trance gehen möchte, oder ob Teile der Suggestionen für ihn im Moment nicht hilfreich sind. Dadurch wird gewährleistet, dass er – als Spezialist für seine eigenen Belange – selbstständig zu seinem Besten bestimmt, ob Elemente der Trance für ihn unpassend sind, was in der Arbeit mit Gruppen immer wieder vorkommen kann. Therapeuten werden dadurch entlastet, wenn auch nicht ihrer Sorgfaltspflicht enthoben.

Die folgenden Techniken werden angewandt:

***Indirekte Formulierungen:*** Durch die Nutzung von indirekten Formulierungen werden die subjektiv erlebte Wahlfreiheit der Klienten erhöht, Widerstände minimiert und Suchprozesse ausgelöst.

Beispiele für indirektes Formulieren sind:

- Alternativen, die immer zur gewünschten Reaktion führen: »Ihre Augen können sich sofort oder in einigen Augenblicken schließen.«
- Verneinungen des Gegenteils: »Sie müssen dieser Geschichte nicht zuhören.«
- Scheinbare Kausalitäten: »Wenn Sie bisher mit der Zigarette genossen haben, werden Sie ohne Zigarette erst recht genießen.«
- Implikationen: »Während Sie sich mit jedem Ausatmen entspannter fühlen, gehen Sie mit jedem Atemzug tiefer in Trance.«
- Offene Formulierungen durch die Nutzung der Wendungen »Sie können«, »vielleicht«, »es kann sein, dass ...«.

***Konfusion:*** Suggestionen, die Verwirrung erzeugen, können eingefahrene Denkmuster umstrukturieren, der rationale Verstand wird überlastet und die nachfolgenden Suggestionen werden ohne bewusste Hinterfragung aufgenommen (vgl. Revenstorf 1990).

Ein Beispiel für die Verwendung der Konfusionsstrategie ist »... und es ist gleichgültig, ob die Lider die Augen schließen oder ob die Augen die Lider schließen ... Augen schließen ...«

***Dissoziation:*** Auch die Dissoziation ist eine Technik, die dazu dient, das gewohnte Denken in Frage zu stellen.

Beispiel hierfür ist die Formulierung »... und Ihr bewusster Verstand hört dieser Geschichte zu, während Ihr Unbewusstes seine eigenen Wege geht ...«

***Verstärkung subliminaler Bewegungen:*** Diese Technik kann dazu dienen, bestimmte Veränderungen, beispielsweise eine Handlevitation oder den Lidschluss herbeizuführen, ohne dass es dazu einer direkten Anweisung des Therapeuten bedarf: »... und ich weiß nicht, ob Ihre Lider irgendwann beginnen, schwer zu werden, aber wenn Sie bemerken, dass sie anfangen, sich zu senken, können Sie dem einfach nachgeben und ausprobieren, wie angenehm es ist, die Augenlider fallen zu lassen ...«

### 6.4.3 Inhaltliche Gestaltung der Hypnosesitzungen im Überblick

Das therapeutische Vorgehen bei der Tranceinduktion gestaltet sich in jeder der drei Hypnosesitzungen gemäß folgendem Schema:

1) Eingangsrunde
2) Sicherer Ort
3) Fraktionierung und Besprechung der Entspannungstrance
4) Einleitung und Fokussierung der Aufmerksamkeit
5) Vertiefung
6) Nutzung der Trance
7) Reorientierung
8) Besprechung und Abschluss

**1) Eingangsrunde**

Wie oben bereits beschrieben, tauschen sich die Teilnehmer zunächst über die Erfahrungen der vergangenen Woche aus, im Einzelsetting wird entsprechend nachgefragt. Wenn Klienten von schwierigen Situationen berichten, wird darauf besonders eingegangen, Fortschritte werden gewürdigt, eventuelle Rückfälle auf ihre Implikationen für zukünftiges Abstinentbleiben untersucht.

Bei Klienten, die noch rauchen, wird überlegt, welche Schritte für sie hilfreich sein können. Nach der Kohlenmonoxidmessung findet die eigentliche Hypnose statt.

**2) Sicherer Ort**

Um den Teilnehmern einen ersten Zugang zur Trancearbeit zu ermöglichen, wird zunächst ein »sicherer Ort« eingeführt. Zur Entspannungsankerung wird eine angenehme Situation oder Erinnerung suggeriert; weniger gut geeignet sind dazu Vorstellungen, bei denen andere Menschen anwesend sind, besser sind reine Naturerlebnisse, und natürlich sollte es eine Situation sein, in der nicht geraucht wurde, daher eignen sich besonders Kindheitserinnerungen. Die Klienten werden aufgefordert, sich diese Situation in all ihren Sinnesmodalitäten vorzustellen und sich dem Gedanken hinzugeben, von dem durch dieses Bild entstandenen Wohlgefühl eingehüllt zu werden wie von einer schützenden Hülle, deren wahrgenommene Intensität sich von Atemzug zu Atemzug steigert. Weiter wird Unwillkürlichkeit suggeriert, mit der die positive und ressourcenreiche Erinnerung »immer wenn Sie es brauchen« auftaucht. Den Klienten wird im Rahmen dieser »Wohlfühl- oder Entspannungstrance« außerdem suggeriert, dass alle weiteren Suggestionen und Bilder Vorschläge und Möglichkeiten sind, die sie neugierig ausprobieren können. Die Suggestionen zum »sicheren Ort« können wie folgt gestaltet werden:

> Nehmen Sie eine bequeme Haltung ein, spüren Sie, wie der Stuhl Sie stützt, wie Ihre Füße fest auf dem Boden ruhen. Sie können die Augen offen lassen oder schließen, ganz so, wie es für Sie am angenehmsten ist.
>
> Mit jedem Ausatmen können Sie Anspannung loslassen und mit jedem Einatmen Entspannung einatmen ... Atemluft und Atemlust im Körper strömen lassen ... wie Wellen am Meer ... und jede Welle, die kommt, bringt ein Stück Entspannung, und jede Welle, die sich vom Strand zurückzieht, nimmt ein Stück Anspannung mit, wäscht sie einfach ab ... und Sie fühlen, wie angenehm es ist, einfach so, so einfach und leicht ... entspannen zu können, während Sie so am Meer liegen und die Ruhe jedes Atemzugs genießen. Mit jedem Atemzug können Sie tiefer und tiefer entspannen, vielleicht sogar aus Ihrem Atem eine Wohlfühlkugel entstehen lassen, nehmen Sie die Farbe wahr dieses Wohlfühlbereichs, der sich um Sie erstreckt, der mit jedem Aus- und Einatmen intensiver wahrnehmbar wird, immer dichter, immer sicherer, wie eine Schutzhülle, die Sie umgibt, sicher und warm. Atmen Sie den Duft ein, fühlen Sie ... mit jedem Atemzug ... mehr Sicherheit ... mehr Wohlgefühl ... dieser Bereich des Wohlfühlens und der Sicherheit erfüllt alles um Sie und in Ihnen, immer deutlicher, immer angenehmer wahrnehmbar ... und wenn es einmal, an einer ganz bestimmten Stelle Ihres Körpers, angefangen hat, so wird sich dieses Gefühl der Sicherheit und Stärke immer weiter ausbreiten, vielleicht wie ein warmer Fluss ... oder wie ein angenehmes Gefühl der Leichtigkeit. Für manche ist dies verbunden mit angenehmen Bildern oder schönen Erinnerungen, an ein Erlebnis im Urlaub oder als Kind, das Sie einmal hatten und an das Sie sich immer erinnern, oder an etwas, was nie geschah und gerade deshalb so deutlich in Ihrem Bewusstsein ist ... diese Erinnerungen, die Ihnen guttun, Ihnen diese Sicherheit geben ... ganz egal, was es ist, Sie können das, was Ihnen guttut, ganz genau in Erinnerung rufen, Sie sehen jedes Detail ganz genau vor sich, Sie können den Sand, das Gras oder die Erde unter Ihren Fußsohlen spüren, den Hauch der Luft auf der Haut ... Sie hören, was Ihnen guttut, vielleicht sind es die Wellen, vielleicht aber auch Vögel oder einfach die Stille, die so angenehm ist. Und sicher gibt es auch einen ganz bestimmten Geruch, der zu diesem Wohlfühlbild gehört, der

Geruch des Sich-Wohlfühlens. Manche Menschen können sogar schmecken, was es nur dort zu schmecken gibt. Dieses Bild wird genau dann da sein, wenn Sie es brauchen ... Und Sie können dieses Bild zu jeder Zeit wieder auftauchen lassen, wenn Sie es brauchen, und Sie spüren die Sicherheit, immer tiefer gehen zu können, neue, ungewöhnliche Erfahrungen zu machen, Mut dazu zu haben und dabei die Sicherheit, gut geführt zu werden und auch sich selbst ein guter Führer zu sein. Ihr Unbewusstes weiß ganz genau, welche neuen Wege gut für Sie sind, und wann immer etwas Ihnen nicht so guttut, haben Sie Ihr Unbewusstes als starken Helfer, und Sie werden von selbst und mit Leichtigkeit wissen, welcher Weg der richtige für Sie ist, und diesen Weg einschlagen, ganz von selbst, vorwärts, zurück und in immer genau der Richtung, die für Sie die beste ist ... Mit dieser Sicherheit fühlen Sie sich mutig und stark, haben Lust, etwas Ungewöhnliches zu erleben und zu probieren ... und Sie können zunächst wieder hierher in den Raum zurückkehren, sich wieder hierher orientieren. Sie merken, wie die anderen auch hier sitzen, und können schließlich, wenn Sie sich wieder munter und hier fühlen, die Augen aufmachen ... und Sie haben alle Zeit dafür, die Sie brauchen.

**3) Fraktionierung und Besprechung der Entspannungstrance**

Im Anschluss an die Entspannungstrance werden die Klienten reorientiert und über ihre Tranceerfahrung befragt. Im Rahmen dieser kurzen Besprechung wird außerdem nahegelegt, die in der Trance besonders hilfreich erlebten Bilder im Sinne einer Selbsthypnose außerhalb der Behandlung für sich zu nutzen. Sie werden zudem im Verlauf der ersten Sitzung gebeten, eigene »Ruheort-Geschichten« zu Hause schriftlich festzuhalten und, wenn sie dies möchten, zur zweiten Sitzung mitzubringen. In der dritten Sitzung verwendet man zur Entspannungsankerung dann weitgehend oder ausschließlich die eigenen Motive der Klienten.

Die Fraktionierung wird zum einen als trancevertiefendes Element eingesetzt, zum anderen dient die Besprechung der Entspannungstrance der Rückmeldung an die Therapeuten. Der Bericht der Klienten über diese Tranceerfahrung kann Aufschluss über Formulierungen oder Bilder geben, die für einzelne Teilnehmer aversiv belegt sind, oder über Passagen, die besonders ansprechend wirken. Bei der dritten Sitzung kann man auf die Fraktionierung meist verzichten, die Klienten gehen mit zunehmender Übung ohnehin schnell und tief in

Trance, und die Therapeuten wissen über die jeweiligen Reaktionen und eventuellen Abneigungen Bescheid.

Bei einem Teil der Klienten wird diese erste Trance eher oberflächlich sein, ein weiterer Teil kann sich meist nicht zwischen mehreren Entspannungsbildern entscheiden oder bleibt bei Geschehnissen des Alltags »hängen« und ist daher zunächst enttäuscht.

Hier ist es wichtig zu betonen, dass

- das Tranceerleben sich mit zunehmender Übung vertiefen kann,
- für eine erfolgreiche Raucherentwöhnungsbehandlung eine mittlere Trancetiefe ausreichend ist,
- nur wenige Menschen so suggestibel sind, dass sie nach der Trance eine Amnesie entwickeln (und dass dies auch nicht nötig ist),
- es in Ordnung ist, mehrere Entspannungsbilder parallel zu entwickeln oder sogar gleichzeitig mit einem Teil des Bewusstseins über Alltagsgeschehnisse nachzudenken, während ein anderer Teil um so tiefer in Trance geht ..., und dass
- Personen, die bei dieser eher visuell ausgerichteten Trance Schwierigkeiten hatten, oft umso besser auf die kinästhetischen Elemente der folgenden Sitzung ansprechen.

**4) Einleitung und Fokussierung der Aufmerksamkeit**

Hier werden Vorschläge zum Einnehmen einer bequemen Haltung und zur Lenkung der Aufmerksamkeit nach innen gemacht. Als Ruhepunkt, der die Blickfixation erleichtert, kann eine Murmel oder ein schöner Stein im Zentrum des Stuhlkreises liegen, aber auch ein Punkt an der Wand reicht aus. Den Teilnehmern werden Instruktionen zur Augenfixation gegeben, um die Ausblendung von Außenreizen zu erreichen. Weiter wird, ähnlich wie beim »sicheren Ort«, auf die Atmung und Körperwahrnehmung fokussiert. Die Suggestion, die Augen zu schließen, wird nur dann gegeben, wenn alle Klienten ohnehin schon Anzeichen für müde, schwere Lider erkennen lassen. Ist dies bei einigen nicht der Fall, so wird lediglich darauf hingewiesen, die Augen auf einem bestimmten Punkt ausruhen zu lassen und sie nur dann zu schließen, wenn dies als angenehmer erlebt wird. Manche Klienten behalten jedoch lieber ein höheres Maß an Kontrolle und deshalb die Augen offen, was den Trancevorgang nicht stört.

### 5) Vertiefung

Durch das Zählen von eins bis zehn oder alternativ die Suggerierung einer Treppe oder Rutsche, auf welcher der Hypnotisand sich nach unten bewegt, wird die Trance vertieft und die Überzeugung gefördert, sich qualitativ neue Erlebnisdimensionen zu erschließen. Hier ein Beispiel für die Vertiefung:

| | |
|---|---|
| *Eins* | sein mit sich selbst ... |
| *Zwei* | Seiten hat jede Tür ... |
| *Drei* | Schritte sind schon getan ... |
| *Vier* | Richtungen hat der Himmel ... |
| *Fünf* | Finger an der Nichtraucherhand ... |

... und Sie spüren die Sicherheit, immer tiefer gehen zu können, neue, ungewöhnliche Erfahrungen zu machen, Mut dazu zu haben und dabei die Sicherheit, gut geführt zu werden und auch sich selbst ein guter Führer zu sein. Ihr Unbewusstes weiß ganz genau, welche neuen Wege gut für Sie sind, und wann immer etwas Ihnen nicht so guttut, haben Sie Ihr Unbewusstes als starken Helfer. Mit dieser Sicherheit fühlen Sie sich mutig und stark, haben Lust, etwas Ungewöhnliches zu erleben und zu probieren ... wie ein neues Gericht, das Sie probieren, aber nicht aufessen müssen, wenn Sie nicht mögen, und mit dieser Sicherheit gehen Sie weiter und tiefer ...

| | |
|---|---|
| *Sechs* | die Hälfte ist längst geschafft ... |
| *Sieben* | ist eine magische Zahl ... |
| *Acht* | zwei Nullen aufeinander ... |
| *Neun* | wie eine umgedrehte sechs ... |
| *Zehn* | und Sie sind angekommen, dort unten, wo sich eine neue Welt auftut, wie im Märchen, und ich weiß nicht, ob Sie die Geschichte schon kennen ... |

### 6) Nutzung der Trance

In Abhängigkeit vom Thema der einzelnen Sitzung werden hier die entsprechenden Suggestionen und Metaphern verwendet (s. unten).

### 7) Reorientierung

Durch Rückwärtszählen von zehn bis eins und die Suggestion, sich mit jeder Zahl frischer und wacher zu fühlen, werden die Klienten zeitlich und räumlich reorientiert. Bei der Reorientierung werden unterschiedliche Einstreuungen genutzt, ein Beispiel hierfür ist:

Lassen Sie sich die Zeit, die Sie brauchen, um hierher zurückzukommen in diesen Raum, und das kann jetzt oder aber auch in zwei

Minuten sein. Ich werde jetzt von zehn bis eins rückwärts zählen, und mit jeder Zahl können Sie sich wacher und frischer fühlen und hierher zurückkehren.
*Zehn* und mit jeder Zahl werden Sie mehr und mehr zum Nichtraucher ...
*Neun* ...
*Acht* achtsam sein, achtgeben auf sich ...
*Sieben* ...
*Sechs* ...
*Fünf* der halbe Weg zurück ...
*Vier* und Sie können tief durchatmen ...
*Drei* und die frische Luft in Ihren Lungen spüren ...
*Zwei* und Sie können sich nochmals strecken und tief durchatmen, Sie werden sich wieder bewusst, dass die anderen hier im Raum sitzen ...
*Eins* und erst ganz zum Schluss, wenn Sie sich wieder voll und ganz hier fühlen, machen Sie die Augen auf und kommen wach hier an.

**8) Besprechung und Abschluss**

Nach der Reorientierung können die Klienten Rückmeldung über ihre Tranceerfahrungen geben. Dies ist besonders in der ersten Sitzung für den Therapeuten notwendig, um abzuklären, ob sich alle Teilnehmer wohlfühlen und die Trance als hilfreich erlebt haben. Andererseits können das Sprechen über die Tranceinhalte und der Austausch mit den anderen Gruppenmitgliedern zu einer Deintensivierung der Erlebnisse führen. Mit diesem Dilemma geht man am besten so um, dass man es den Klienten offenlegt. Wenn es nichts gibt, über das es notwendig wäre zu sprechen, beendet man die Sitzung zügig und gibt den Teilnehmern mit auf den Weg, dass sie die Suggestionen auf sich wirken und sich überraschen lassen sollen, was sich zu verändern beginnt.

▷ Bei der Gruppenbehandlung ist es in diesem Zusammenhang sinnvoll, die Klienten zu bitten, sich nicht direkt im Anschluss an die Sitzung über ihre Tranceerlebnisse auszutauschen.

Abschließend wird noch darauf hingewiesen, dass Teilnehmer, die sich nach der Sitzung noch etwas langsam oder verschlafen fühlen, zunächst ein Stück zügig spazieren gehen sollten, bevor sie selbst mit dem Auto nach Hause fahren.

### 6.4.4 Die Suggestionen und Metaphern der drei Hypnosesitzungen

Die Themen der einzelnen Sitzungen stellt der Kasten im Überblick dar, weiter unten werden die Inhalte ausführlich erläutert.

| | |
|---|---|
| **Sitzung 1:** | Vertrauen in die Hypnosebehandlung und in eigene Ressourcen aufbauen |
| **Sitzung 2:** | Ambivalenzen bearbeiten |
| **Sitzung 3:** | Endgültiges Loslassen und Zeitprogression zur Rückfallprophylaxe |

Im Folgenden werden die thematischen Schwerpunkte der Suggestionen jeder Sitzung beschrieben.

#### Die erste Sitzung

Thematische Schwerpunkte der ersten Hypnosesitzung sind die Hinführung der Klienten zu ersten Tranceerfahrungen und das Gewinnen von Vertrauen in die Hypnosebehandlung und in die eigenen Ressourcen.

**Ablauf der ersten Sitzung:**

1) Erste Tranceerfahrung und Ratifizierung: Pendelübung
2) Sicherer Ort
   Fraktionierung
3) Im Wald und »innerer Heiler«
4) Revidierung alter Verhaltensweisen: Steinpalmenmetapher
5) Abschluss der Trance: Zeitprogression in die rauchfreie Zukunft.

#### 1) Erste Tranceerfahrung und Ratifizierung: Pendelübung

Zunächst erklärt man den Klienten, dass es sich bei der Pendelübung keinesfalls um ein »Auspendeln« handelt, wie es aus dem esoterischen Bereich bekannt ist, sondern um eine Demonstration der Wirksamkeit unbewusster Kräfte, der jedoch eine natürliche Erklärung zugrunde liegt. Sie erhalten eine an einer Schnur befestigte Glaskugel, nehmen die Schnur an ihrem äußersten Ende zwischen Daumen und Zeigefinger und lassen das Pendel mit locker aufgestütztem Arm knapp über dem Boden baumeln.

Nun werden Suggestionen gegeben, die eine unwillkürliche Bewegung des Pendels, zuerst im Kreis und anschließend hin und her, initiieren. Diese Bewegungen werden zur Ratifikation der Trance genutzt, darüber hinaus wird den Klienten die Bewertung der Bewegung als ideomotorisches Signal vorgeschlagen. Die Bewegung des Pendels wird als Sinnbild der Nutzung bislang unbekannter Ressourcen und der Tatsache gedeutet, dass der eigene Wille oft unbewusst viel »bewegen« kann. Gleichzeitig werden bei der »Pendeltrance« Einstreuungen eingebracht, die Themen wie »Abschied und Neubeginn«, »Ziele voller Freude und Energie umsetzen« und »Entscheidungen zum richtigen Zeitpunkt treffen« berühren. Ein möglicher Text für die Pendelübung kann lauten:

> Nicht nur bewusste Bemühungen helfen, weiterhin rauchfrei zu bleiben, sondern auch Ihr Unbewusstes wird Ihnen helfen, ganz sicher Nichtraucher zu bleiben. Hierfür machen wir jetzt eine Pendelübung. Mit Auspendeln in dem Sinn, wer hier als nächstes einen Jungen oder ein Mädchen zur Welt bringt, hat das nichts zu tun. Es handelt sich auch um nichts Übernatürliches, sondern es gibt eine ganz natürliche Erklärung, warum das funktioniert; ich werde es Ihnen nachher sagen. Halten Sie das Pendel so, dass es knapp über dem Boden baumelt, nehmen Sie eine bequeme Haltung ein, stützen Sie den Arm auf, sodass Sie eine Weile so sitzen können. Bewusst brauchen Sie gar nichts zu tun, konzentrieren Sie sich nur auf meine Worte und beobachten Sie dabei das Pendel ganz genau. Zunächst lassen Sie das Pendel ruhig werden ... Sie können dabei selbst zur Ruhe kommen. Stellen Sie sich vor, dieses Pendel ist nicht nur nach oben mit Ihrer Hand, sondern auch nach unten mit dem Boden verbunden ... es ist verankert und wird dadurch zunächst einmal ganz ruhig werden ... einfach still stehen und die Ruhe genießen. Wenn diese Ruhe vollkommen geworden ist, setzt eine minimale Bewegung ein ... nur ganz klein ... zunächst ... im Kreis ... und es ist erstaunlich zu sehen, was da passiert ... in kleinen, kleinen oder schon größeren Kreisen ... die Bewegung wird immer deutlicher ... wenn Sie so die Bahn des Pendels verfolgen und die Vorstellung haben, wie es sich im Kreis bewegt ... und Sie tun nichts absichtlich dabei ... Vielleicht ist die Bewegung so rund wie eine aufgehende Sonne, wenn eine neue Zeit beginnt ... oder wie ein Ball, mit dem Sie als Kind gespielt haben ... Sicher waren Sie auch mal auf dem Rummelplatz und sind Kettenkarussell gefahren ... zuerst geht es ganz langsam los, aber es kriegt mehr und mehr Schwung,

die kleinen Kreise werden immer größer ... Schauen Sie Ihr Pendel genau an, richten sie Ihre ganze Wahrnehmung, Ihre ganze Aufmerksamkeit auf das Pendel. Und das Pendel kann beginnen zu schwingen, es kann eine Kreisbewegung beschreiben, oder aber zuerst eine ungerichtete Bewegung beginnen, die sich erst später einschwingt ... Es ist ganz gleichgültig, ob es ein kleiner Kreis ist, den man fast nicht bemerkt, oder ein großer, der immer größer wird. Sie können sich wundern über diese Kraft, die da scheinbar von selbst kommt und es kann schön sein, diese neue Beweglichkeit zu sehen und zu fühlen. Sie können dabei in Trance gehen, oder so tun, als wären Sie in Trance und könnten darüber nachdenken, wohin Sie diese neue Beweglichkeit führen kann, wo Sie schon immer hin wollten, und wie viele Ziele oder Dinge es in Ihrem Leben gibt, für die Sie diese neu entdeckte Kraft nutzen wollen. Und genauso wie das Unbewusste diese Kraft hat, so hat es auch das Wissen um den Weg, dieses Ziel zu erreichen, und Sie können das alles für sich nutzen, ohne Mühe, und es kann sogar Spaß machen, dass es wie von selbst geht. Sie können genau wie das Pendel schwungvoll das erreichen, was Sie sich vorgenommen haben. Es können auch ganz kleine Bewegungen sein, in denen sich die große Kraft zeigt, die konzentriert ihre Ziele verfolgt ... Es kann sein, dass das Unbewusste den Weg schon genau weiß, und es kann Ihnen den Weg beschreiben, den Sie gehen werden. Vielleicht wird es Ihnen zeigen, indem das Pendel sich hin und her bewegt ... vielleicht wie das Pendel einer kleinen Uhr ... hin und her ... ganz schnell ... oder es ist eine große, alte Standuhr ... hin und her ... hin und her ... wenn eine neue Zeit beginnt, oder wie eine Schiffschaukel auf dem Jahrmarkt, damals als Kind ... Es gibt viele Dinge, die wieder neu entdeckt werden wollen und darauf warten, dass Sie sie genießen. Vielleicht beschreibt das Pendel aber auch eine andere Form der Bewegung ... und Sie können staunen über diese Beweglichkeit. Sie können gleichzeitig den Gegensatz entdecken zwischen der Unbeweglichkeit und dieser erfreulichen neuen Beweglichkeit, die Ihnen ganz neue Möglichkeiten und Räume eröffnet. Genauso, wie das Pendel den Raum um sich herum erobert hat, können Sie neue Räume, die Sie schon lange erobern wollten, für sich gewinnen ... Es kann genauso gut sein, dass äußerlich nichts zu sehen ist, während sich im Unbewussten schon sehr viel verändert hat und genau weiß, wann es sich nach außen wendet. So wie sich Ihr Bewusstes entschieden hat, nicht mehr zu rauchen, weil Ihr Unbewusstes schon lange weiß, was für Sie gut ist, können Sie jetzt von alten Dingen Abschied nehmen, und Ihr Pendel kann wieder in der ruhigen Position des Aufbruchs stehen bleiben, um noch einmal zurückzuschauen und sich von alten Gewohnheiten, die Ihnen früher vielleicht einmal lieb waren, zu verabschieden. Gerade so wie der Abschied von einem Freund, der Sie über eine lange Zeit des Lebens begleitet hat, aber irgendwann nicht mehr zu Ihnen passte. So wie alles seine Zeit hat, gibt es auch eine richtige Zeit, um Abschied zu nehmen. Sie können auf Ihre ganz eigene Weise Abschied nehmen. Sie können sich vielleicht an die guten und an die schlechten Seiten dieses Freundes erinnern, und es ist wichtig, dem allem noch einmal nachzugehen, um dann wirklich für immer Abschied zu nehmen und ihn hinter sich zu lassen ... Sie werden ganz sicher sein, dass Ihr Unbewusstes, das jetzt das Pendel bewegt hat auf diesem Weg des Abschiednehmens, immer bei Ihnen sein wird, und dass Sie einen starken Helfer an Ihrer Seite haben.

Im Anschluss an die Trance wird den Klienten erklärt, wie die Pendelbewegung durch subliminale Bewegungen zustande gekommen ist und dass dieses unbewusste Einsetzen der eigenen Energien die Ressource ist, die durch das hypnotherapeutische Arbeiten erschlossen werden kann. Sinn dieser Aufklärung ist es, mögliche Assoziationen mit dem erwähnten Auspendeln zu vermeiden und gleichzeitig das Vertrauen in die hypnotherapeutische Arbeitsweise zu fördern. Die Demonstration der eigenen Fähigkeit, unbewusst etwas in Bewegung zu setzen, ist für die meisten Klienten sehr eindrucksvoll und beseitigt letzte Zweifel an der Wirksamkeit der Hypnose.

In diesem Zusammenhang wird auch darauf hingewiesen, dass das Wort »Suggestion« auf Englisch »Vorschlag« bedeutet und dementsprechend auch alle in der Folge verwendeten Suggestionen als Vorschläge zu verstehen sind, die man annehmen, ausschlagen oder modifizieren kann, ebenso wie es jederzeit möglich ist, die Trance selbst zu beenden. Auf die Selbstkontrolle des Hypnotisanden wird besonders deshalb großer Wert gelegt, weil das Ziel der Therapie unter anderem im Wiedererlangen von Kontrolle (über die Sucht) besteht.

#### 2) Sicherer Ort

Die Suggestionen zum sicheren Ort wurden bereits unter 6.4.3 beschrieben. Entsprechend den Informationen, die von den Klienten gegeben wurden, können die Suggestionen von Sitzung zu Sitzung besser an die inneren Bilder angepasst werden.

### 3) Nutzung der Trance: Im Wald und »innerer Heiler«

Im Anschluss an die Nachbesprechung der ersten Tranceübung mit dem Pendel werden die Klienten erneut gebeten, in Trance zu gehen. Nach der Etablierung des sicheren Orts, der Fraktionierung und kurzen Besprechung wird die Trance vertieft und der Aufenthalt in einem Wald suggeriert, der zum Teil krank, schwarz und neblig, aber auch angenehm schemenhaft und mit weichen Konturen ausgestattet wirkt. Durch diese nicht durchweg negativ getönte Metapher für die physiologischen und psychologischen Folgen des Rauchens soll der Persönlichkeitsanteil des Klienten, der den angenehm weichzeichnerischen, betäubenden Effekt des Rauchens schätzt, angesprochen werden, andererseits wird aber betont, dass es positiv sein kann, wenn der Nebel sich lichtet und eine klare Sicht der Dinge erlaubt. Die Analogie »Wald = Lunge« wird dabei vorgegeben.

Im weiteren Verlauf der Suggestionen werden die Klienten zu einem zweiten Teil des Waldes geführt, der sich in einem ganz anderen Zustand befindet. Hier sind die Konturen klar und deutlich, die Luft frisch, die Bäume treiben aus, die ersten kleinen, grünen Blätter werden bereits sichtbar. Eingestreut werden hier außerdem Passagen, in denen von »frischer Luft«, »freiem Atmen« und Ähnlichem die Rede ist. Weiter wird der Umstand beleuchtet, dass die Klienten sich zu diesem frühen Zeitpunkt der Behandlung häufig noch in einer starken Ambivalenz befinden; im weiteren Verlauf der Suggestionen wird deshalb immer wieder betont, dass sie im Moment vielleicht noch auf der »verrauchten« Seite stehen, aber dass es viele unterschiedliche Arten und Wege gibt, sich endgültig hinüber auf die frische Seite des Waldes zu bewegen, wobei vielleicht Hindernisse (zum Beispiel ein verschlossenes Tor) zu bewältigen sind.

Als Ressource werden an dieser Stelle die Person des »inneren Heilers« und die Idee vom körpereigenen Wissen eingeführt, das schon dem Neugeborenen ermöglicht, die eigenen Bedürfnisse genau zu erspüren. Der Hypnotisand trifft diesen »inneren Heiler«, der Fragen, beispielsweise nach Möglichkeiten, auf die neue, frische Seite des Waldes zu gelangen – also endgültig Nichtraucher zu werden – beantwortet. Diese Begegnung mit einer archetypischen Person endet im Idealfall damit, dass der Klient den Schritt auf die »Nichtraucherseite« während der Trance vollzieht. Teilnehmern, denen das zu diesem Zeitpunkt noch nicht möglich ist, wird suggeriert, dass der »innere Heiler« zumindest die Antwort auf die Frage weiß, welche Hindernisse noch auszuräumen sind, damit dieser Schritt vollzogen werden kann.

In der an die Trance anschließenden Besprechung lässt sich für die Therapeuten anhand des Verlaufs der Erlebnisse deutlich ablesen, in welcher Phase im Prozess des Abstinentwerdens sich die Klienten befinden und wie hoch ihre Motivation einzuschätzen ist.

#### 4) Revidierung alter Verhaltensweisen: Steinpalmenmetapher

***Metapher 1: »Die Steinpalme« (Partisch 1986, hier nach Revenstorf)***
*Ein Mann, der in einer verzweifelten Situation – kurz vor dem Verdursten in der Wüste – einen Stein nach einer kleinen Palme geworfen hatte, kommt Jahre später an denselben Ort zurück und findet eine versteinerte Palme vor, unter der sich allabendlich Menschen versammeln, um Geschichten auszutauschen. Auf sein Nachfragen wird ihm berichtet, wie es zur Versteinerung gekommen ist: Der Stein war im Palmenherzen stecken geblieben. Der Mann möchte nun das Geschehene wieder gutmachen und erhält von einem alten Mann den Ratschlag, die Palme um Verzeihung zu bitten, was er auch tut. Daraufhin springt der Stein aus dem Palmenherzen, trifft eine Wasserader, das Wasser tritt aus, und das Land in der Umgebung wird grün und fruchtbar.*

Die Metapher von der Steinpalme soll an dieser Stelle die Auseinandersetzung mit möglichen Funktionen des Rauchens und die Auflösung überholter Muster fördern. Man fokussiert dabei besonders auf die Verarbeitung alter Verletzungen und die Revidierung unfruchtbarer Bewältigungsstrategien, die dem erfolgreichen Abstinentwerden noch hinderlich sind.

Die folgenden Tabellen enthalten jeweils in der linken Spalte die Bilder, welche möglicherweise die rechts beschriebenen Suchprozesse auslösen.

#### 5) Abschluss der Trance: Zeitprogression

Als weitere Technik kann die Zeitprogression angewandt werden. Die Hypnotisanden werden für ein Jahr in die Zukunft »geschickt«, um zu sehen, wie gesund der »Lungenwald« zu diesem Zeitpunkt aussehen wird, also nach einem Jahr ohne Rauchen.

Der Klient wird als »Gärtner« dieses Waldes bezeichnet, also als für seine Pflege verantwortlich, aber auch auf die natürlichen Ressourcen des einzelnen wird hingewiesen (»die Bäume wachsen von allein«). Anschließend erfolgt die Reorientierung durch Rückwärtszählen und eine kurze Nachbesprechung.

| Handlung der Geschichte | Therapeutisch intendierte Analogien |
|---|---|
| Mann in der Wüste | Der aktive, nach Lösungsmöglichkeiten suchende Anteil des Klienten, der zu einem früheren Zeitpunkt des Lebens am Ende seiner Ressourcen angelangt zu sein schien |
| Verzweifelte Situation kurz vor dem Verdursten | Krise (eventuell Pubertätskrise, als mit dem Rauchen begonnen wurde) |
| Kleine Palme | verletzlicher Anteil |
| Steinwurf verursacht Verletzung der Palme | Inadäquate Bewältigungsstrategien, die krank machen können (z. B. beginnen zu rauchen) |
| Steckenbleiben des Steins und Versteinern der Palme | Die inadäquate Bewältigungsstrategie wird beibehalten. |
| Jahre vergehen | Jahre vergehen |
| Der Mann kommt an den Ort des Geschehens zurück. | Der Klient setzt sich heute mit den problematischen Verhaltensweisen (dem Rauchen) auseinander. |
| Menschen, die sich dort versammelt haben, darunter ein alter Mann | Nichtrauchergruppe und Therapeuten |
| Bitte um Vergebung | Revidierung alter Verhaltensweisen |
| Der Stein löst sich aus der Palme. | Die Folgen dieses unfruchtbaren Musters können rückgängig gemacht werden (das Rauchen kann beendet werden). |
| Wasser verwandelt den Ort in eine fruchtbare Oase. | Durch die Auflösung des alten Musters werden Ressourcen aktiviert; möglicherweise lassen sich dadurch auch in Lebensbereichen, die nicht unmittelbar mit dem Rauchen zu tun haben, positive Veränderungen einleiten. |

*Tab. 10: »Die Steinpalme«*

**Es folgen die Suggestionen der ersten Sitzung im Wortlaut:**

***Im Wald und »innerer Heiler«***

Sie können jetzt weiterwandern, während Sie tiefer in Trance gehen ... eine neue Welt, die sich dort auftut ... wie im Märchen ... Und mit jedem Atemzug können Sie sich tiefer und besser entspannen ...

Sie können den Atem verfolgen bis zu Ihrer Lunge ... Noch vor drei Tagen sah Ihre Lunge aus wie die Bäume nach einem Waldbrand, schwarz und scheinbar tot ... tote Bäume ... im Nebel ... unklar, was der Nebel verschleiern soll ... in angenehmer Betäubung und mit weichen Konturen ... oder ... wie besinnungslos. Wenn Sie dort atmen, in diesem nebeligen Wald, spüren Sie den Reiz, den Husten. Die Kraft, die Ihnen an dieser Stelle gefehlt hat ... Aber wenn der Nebel sich langsam lichtet, sich besinnen, was wirklich wichtig ist ... auf die Stimme des Körpers hören, die Ihnen das sagen kann, was Ihnen guttut ... und genau weiß, wie das Baby, das wir alle mal waren, das schreit, wenn es Hunger hat, und weiß, wann es satt ist, wann es reicht und genug ist, und dann einfach aufhört ... Das ist gut, es so genau zu wissen, wann es reicht ... und es ist so einfach, nur auf dieses innere Wissen zu hören, das Sie alle haben, das nie verloren gehen kann, weil Sie es mal so genau, so sicher wussten, ohne nachzudenken, ganz von selbst und unwillkürlich. Ihr Körper hat noch immer und für immer dieses Wissen ... immer ... einfach von selbst und ganz leicht und sicher ... jedes Kind, wenn es geboren wird, weiß ganz genau, was ihm wohltut, und tut alles nur so lange, wie es ihm guttut ... Jedes Baby hört genau dann auf, wenn es reicht, nicht früher, nicht später, genau dann hört es auf, wenn es reicht ... einfach auf die Stimme des Körpers hören ... Auf der anderen Seite: Das Neue, Gesunde, Frische. Die Frage, wie Sie da hinkommen ... die Antwort geschenkt bekommen und es tun ... auf die andere Seite gehen ... jetzt oder schon bald ... endgültig und doch im Bewusstsein dessen, was Sie zurücklassen ... jetzt gehen oder schon längst dort sein ... neue Wege ... immer wieder ... jeder geht genau den für ihn bestimmten ... in seinem Tempo ... Ich weiß nicht, ob das ein verschlungener Pfad ist oder ein gerader Weg, ob es Hindernisse, Tore, Brücken gibt? Wenn Sie weiter durch diesen Wald gehen ... immer den Wegen folgend, die die Ihren sind ... und Sie erkennen sie ... das geht so leicht, wie ein Baby erkennt, dass es reicht ... an ein Tor kommen ... dahinter ... Sie sehen es schon ... Sie kennen es gut ... von früher her ... sehr gut ... ein junger Wald ... kleine frische gesunde grüne Blätter, in denen die Kraft der Zukunft schon vorhanden ist ... freie Sicht, der Nebel hat sich verzogen, gibt die Sicht frei, auf die wirklich wichtigen Dinge ... Ein frischer Wind sorgt für Klarheit und Genuss, das gute Gefühl der Freiheit und Klarheit ... und die Sicherheit zu haben, einfach zu spüren, wann der richtige Zeitpunkt für Sie da ist ... den einen oder anderen Weg für sich zu wählen ... und Sie wissen ganz sicher, welcher der richtige für Sie ist ... viele Arten, viele Wege, ein gutes Ziel für sich zu verwirklichen ...

und ... Sie wissen ganz genau, wie Sie dort hinkommen, Sie finden Ihren Weg auf die andere Seite, dort hin, wo es so guttut, zu atmen, wo der Wald frisch und jung und zart ist. Die wichtigen Fragen ... wie kommen Sie auf die andere Seite ... viele Möglichkeiten ... viele Wege dorthin ... manche sind Sie gegangen ... manche liegen noch vor Ihnen ... mit der Sicherheit eines Kindes den richtigen wählen ... der nur auf Sie gewartet hat ... das Tor ... vielleicht schon offen ... einfach durchgehen ... drübersteigen ... vielleicht gibt es Brücken, die darüberführen ... die zwei Seiten verbinden, in Ihnen, zwei Seiten, die beide etwas Gutes für Sie haben ... die Verbindung der beiden inneren Seiten ... um auf die andere Seite zu kommen, oder schon lange dort zu sein, jeder auf seine oder ihre Weise ... im eigenen Tempo ... auf die eigene Art ... Wenn Sie selbst es jetzt noch nicht wissen, können Sie Hilfe suchen ... und finden ... den Schlüssel suchen ... und finden ... Vielleicht gibt es dort jemand, den Sie fragen können, wie und wo der Schlüssel zu finden ist oder ... was es noch aus dem Weg zu räumen gibt ... eine Person ... die Sie schon erwartet ... Sie können diesen anderen kennen ... Sie kennen ihn schon lange ... schon immer vielleicht ... oder aber es ist jemand, der Sie an jemanden erinnert, oder den Sie noch nie gesehen haben ... ganz neu und neugierig ... das ist nicht so wichtig. Sie können sich auf diesen anderen zubewegen, ihm entgegengehen, langsam oder schnell, ganz so, wie es Ihrem Tempo entspricht, und vielleicht sehen Sie der anderen Person dabei in die Augen ... nehmen Sie sie ganz genau wahr ... ihr Aussehen ... ihre Eigenarten ... und das Wohlwollen, das sie Ihnen entgegenbringt ... ihr Fragen stellen, und dabei die Antworten schon wissen ... oder bald wissen ... die Antworten wissen, und die Frage noch gar nicht gestellt haben ... Die Antwort sagt etwas über die Frage und diese Person sagt etwas ... für Sie bestimmt ... Sie können genau zuhören und nur Sie kennen die Bedeutung dessen, was diese andere Person sagt. Sie wissen, dass es wichtig ist, dies zu behalten, denn darum sind Sie hier. Jetzt wissen Sie ganz genau, warum Sie hierhin gegangen sind. Und so, wie sich so oft am Ende ein Sinn zeigt in dem, was war, so können Sie auch jetzt und hier diesen Sinn erkennen ... Die andere Seite: Ein Buchenwald im Frühjahr vielleicht, wenn die Sonne durch dieses noch ganz zarte Laub scheint ... Genau jetzt oder einige Zeit später ... immer zum richtigen Zeitpunkt. Die kleinen Blättchen und Äste so fein, so zart und noch empfindlich, aber mit der Zeit werden Sie immer kräftiger und robuster ... Es ist so angenehm, dort zu atmen, ganz tief durchzuatmen und die Frische zu genießen, die neue Kraft. Den sicheren, warmen Waldboden unter den Füßen und das grüne Laub über sich ... Vielleicht wollen Sie einen dieser Bäume berühren, die sich so gut anfühlen, die Rinde, die Blätter, der Stamm, der Halt gibt und die Wurzeln. Sie können stolz sein auf sich, dass Sie es geschafft haben, bis hierher zu kommen, und den Entschluss gefasst haben, von nun an gesünder und besser zu leben ... Dieses Gefühl kann Ihnen eine tiefe innere Befriedigung geben, die Sie stärkt und Ihnen neue Kraft gibt, Kraft, um weiterzumachen und immer weiter Ihren Weg zu gehen. Immer weiter. Sie können weiter auf Ihre innere Stimme hören und sich gleichzeitig die Geschichte von der Steinpalme anhören ...

***Steinpalmenmetapher***

Ein Mann verirrte sich in der Wüste. Die Sonne brannte vom Himmel, und er war kurz vor dem Verdursten. Endlich erreichte er Wasser und trank davon, aber es war salzig und bekam ihm nicht. Mit der Wut seiner Verzweiflung nahm er einen Stein, warf ihn auf eine kleine Palme, die da stand, und wurde ohnmächtig. Der Stein blieb im Palmenherzen stecken. Die Palme überlebte und kam allmählich wieder zu Kräften. Die Palme wuchs größer und kräftiger als zuvor. Jedoch hatte sie eine harte Rinde wie aus Stein und war ganz starr und unbeweglich. Vielleicht war es gerade ihre einzigartige Erscheinung, die die Menschen aus der Umgebung anlockte. Jeden Abend versammelten sie sich unter ihr und erzählten sich die Ereignisse des Tages. Eines Abends blieben ein alter Mann und ein Fremder zurück. Der fragte: »Warum ist die Palme so hart wie Stein?« Da erzählte der alte Mann dem Fremden die Geschichte von der Steinpalme. Dem wurde ganz anders und zum Schluss sagte er: »Der Fremde, der den Stein warf, das war ich. Was kann ich dafür tun, um das wieder gutzumachen?« Darauf entgegnete der alte Mann: »Du kannst die Schuld tragen, wie die Palme den Stein trägt, der immer noch in ihrem Herzen steckt, oder Du kannst sie um Verzeihung bitten«, und der Fremde bat um Verzeihung. Da war ein Geräusch zu hören, wie das Knallen eines Sektkorkens, der Stein sprang aus dem Palmenherzen und fiel auf die Erde mit solcher Wucht, dass er im Boden verschwand. Dabei traf er eine Wasserader, Wasser strömte aus und verwandelte die Umgebung in ein fruchtbares, lebendiges Stück Land. So entstand eine Oase, zu der die Menschen kamen, um sich beim Anblick der grünen Wiesen und Büsche auszuruhen und Schutz zu suchen.

***Abschluss der Trance: Zeitprogression***

Und Sie können sich vorstellen, wie es ist, in einem Jahr in diesen Wald zu kommen und zu sehen, wie groß die Zweige geworden sind und wie neue Bäume gewachsen sind. Die Luft in diesem neu erblühenden Wald wird frisch und gesund sein und von Tag zu Tag besser werden. Und Sie können sich vorstellen, dass dieser Wald immer grüner und grüner und gesünder werden kann, worauf Sie stolz sein können, denn Sie sind der Gärtner dieses Waldes, der aufpasst, dass die Bäume immer die richtige Stütze und Nahrung bekommen. Genauso wie Sie für sich selbst sorgen können ... die richtige Stütze und Nahrung. Und während Sie sich in diesem Wald aufhalten, können Sie sich ganz stark und frisch fühlen. Jeder Atemzug wird Ihnen neue Kraft geben, um immer leichter durchzuhalten. Tief durchzuatmen und die Frische zu genießen, den Sauerstoff in Ihrem Blut zu spüren, der frisch und gut ist ... für Sie und Ihren Körper. Und es ist so leicht, dort zu sein und dort zu bleiben, weil es das ist, was Ihnen wirklich guttut und was Ihnen Ihre innere Stimme schon lange rät.

**Die zweite Sitzung**

Thema der zweiten Sitzung ist primär die Bearbeitung von Ambivalenzen. Die Raucherseite soll zur Koalition bewegt werden, damit keine »Opposition« aus dem unbewussten Wunsch weiterzurauchen, entsteht. Mithilfe der Technik der »magnetischen Hände« werden Raucher- und Nichtraucherseite, welche im Grunde beide etwas Gutes für den Klienten wollen, integriert.

Weitere Themen sind die Aktivierung von Ressourcen sowie Versuchungssituationen, in die der noch nicht gefestigte Nichtraucher vermutlich früher oder später geraten wird.

**Ablauf der zweiten Sitzung:**

1) Sicherer Ort
Fraktionierung
2) Magnetische Hände
3) Ambivalenzarbeit
4) Ressourcenaktivierung: Adlermetapher
5) Versuchungssituationen üben

**1) Sicherer Ort:**

Die Suggestionen zum sicheren Ort wurden bereits dargestellt.

**2) Vertiefung und magnetische Hände**

Nachdem den Klienten zunächst das Aufsuchen des sicheren Ortes suggeriert wurde, werden sie reorientiert. Anschließend wird ausführlich auf die Notwendigkeit eingegangen, sich immer wieder mit dem Rauchwunsch zu konfrontieren. Ihnen wird anhand eines Beispiels aus der Politik erläutert, dass »Oppositionsparteien, denen kein Gehör geschenkt wird, zur Untergrundbewegung werden können«. Die folgende Übung wird als eine Möglichkeit, mit der »Opposition«, das heißt dem Rauchwunsch, ins innere Gespräch zu kommen, angekündigt. Anschließend wird eine kurze Erklärung des Prinzips der Unwillkürlichkeit und dessen Bedeutung für die Übung gegeben.

Nun erfolgt die Anweisung, die Hände so vor den Oberkörper zu halten, als hielte man einen Ball mit beiden Händen fest. Die Vertiefung wird hauptsächlich mithilfe der Einstreuungstechnik, indem wiederholt Begriffe wie »tief«, »Tiefe« oder auch »Motief« verwendet werden, realisiert.

Eingestreut in die Vertiefung erfolgen Suggestionen zur Handlevitation

> ... fühlen Sie ein Kribbeln in den Händen, das die Trance ankündigt, oder diese ganz gewisse Art von Kälte, die angenehm leicht sein kann, wie ein leichter, kühler Wind ...

und zur Regression.

> ... den Ball, den Sie als Kind zum Spielen hatten, festhalten ... als wollten Sie einen Ball umfassen, mit dem Sie als Kind gespielt haben ...

Die Katalepsie und der damit einhergehende Eindruck von Unwillkürlichkeit dienen dabei zunächst der Tranceratifikation. Weiter wird erläutert, dass ein Säugling unwillkürlich und reflexhaft umklammert, was ihm wohltut, seine Arme jedoch auseinandergehen, wenn er erschrickt oder etwas nicht möchte.

### 3) Nutzung der Trance: Ambivalenzarbeit

In der Folge wird suggeriert, dass die beiden Hände jeweils für eine bestimmte Seite des Klienten stehen, welche unterschiedliche Dinge zu realisieren wünschen, deren gemeinsamer Nenner jedoch das Gute ist, das beide Seiten für ihn wollen. Weiter werden die Teilnehmer angeleitet zu spüren, welche Hand für welchen inneren Anteil steht, beispielsweise die eine Hand für den Wunsch nach Genuss (derzeit über die Sucht realisiert) und die andere für den Wunsch nach Gesundheit. Beide Seiten können zudem als Gestalten, Personen oder Symbole visualisiert werden, für die es wichtig ist, in einen Dialog zu treten.

In Analogie zum Verhalten des Säuglings wird anschließend suggeriert, dass sich beide Hände wie magnetisch angezogen einander nähern und sich schließlich berühren werden, wenn das Unbewusste Möglichkeiten der Umsetzung findet, bei denen sich beide Anteile ergänzen. Im Moment der Berührung sollen den Klienten diese Integrationsmöglichkeiten bewusst zugänglich sein. Bei Klienten, die »hängen« bleiben, also die Annäherung der Hände nicht oder nicht vollständig vollziehen, werden an dieser Stelle Fragen ans Unbewusste gerichtet, welche wiederum durch ein Sich-Annähern der Hände bei Zustimmung und ein Auseinandergehen bei Ablehnung beantwortet werden.

**Die Fragen lauten:**

- Gibt es ein Hindernis, das die Annäherung verhindert?
- Gibt Ihr Unbewusstes die Zustimmung, dieses näher zu betrachten?
- Gibt es Erfahrungen aus den letzten 5, 10, 15 Jahren, die mit dem Hindernis zusammenhängen?
- Welcher Art?
- Welches wäre der nächste Schritt, um das Hindernis aus dem Weg zu räumen?

### 4) Ressourcenaktivierung: Adlermetapher

Nun folgt die Instruktion, dass die Hände in den Schoß sinken sollen, wenn der nächste notwendige Schritt klar geworden ist. Anschließend wird die folgende Metapher erzählt:

***Metapher 2: »Der Adler« (nach Revenstorf)***

*Ein Bauer findet einen jungen Adler, nimmt ihn mit und zieht ihn auf dem Hühnerhof auf. Eines Tages kommt ein Fremder vorbei und stellt fest, dass der Vogel im Hühnerhof doch ein Adler und kein Huhn sei; er möchte dem Adler das Fliegen beibringen. Der Bauer dagegen meint, das wie ein Huhn aufgezogene Tier fühle und benehme sich auch wie ein Huhn. Der Fremde bleibt bei seinem Vorsatz und versucht mit sich täglich steigernden Bemühungen, den Adler das Fliegen zu lehren. Schließlich, beim dritten Versuch, fliegt der Adler.*

Die Adlermetapher dient der Überwindung der Blockade natürlicher Ressourcen, letzte Zweifel bezüglich des Erfolgs der Bemühungen, das Rauchen aufzugeben, sollen beseitigt werden. Gleichzeitig wird der Aufbau einer »neuen Identität« angeregt und diese positiv besetzt; der Adler übertrifft das Huhn in Bezug auf Schönheit und Fähigkeiten und steht für eine höhere Lebensqualität.

| **Handlung der Geschichte** | **Therapeutisch intendierte Analogien** |
|---|---|
| Adler | Klient |
| Bauer | Pessimismus oder hindernde Umwelteinflüsse |
| Fremder | Optimismus oder Therapeut |
| Missglückte Versuche, dem Tier das Fliegen beizubringen | Blockade natürlicher Ressourcen oder missglückte Versuche, das Rauchen aufzugeben |
| Weitere, sich steigernde Bemühungen | Erste Therapie- oder Lösungsversuche |
| Flug des Adlers | Entfaltung natürlicher Ressourcen (abstinent werden) |

*Tab. 11: »Der Adler«*

### 5) Aufsuchen von Versuchungssituationen

Die Klienten werden nun angeleitet, sich bewusst in »Versuchungssituationen« zu begeben, die detailliert beschrieben werden. Sinn dieses Vorgehens ist, dass sie später nicht unvorbereitet in derartige Situationen geraten, vielmehr sollen sie die Möglichkeit haben, im Rahmen der Trance alternative Reaktionsweisen zu erarbeiten und zu erleben. Die Hypnose wird hier also als Konditionierung in sensu eingesetzt, wobei zusätzlich als posthypnotische Suggestion Unwillkürlichkeit suggeriert wird, mit welcher sich das neue Wissen, Zigaretten nicht zu brauchen, immer dann vor die »Sehn-Sucht« schiebt, wenn diese überhand zu nehmen droht.

Als Suggestion des erlebten Genusses beim Rauchen wird dargelegt, dass dieser als lediglich in die Zigarette projiziert zu bewerten ist und die Klienten ihn nun von der Zigarette durch die Hand zurück in den Körper strömen lassen können. Als Reframe zur Beibehaltung des Genusses wird weiter suggeriert, dass Raucher »Genussspezialisten« sind, denen das Genießen ohne Zigarette noch leichter fällt als unter Verwendung einer »Krücke«, wie das Rauchen sie darstellt.

Bezug nehmend auf die Prämisse, dass der Abschied vom Rauchen zugleich der Beginn einer Lebensphase sein kann, die mit einem höheren Maß an Unabhängigkeit und Freiheit einhergeht, wird abschließend ausgeführt, dass die Klienten nach dem Loslassen der Zigarette »die Hand wieder frei haben für die Dinge, die sie wirklich tun möchten.«

Daran anschließend folgt die Reorientierung.

Klienten, die zu diesem Zeitpunkt zu Hause noch Zigaretten vorrätig haben, werden am Ende der Sitzung gebeten, sie in der nächsten Stunde mitzubringen.

**Im Folgenden der Wortlaut für die Suggestionen der zweiten Sitzung:**

***Magnetische Hände und Vertiefung***

Stellen Sie sich vor, Sie halten einen Ball in den Händen, vielleicht den Ball, den Sie als Kind zum Spielen hatten ... Sie halten ihn fest ... als wollten Sie einen Ball umfassen, mit dem Sie als Kind gespielt haben ... halten Sie ihn fest, spüren Sie seine Größe, das Material ... riechen Sie den Gummigeruch des Balls ... und Sie fühlen, wie Ihre beiden Hände ihn umfassen, sich entgegenkommen, indem Sie den Ball halten, so wie ein Baby, das einfach aus seinem Reflex heraus umklammert, was es sich wünscht und was ihm wohltut, und die Arme auseinanderwirft, wenn es erschreckt wird und etwas nicht haben will ... Was ihm guttut, das hält es fest ... Sie spüren diesen Ball ganz genau ... zwischen Ihren Händen ... Vielleicht bemerken Sie, dass Sie die Hände zunächst noch willkürlich in der Luft halten, aber irgendwann, ganz unmerklich zuerst, geht es leichter und leichter, wie bei einer Statue, die ihre Hände so hält, ganz von selbst, leicht und kühl ... Sie können sich jetzt vorstellen, dass es diese beiden Seiten in Ihnen gibt, von denen jede etwas Gutes für Sie will ... wollen, dass es Ihnen gut geht ... das Gute ... Sie können nachfühlen, welche der beiden Seiten es ist, die den Wunsch nach Gesundheit vertritt, welche Hand diese Seite vertritt und ... welche die andere Seite ist ... der Wunsch nach Genuss, nach Ruhe ... und die andere Seite: sich frei fühlen ... und klar ... rein ... der reine Genuss ... oder nach Halt ... und Sicherheit ... die Sehnsucht ... das Sehnen ... die Sucht ... Fühlen Sie dem nach, welche Hand ... welche Seite vertritt ... Beide Seiten können dann ... tiefer und tiefer in Trance gehen, und ich weiß nicht, ob es für Sie am leichtesten ist, sich vorzustellen, wie Sie mit jedem Ausatmen tiefer in Trance gehen, oder ob Sie intuitiv die aktive Weise wählen, tiefer und weiter in Trance zu gehen ... In Trance gehen ... Sie wissen genau, was Ihnen guttut und wie Sie am besten und intuitiv weiter und tiefer in Trance gehen können. Sie können sich vorstellen, dass Sie sich in einem Haus befinden, und ich weiß nicht, welche Farbe die Wände haben, ob es Tapeten an den Wänden gibt und welche Struktur sie haben. Und Sie können vielleicht Geräusche hören, Geräusche, die Ihnen bekannt vorkommen, die Sie genau kennen, oder aber es sind Geräusche, die Ihnen fremd sind und Sie neugierig machen. Sie können sich so viel Zeit lassen ... sich Zeit lassen ... wie Sie brauchen, um sich umzusehen in diesem Haus ... vielleicht ist es das Haus, in dem Sie groß geworden sind ... vielleicht riechen Sie auch etwas Bestimmtes, vielleicht können Sie den Geruch der Wände, des Bodens oder einen anderen Geruch wahrnehmen. Und wie Sie sich so umschauen in diesem Haus, können Sie eine Tür entdecken. Diese Tür kennen Sie zwar, sie ist Ihnen jedoch noch nie so deutlich geworden wie heute. Sie können an diese Tür herantreten und sie aufmachen, und Sie können sehen, dass sich dahinter eine schöne Treppe verbirgt. Und vielleicht befinden sich links und rechts der Treppe alte Leuchter, oder aber es gibt eine andere Art, Licht zu machen. Sie können spüren, dass Sie den Wunsch haben, dort hinunterzusteigen und zu schauen, was sich dort unten befindet. Sie können Schritt für Schritt, langsam, Stufe für Stufe hinabsteigen und mit jeder Etappe tiefer und tiefer in Trance gehen ... tiefer gehen ... Mit jeder Stufe können Sie tiefer und weiter in Trance gehen, und nur Sie können sehen oder wissen, wie viele Stufen Sie hinabsteigen können, um unten anzukommen ... mit jeder Stufe tiefer in Trance gehen ... Und mit Ihnen gehen die Hände in Trance ... Die Hände fühlen sich immer leichter und bewegen sich ganz ohne Ihr bewusstes Zutun, von selbst ... fühlen Sie ein Kribbeln in den Händen, das die Trance ankündigt, oder diese gewisse Art von Kälte, die angenehm leicht sein kann, wie ein leichter kühler Wind ... Vielleicht ist es wieder Ihre ganz spezielle Art, in Trance zu gehen, die niemand bemerkt, auch Sie nicht, während Sie tiefer und tiefer in Trance gehen und es schon längst sind. Bei manchen Leuten ist es so, dass einfach die Hände in Trance gehen und sich von dort aus die Trance vertieft ... spüren Sie das Kribbeln ... bemerken Sie, dass Sie die Hände zu Beginn noch zum großen Teil bewusst gehalten haben, aber es wird immer leichter ... immer mehr von alleine ... vielleicht wie damals als Kind, als Sie laufen gelernt haben ... Zuerst war da noch jemand, er hat Sie gehalten ... die Eltern ... aber dann ... irgendwann ... ging es mehr und mehr von selbst ... irgendwann ganz von allein ... Es kann sein, dass Sie schon spüren, wie die Hände sich so ungewöhnlich kühl oder kribbelig oder steif anfühlen ... wie die Hände oder Arme einer Statue. Vielleicht sind es auch kleine ruckartige Bewegungen, die Sie spüren ... Sie sind in Trance. Gehen immer weiter und tiefer. Wenn Sie dort angekommen sind, wissen Sie, dass Sie ganz entspannt und interessiert sein können, in Sicherheit und so voller Mut ... und Neugier.

***Ambivalenzarbeit***

Sie fühlen weiter die Kraft beider Seiten in sich, die Seite, die den Genuss will ... den Genuss ... und die Seite, die die Gesundheit will ... die Gesundheit ... Jede der beiden Seiten will das Beste für Sie, will das festhalten, umfassen, was Ihnen guttut ... Beide Seiten haben ihr eigenes Aussehen ... ihre eigenen Ansichten ... schauen Sie genau hin ... Genau sehen ... wie die beiden Seiten aussehen, die Gestalt der Seite, die den Genuss will ... den Genuss ... und der Seite, die die Gesundheit will ... die Gesundheit ... Wie sie aussehen, was sie zu sagen haben ... und Sie können sich nun auf die Suche begeben, nach dem, was Ihnen am besten tut. Wenn Sie herausfinden, in Ihrem Tempo und mit so viel Zeit, wie Sie dafür brauchen, wie Sie es vereinbaren können ... den Genuss ... die Gesundheit ... werden sich Ihre Hände annähern, immer näher, bis sie sich berühren, ganz fest halten und in Ihren Schoß sinken ... den Genuss ... die Gesundheit ... Sie spüren, wie die beiden Seiten sich magisch anziehen ... wie Magnete ... sie wollen zusammen ... Vielleicht ist es, wie wenn Gummibänder an jedem einzelnen Finger befestigt sind, die sich immer weiter zusammenziehen. Vielleicht sind es auch die Handinnenflächen, an denen die Bänder befestigt sind. Spüren Sie den Zug? Lassen Sie die Hände einfach zusammen kommen ... was zusammen gehört, findet zusammen. Es wird sich etwas verändern, vielleicht schon jetzt, während die beiden Seiten, die Hände, aufeinander zugehen. Vielleicht in genau dem Moment, wo sie sich treffen. Vielleicht bemerken Sie es nicht sofort, aber Sie werden nachher hinausgehen, und irgendwann wird es nicht mehr zu übersehen sein, dass die Veränderung begonnen hat. Und Sie erinnern sich an das Pendel: Zuerst ist es eine kleine Bewegung, dann eine große ... und Sie haben alle Zeit, die Sie brauchen ... denn Ihr Unbewusstes kennt das richtige Tempo. Wenn die Hände sich gefunden haben, lassen Sie sie einfach in den Schoß sinken, so, wie es am angenehmsten ist.

***Nur bei Hängenbleiben:***

1. Gibt es noch ein Hindernis?
2. Gibt Ihr Unbewusstes die Zustimmung, dieses näher zu betrachten?
3. Erfahrungen in den letzten 5, 10, 15 Jahren, die damit zusammenhängen?
4. Nächster Schritt, um das Hindernis aus dem Weg zu räumen? Wenn der Schritt klar ist, sinken die Hände in den Schoß.

Sie können weiter beobachten, was Ihre Hände, was die beiden Seiten wollen, und dabei gleichzeitig eine Geschichte anhören, die Geschichte von dem Adler, der auf dem Hühnerhof aufgewachsen war ... und ich weiß nicht, ob Sie sie schon kennen ...

***Ressourcenaktivierung: Adlermetapher***

Ein junger Adler fiel aus seinem Nest. Ein Bauer fand ihn und nahm ihn mit auf seinen Hühnerhof. Dort wuchs er mit den Hühnern auf. Eines Tages kam ein Fremder vorbei und meinte: »Der Vogel dort zwischen den Hühnern ist ein Adler.« Aber der Bauer lächelte und erwiderte: »Ich habe ihn aufgezogen wie ein Huhn, deshalb benimmt und fühlt er sich wie ein Huhn.« Der Fremde setzte den Adler auf seinen Arm und sagte: »Breite Deine Schwingen aus und fliege, Du bist der König der Lüfte!« Der Adler jedoch sprang vom Arm, lief auf den Hühnerhof und pickte Körner. Am nächsten Morgen kletterte der Fremde mit dem Adler auf das Dach und wiederholte: »Breite Deine Schwingen aus und fliege, Du bist der König der Lüfte!« Der Adler jedoch rutschte das Dach hinunter, sprang auf den Boden und pickte Körner. Der Bauer lächelte und sagte: »Sehen Sie, er benimmt und fühlt sich wie ein Huhn.« Am dritten Tag stieg der Fremde mit dem Adler auf einen Berg. Auf dem Gipfel angekommen rief er: »Breite Deine Schwingen aus und fliege, Du bist der König der Lüfte!« Der Adler blickte ins Tal. Er sah den Bauernhof und die Hühner und zu seiner Verwunderung auch die Körner, so scharf war sein Auge. Plötzlich begannen seine Flügel zu zittern. Da wiederholte der Fremde: »Breite Deine Schwingen aus und fliege, Du bist der König der Lüfte!« Und das Zittern in den Flügeln des Adlers verstärkte sich, er breitete sie aus und flog davon.

***Versuchungssituationen üben***

Noch einmal können Sie sich vorstellen, und diesmal wird alles noch viel deutlicher, wie das war, Ihre Lieblingszigarette zu rauchen. Vielleicht war es die Zigarette nach dem Essen, die am allerbesten geschmeckt hat, die Ihnen den höchsten Genuss zu geben schien mit ihrem Geruch oder ihrem Geschmack, mit dem Gefühl, sich an ihr zu halten ... oder es war eine der vielen anderen Zigaretten, die Sie am meisten geliebt haben, die am Morgen, die so angenehm munter machen konnte, oder die bei der Arbeit, die den Stress zu verscheuchen half, oder die nach einem Streit mit dem Partner, die Ihnen Souveränität zurückgeben sollte, oder die abends vor dem Fernseher oder in der Kneipe. Vielleicht war es auch die Zigarette, die die Langeweile vertreiben sollte, die am wichtigsten gewesen war ... und ich weiß nicht, wie sehnsüchtig Sie werden, wenn Sie dies alles vor Ihrem inneren Auge vorbeiziehen lassen und fühlen, riechen, schmecken, wie es war, und es ganz genau empfinden ... Aber jedes Mal, wenn Sie diese Sehnsucht spüren, wird sich vor sie ein neues, starkes und sehr hilfreiches Gefühl schieben, ein ganz sicheres Wissen, so stark und unwillkürlich, ohne dass Sie sich dafür besonders anstrengen müssen. Sie werden jetzt schon ganz genau wissen, dass dieser Genuss und diese Geselligkeit und all das Erstrebenswerte, dem Sie jetzt nachgespürt haben, in Wahrheit nicht in der Zigarette steckt, sondern in Ihnen selbst. Sie haben es in die Zigarette gelegt, all das, von dem Sie meinten, die Zigarette hätte es Ihnen gegeben ... Sie haben es in die Zigarette gelegt und holen es sich heute wieder zurück ... Sie werden sich weiter all den Genuss, all die Ruhe geben, wie Sie es sich wünschen und wie Sie es stets getan haben, aber ohne Zigarette. Denn es kann nichts von einem Gegenstand kommen, was Sie nicht selbst hineingelegt haben, und jetzt ist es an der Zeit, dies wieder zurückzunehmen, zu sich, wo es hingehört. Und Sie können sich in Zukunft genau das, was Sie sich bisher mit der Zigarette geholt haben, auf eine neue Art und Weise holen, und Sie wissen ganz genau, wie Sie gut für sich sorgen können, ohne dabei auf eine äußerliche, Sie schädigende Krücke angewiesen zu sein. Vielleicht haben Sie in den letzen Tagen schon für sich eine Art entdecken können, wie Sie mit den für Sie gefährlichen Situationen umgehen können und eine neue individuelle und fantasievolle und vor allem gesunde Art gefunden, wie Sie in Zukunft leben werden. Sie können sich auch Zeit lassen und in Ruhe nachspüren, welches die passende und für Sie geeignete Art und Weise ist, sich in diesen Situationen auszudrücken. Und Sie werden ganz genau wissen, wie Sie sich den Genuss verschaffen können – ohne Zigarette ... und Sie haben all die Jahre über genossen. Wer gelernt hat, mit Zigarette zu genießen, der kann das ohne Zigarette erst recht, und es geht viel leichter. Vielleicht spüren Sie all diesen Genuss in Ihrer Hand pulsieren und sich in Ihrem Körper ausbreiten, in Sie selbst zurück, während die Zigarette nur noch eine leere Hülle ist, die Sie genauso gut für immer fallenlassen können, um die Hand wieder frei zu haben für die Dinge, die Sie wirklich tun möchten. Eine leere, unsichtbare Hülle, es bleibt nichts mehr, ein bisschen Papier, ein paar alte, vertrocknete Pflanzenteile darin, das ist alles. Sie brauchen das nicht, Sie sind frei. Das, was da war, ist unsichtbar, weg, vorbei.

### Die dritte Sitzung

Themen der dritten Sitzung sind die Rückfallprophylaxe, der endgültige Abschied von der Zigarette und der Anstoß, den damit verbundenen Neuanfang zugleich für eine Neuorientierung in anderen Lebensbereichen zu nutzen sowie die in der Therapie gewonnenen Erfahrungen und Ressourcen weiter auszubauen.

Außerdem wird eine stärker an direktiven Hypnoseformen orientierte Progression in die Zukunft durchgeführt, in der die Klienten sich als Nichtraucher erleben können.

**Ablauf der dritten Sitzung:**

1) Sicherer Ort
   eventuell Fraktionierung
2) »Im grünen Bereich und Begegnung mit dem Rauchwunsch«
3) Malermetapher
4) Abschluss: Verabschiedung, »Red Balloon« und »Schatzkästchen«
5) Reorientierung und Abschlussritual

#### 1) Sicherer Ort und Vertiefung: Rutsche

Nach der Etablierung des Ruhebilds, das sich in der dritten Sitzung weitgehend an den eingebrachten Motiven orientiert, erfolgt die Vertiefung, indem die Klienten sich vorstellen, eine Rutsche hinunterzugleiten. Mit dieser Vorstellung, die aus der Kindheit vertraut sein dürfte, werden gleichzeitig über die Altersregression eine größere Trancetiefe erreicht sowie alte Ressourcen reaktiviert.

Das Bild der Rutsche erfüllt dabei noch einen weiteren Zweck. Sie entspricht der Linie, die als graphische Darstellung der Kohlenmonoxidwerte in der Ausatemluft der Klienten, die zu diesem Zeitpunkt bereits nicht mehr rauchen, entstanden ist. Verstärkt wird diese Vorstellung durch die Beschreibung der wechselnden Farbe der Rutsche: Anfangs ist sie rot, dann gelb, und schließlich wird sie grün. Der Farbverlauf entspricht den Farben im Diagramm beziehungsweise denen an der Anzeige des Kohlenmonoxid-Messgeräts. Für Raucher steht rot, für leichte oder Passivraucher gelb, die grüne Farbe für das Nichtrauchen. Letztere erlaubt die Assoziation mit dem grünen »Lungenwald« und stellt damit die Verbindung zu den Themen der ersten Sitzung her.

### 2) Nutzung der Trance: Im grünen Bereich und Begegnung mit dem Rauchwunsch

Den Klienten wird suggeriert, dass sie nun endgültig im »grünen Bereich« angekommen sind und es ihnen von nun an leichtfällt, dort zu bleiben. Als Körperanker wird das Atmen verwendet:

> ... sich selbst immer und immer wieder in Ihren eigenen grünen Bereich zu bringen, wenn Sie einmal tief durchatmen, und Sie können dann ganz tief in Ihrem Inneren spüren, wie gut das tut, im grünen Bereich zu sein ...

Den Klienten wird weiter im Sinn einer Rückfallprophylaxe beschrieben, dass auch im »grünen Bereich« die Konfrontation mit dem eigenen Wunsch zu rauchen möglich und wahrscheinlich ist. Metaphorisch beschrieben wird die Begegnung mit dem Rauchwunsch als ein Treffen mit einer Person als ein Besuch, der uneingeladen kommt und mit gebührendem Respekt freundlich, aber entschieden wieder verabschiedet wird.

Dabei wird besonders darauf fokussiert, dass solche »Besuche eines alten Bekannten« nicht völlig zu unterbinden sind, sondern dass es wichtig ist, mit ihm in Kontakt zu treten, um ihn auch wieder zum Gehen zu bewegen. Dieser Vorgehensweise liegt die Idee zugrunde, dass ein Symptom (hier die Sucht) nur so lange Symptomcharakter behält, wie der Kontakt zur entsprechenden Verhaltensweise gestört ist; gelingt es dem Klienten, die innere Verbindung wieder herzustellen, gewinnt er die Kontrolle darüber zurück. Allerdings gibt es auch Teilnehmer, meist Männer, die von dieser sanften Art der Verabschiedung nichts halten und nach der Trance berichten, sie hätten dem Rauchwunsch mit dem Knüppel »eins übergebraten«, sodass dieser jetzt ganz bestimmt nicht mehr vorbeischauen würde. Diese Nutzung der Trance entspricht zwar nicht der ursprünglichen therapeutischen Intention – wenn sie jedoch hilfreich ist, ist nichts dagegen einzuwenden.

Anschließend wird übergeleitet zur folgenden Metapher:

**3) Metapher 3: »Der Maler« (mündliche Weitergabe)**

*Ein König beauftragt den besten Maler des Landes, ein Bild seines Lieblingsvogels zu erstellen. Der Maler bedingt sich dafür ein Jahr Zeit aus, der König billigt ihm es unwillig zu. Als nach Ablauf des Jahres der König zum Maler kommt, malt dieser das Bild innerhalb weniger Minuten vor seinen Augen. Als der König daraufhin ärgerlich wird, zeigt ihm der Maler einen Schrank voller Skizzen, die Voraussetzung für das schnelle Gelingen des Werkes waren.*

Die Metapher vom Maler dient an dieser Stelle der Bekräftigung der Tatsache, dass die von den Klienten geleistete »Vorarbeit«, beispielsweise in Form der Auseinandersetzung mit den Funktionen des Rauchens während der vorangegangenen Hypnosesitzungen, eine Gewähr für das Gelingen ihres Vorhabens ist.

| Handlung der Geschichte | Therapeutisch intendierte Analogien |
|---|---|
| König | ungeduldige Klientenanteile |
| Maler | Weitere Anteile des Klienten, die für die Zielumsetzung aktiviert werden |
| Bild seines Lieblingsvogels erstellen | Ziel des Klienten (z. B. Nichtrauchen) |
| Ein Jahr Zeit | Raum oder Zeit, die notwendig sind, um ein Ziel erreichen zu können |
| Schrank voller Skizzen, die Voraussetzung für das schnelle Gelingen des Werks sind | Bemühungen, die nicht sofort erfolgreich, aber unumgänglich sind, um das Ziel zu erreichen |

*Tab. 12: »Der Maler«*

**4) Nutzung der Trance: Red Balloon und Schatzkistchen**

Im letzten Teil der dritten Sitzung wird die »Red Balloon«-Technik nach Walch (1976) angewandt. Bei dieser auch von Stanton (1986) verwendeten Suggestion wird den Klienten der Aufenthalt auf einer grünen Wiese beschrieben, wo ein roter Heißluftballon bereit zur Abfahrt wartet. Der Hypnotisand wird aufgefordert, alles, was er an »Päckchen« loswerden möchte, in den Ballonkorb zu legen. Die

Formulierung wird dabei vage gehalten, um verschiedene Interpretationen offen zu lassen, welcher Art diese »Päckchen« sind. Dadurch entsteht die Möglichkeit, die Trance nicht lediglich im Sinne eines Abschließens mit dem Rauchen zu nutzen, sondern den Abschied von weiteren alten Mustern oder Belastungen zu vollziehen.

Weiter wird suggeriert, dass die Klienten, nachdem sie sich von jeder der abgelegten Lasten sorgfältig »verabschiedet« haben, die Befestigungsseile des Ballons lösen, sodass dieser davonschwebt und schließlich ganz verschwindet. An dieser Stelle werden wiederholt Einstreuungen eingesetzt, die »das Aufatmen« beziehungsweise »die Erleichterung« im Zusammenhang mit dem Wegschweben des Ballons betonen.

Anschließend wird Bezug genommen auf mögliche neu gewonnene Fähigkeiten oder Einsichten, diese können z. B. in einer Schatzkiste an einem sicheren Ort verwahrt werden, von dem suggeriert wird, dass der Klient jederzeit Zugriff auf seine »Schätze« hat.

Hierdurch soll gewährleistet werden, dass die Klienten auch nach Beendigung der Therapie den Kontakt zu ihren neuen Ressourcen sicher halten können.

### 5) Reorientierung und Abschlussritual

Nachdem die Klienten reorientiert worden sind, werden sie auf die Möglichkeit hingewiesen, ihre letzten Zigaretten in eine der Farbe des Ballons entsprechende rote Schachtel zu legen und sich durch dieses Ritual endgültig vom Rauchen zu verabschieden. Häufig haben die Teilnehmer zu diesem Zeitpunkt aber schon länger keine Zigaretten mehr bei sich.

### Die Suggestionen der dritten Sitzung lauten:

***Vertiefung***

Während Sie Ihren Empfindungen nachgehen, können Sie weiter und tiefer in Trance gehen. Und vielleicht mag ein Teil von Ihnen intensiver nachspüren, wo sich die Trance vertieft und welches Motiv Sie brauchen, um besser und tiefer in Trance zu gelangen. Eine Art in Trance zu gehen, ist hineinzurutschen, ganz ohne Anstrengung, scheinbar von allein. Dabei brauchen Sie nichts zu tun, so wie auf einer Rutsche – wenn Sie einmal angefangen haben. Sie können sich diese Rutsche vorstellen, die am Anfang eine rote Farbe hat, und vielleicht spüren Sie diese alte und immer noch vertraute Bewegung des Körpers, wie es ist, sich auf einer Rutsche anzuschubsen. Sie können sich schon jetzt freuen auf dieses schöne, tiefe Hinabgleiten, ohne irgendetwas tun zu müssen, und dabei tiefer und tiefer in Trance zu gehen. Und während Sie loslassen, kennen Sie vielleicht auch schon das Motiv Ihrer Reise. Sie können ganz in Ihrem Tempo weiter auf dieser Rutsche hinabgleiten, während Ihre Sinne sich in die Farbe dieser Rutsche vertiefen. Indem Sie weiter hinabrutschen, ändert sich die Farbe, jetzt wird sie orange. Und Sie können mit Staunen und mit freudiger Überraschung dieser tiefen Empfindung nachspüren ... während Sie weiter und tiefer in Trance gehen.

***»Im grünen Bereich und Begegnung mit dem Rauchwunsch«***

Und wieder ändert sich die Farbe der Rutsche, jetzt wird sie grün, und Sie spüren schon jetzt, dass Sie voller Stolz tiefer und tiefer atmen, und Sie wissen in Ihrem tiefsten Inneren, dass dies gut für Sie ist. Sie können diese tiefe Entspannung und diese entspannte Tiefe Ihres Inneren genießen. Gerade so, wie Sie jetzt im grünen Bereich angekommen sind, so werden Sie auch anderes erspüren können, wenn Sie wollen. Sie haben die Kraft, sich selbst immer und immer wieder in Ihren eigenen grünen Bereich zu bringen, wenn Sie einmal tief durchatmen, und Sie können dann ganz tief in Ihrem Inneren spüren, wie gut das tut, im grünen Bereich zu sein. Sie können sich alle Zeit lassen, die Sie dafür brauchen, denn es gibt eine richtige Zeit für die Dinge ... und dennoch wird Ihnen auch hier ... immer mal wieder Ihr Rauchwunsch begegnen ... Das kann sein, wie einen alten Bekannten zu treffen, der eingeladen oder ohne Einladung vorbei kommt ... Stellen Sie ihn sich genau vor, wie sieht er aus, der Gast, ein Mann, eine Frau? Vielleicht ist es auch keine menschliche Gestalt, sondern ein Tier oder irgendeine andere Art von Wesen. Wie groß, wie klein? Wie alt, wie jung? Wie ist der Ausdruck ... die Haltung? Und die wichtigste Frage: Wie begrüßen Sie den Rauchwunsch? Wie verabschieden Sie ihn? Was müssen Sie tun, damit er auch wieder geht? Finden Sie es heraus ... was will er noch von Ihnen? Welches ist die richtige Art, ihn wieder zum Gehen zu bewegen? Gehen Sie dem nach, während Sie sich eine Geschichte anhören ...

***Malermetapher***

Ich weiß nicht, ob Sie die Geschichte kennen von dem König und dem Maler ... dieser König besaß einen kostbaren Vogel. Als der Vogel in die Jahre gekommen war, beschloss der König, ihn in einem Portrait verewigen zu lassen. Dazu ließ er den besten Maler seines

Landes kommen. Der erklärte sich bereit, den Auftrag zu übernehmen. Allerdings erbat er sich ein Jahr Zeit, um das Werk zu vollenden und nahm den Vogel mit sich. Nach einem halben Jahr schickte der König einen Gesandten aus, um sich nach dem Fortschritt der Arbeit zu erkundigen. Dieser kam zurück und berichtete: »Das Bild ist noch nicht fertig.« Nach 9 Monaten beschloss der König erneut einen Gesandten auszuschicken, um die Arbeit voranzutreiben. Jedoch auch diesmal kehrte der Gesandte unverrichteter Dinge zurück und sagte: »Erst in drei Monaten wird das Bild vollendet sein.« Drei Tage, bevor die Frist abgelaufen war, zog der König mit seinem Hofstaat los, um sich sein Bild zu holen, so ungeduldig war er. Der Maler war jedoch unnachgiebig und meinte: »Ein Jahr und keinen Tag weniger brauche ich, um es zu vollenden.« Das missfiel dem König. Am Morgen des Tages, an dem das Jahr vorbei war, drängten alle in das Atelier des Malers, um das Bild zu bewundern. Dort fanden sie jedoch lediglich den Maler vor einem leeren Blatt Papier. Er griff nach seinen Pinseln und brachte innerhalb von drei Minuten mit wenigen, aber gezielten Pinselstrichen den Vogel zu Papier. Alle waren begeistert von der Schönheit seines Werkes, nur der König wurde wütend und fragte: »Du hast nur drei Minuten zur Fertigstellung des Bildes gebraucht, warum hast Du mich ein Jahr warten lassen?« Der Maler ging wortlos zu einem großen Schrank und öffnete die Türen. Heraus fielen über tausend Skizzen und Studien, die alle den Vogel zum Gegenstand hatten. Da sagte der Maler: »Ein Jahr verbrachte ich damit zu üben, um meinem König ein perfektes Abbild seines Lieblingsvogels zu erstellen.«

### *Abschluss: Verabschiedung, »Red Balloon« und »Schatzkästchen«*

Wie können Sie ihn verabschieden? Der Besuch wird gelegentlich wieder vorbeischauen, das heißt nicht, dass er bleiben muss, das heißt nicht einmal, dass er hereinkommen muss. Vielleicht verabschieden Sie ihn direkt an der Tür? Vielleicht reicht ein ganz bestimmtes Wort, eine ganz bestimmt Geste aus ... und der Rauchwunsch geht. Manchmal reicht auch einfach die Zeit ... sie vergeht von selbst und der Rauchwunsch geht mit ... oft müssen Sie gar nichts weiter tun ... lassen Sie es die Zeit tun ... und Sie können umher gehen, weiter schweifen ... Ich weiß nicht, ob Sie eine kurze Strecke zurücklegen oder einen längeren Weg vor sich sehen ... können Sie vor sich einen großen roten Ballon sehen, und Sie wissen ganz genau, dass dieser Ballon nur auf Sie gewartet hat. Vielleicht hat er schon seit Jahren auf Ihre Ankunft gewartet, und Sie wissen, dass jetzt genau der richtige Zeitpunkt ist. Mit jedem Schritt, den Sie weiter auf den Ballon zugehen, wird Ihnen klarer und klarer, warum Sie hierher gekommen sind und was Sie hier und heute an diesen Ballon an Ballast abgeben dürfen. Ich weiß nicht, was Sie alles in den Korb des Ballons hinein legen werden, aber ich bin ganz sicher, dass Ihr Unbewusstes genau weiß, was da hinein gehört und dass Platz sein wird für alles, was Sie hinein legen wollen. Sie wissen ganz genau, dass jetzt die Zeit gekommen ist, all die Päckchen, die Sie immer mit sich herumgetragen haben, endlich abzugeben. Nehmen Sie sich alle Zeit, die Sie brauchen, um in Ruhe die Dinge hineinzulegen und sich in Ruhe zu verabschieden von allem, was Sie abgeben wollen. Wenn Sie nun alle Päckchen abgegeben haben, werfen sie einen letzten Blick darauf und lösen dann das Seil, das den Ballon hält. Sie können die große Erleichterung spüren, und Sie werden wieder aufatmen können ... das große Aufatmen ... und vielleicht noch einmal tief durchatmen, wenn der Ballon ganz leicht und ohne Ihr Zutun davon schwebt und immer kleiner wird ... und schließlich ganz verschwindet. Auf der anderen Seite gibt es all die Dinge, die es lohnt, zu bewahren und zu behalten ... All diese Schätze ... können Sie in einem Schatzkästchen ablegen ... wohl verwahrt ... immer da, wenn Sie sie brauchen. Sie werden ganz genau wissen, dass Sie von nun an im grünen Bereich bleiben und Sie können einen Monat oder ein Jahr oder 5 oder 10 Jahre nach vorn gehen in Ihrem Leben und sich selbst erleben, und an allem, was Sie an dieser Person wahrnehmen können, erkennen Sie, dass sie im grünen Bereich ist ... im grünen Bereich bleibt ... denn diese Person kann tief durchatmen, sieht gesund aus und weiß genau, was ihr guttut und kann ihr Leben genießen ...Sie hat eine reine Haut ... frisch und frei ... riecht gut ... und kann genießen ... Der Genuss ist es, der bleibt, während die Päckchen schon längst fort sind ...

## 6.5 Zusätzliche Suggestionen und Metaphern

Zusätzlich zum bisher erläuterten Programm sollen im Folgenden noch Suggestionen und Metaphern vorgestellt werden, die sich in bestimmten Situationen bewährt haben.

### 6.5.1 Der Traum des Bettlers

Diese Metapher eignet sich besonders dann, wenn Klienten an ihren Fähigkeiten zweifeln oder stark auf externe Faktoren gerichtete Erwartungen haben (D. Revenstorf, persönliche Mitteilung).

*Ein armer Mann lebte weit draußen auf dem Land in einem Dorf, und er hatte einen Traum. Er träumte, dass er unter einer bestimmten Brücke in der großen Hauptstadt einen Schatz finden würde. Er war sich sicher, dass etwas daran war und machte sich auf den Weg. Er hatte kein Pferd und keinen Wagen, so ging er Tage und Wochen zu Fuß. Endlich kam er an und setzte sich unter die Brücke, die er im Traum gesehen hatte, und wartete. Er wartete dort eine Woche. Jeden Morgen ging ein Passant vorbei und wunderte sich, dass dieser Bettler dort saß und nichts tat, nicht bettelte, nur wartete. Eines Tages fragte er ihn: »Warum sitzt Du hier und tust nichts?« Der Bettler antwortete: »Ich hatte einen Traum, dass ich unter dieser Brücke einen Schatz finden würde.« Da lachte der Mann und sagte: »Wenn man den Träumen glauben würde, dann wäre man schön dumm. Ich hatte auch einen Traum, dass in einem kleinen Dorf weit weg auf dem Land, in einem Garten bei einer schäbigen Hütte unter einem Birnbaum ein Schatz vergraben liegt. Aber ich bin doch nicht so dumm, dahin zu gehen.« Der Bettler hatte aufmerksam zugehört, und ihm war klar, dass die Beschreibung auf seine Hütte und seinen Birnbaum zutraf. Er machte sich sofort auf den Heimweg. Zuhause grub an der besagten Stelle nach und fand den Schatz. So ein Glück.*

### 6.5.2 Der Gedanke ans Rauchen

Häufig haben Klienten Angst, den zu Beginn fast ständig auftretenden Gedanken ans Rauchen nicht ertragen zu können. Sie wünschen sich, der Gedanke möge einfach aufhören, was so leider nicht funktioniert. Machbar ist jedoch ein Reframing, zum Bespiel durch folgende Suggestionen:

Der Gedanke ans Rauchen ist wie ein Ei im Nest, wird es nicht gewärmt und behütet, kann es nicht überleben. An dieser Stelle kann erarbeitet werden, durch welche Maßnahmen oder Gedanken der Rauchwunsch besonders gut gedeiht, und was andererseits nötig ist, um ihn wieder »erfrieren« zu lassen.

Eine andere Möglichkeit ist die, die Gedanken ans Rauchen als Steine visualisieren zu lassen, die dem zukünftigen Nichtraucher in den Weg gelegt wurden ..., und der Frage nachzugehen: Was kann man Schönes daraus bauen?

Eine aus der Hypnose zur Geburtserleichterung abgeleitete Technik ist: Der Rauchwunsch wird jedes Mal begrüßt, denn er bringt dem

Ziel, frei von der Zigarette zu werden, immer näher. Jeder Gedanke ans Rauchen wird einmal durchlitten, dann aber auf dem Berg der »schon gehabten« Gedanken abgelegt ..., und er kommt nie wieder, während der Berg der »noch bevorstehenden« Gedanken immer kleiner wird.

### 6.5.3 Die Metamorphose der Raupe

Angst vor Gewichtszunahme ist ein von vielen Klienten angesprochenes Thema, zu dem die folgende Metapher in eine der Behandlungssitzungen integriert werden kann (D. Revenstorf, persönliche Mitteilung).

> *Raupen fressen Blätter. Sie fressen den ganzen Tag lang Blätter. Sie fressen sich von einem Blatt zum anderen. Und manchmal blicken Sie sich um, ob Sie schon genug gefressen haben, aber dann sehen Sie nach vorn, und es gibt noch so viel zu fressen, und sie fressen einfach weiter. Raupen haben schon ganze Wälder leer gefressen, und dabei wurden sie dicker und weicher und langsamer. Erst im Herbst, wenn es kühler wird, suchen sie sich einen Platz im Geäst oder in der Erde oder im Laub, um sich einzuspinnen. Sie werden ganz unbeweglich und bekommen einen harten äußeren Panzer, durch den nichts hindurch dringt. So bleiben sie eine ganze Zeit und niemand sieht, dass sich etwas unter der Schale verändert und lebt. Erst im Frühjahr, wenn die Sonne wieder scheint und die harte Schale wärmt, beginnen Risse in ihr sichtbar zu werden, und darunter entfaltet sich die ganze Kraft der Puppe. Sie befreit sich von der Hülle und lässt sie hinter sich. Und sie beginnt Ihre Flügel aufzupumpen. Sie, die jetzt ein Schmetterling ist, ein wunderschöner Schmetterling, beginnt mit den Flügeln zu schlagen und erste Flugversuche zu unternehmen. Und dieser Schmetterling genießt die frische Luft und fliegt kurze Strecken von einer Blüte zur anderen und genießt die Düfte der Blüten und die Farben und die Säfte. Ganz unbeschwert und leicht fliegt der Schmetterling von Blüte zu Blüte und weiß, dass er nun genießen kann. Nie wieder braucht er so viel zu fressen, dies hat er nun hinter sich.*

### 6.5.4 Körperliche Beschwerden

Bei Klienten, die besonders über körperliche Beschwerden beim Entzug klagen, haben sich folgende Suggestionen bewährt:

Häufig berichten Klienten von einem Schmerz oder Ziehen im Oberbauch, und je dringender der Wunsch zu rauchen ist, desto deutlicher und unangenehmer wird das Ziehen. Abhilfe kann hier schaffen, sich das Ziehen genau beschreiben zu lassen. Fühlt es sich zum Beispiel an wie ein straffes Band, können die seitlichen Ansatzpunkte visualisiert und Möglichkeiten erarbeitet werden, diese zu lockern. Sind es Schrauben, die man lose stellen kann, oder Haken, an denen das Band sich einfach aushaken lässt?

Andere Klienten empfinden ein unangenehmes Spannungsgefühl im Kopf, häufig im Bereich der Stirn und in Kombination mit Konzentrationsproblemen. Hier half einer Klientin die folgende Übung: Sie stellte sich vor, dass ihre Stirn von oben nach unten von einem Reißverschluss unterteilt sei. War dieser bis oben hin geschlossen, stellte sich das Spannungsgefühl in der Stirn und der Eindruck, »benebelt« zu sein, ein. Durch tiefes Ausatmen konnte sie den Reißverschluss nun aber Stück für Stück öffnen, die Spannung ging zurück und das benebelte Gefühl ließ nach, weil »die Sonne nun in den Kopf scheinen konnte.«

## 6.6 Ein typischer Behandlungsablauf

**Fallbeispiel 1:**

Die 47-Jährige Klientin berichtet beim Vorgespräch, dass sie seit ihrem 17. Lebensjahr etwas mehr als eine Schachtel täglich rauche. Vor acht Jahren habe sie nach einer Operation das Rauchen für drei Jahre eingestellt, dann aber aus »Blödheit« wieder angefangen. Sie habe bei einer Party nur einen Zug probieren wollen und sei innerhalb einer Woche wieder bei ihrer alten Konsumhöhe angelangt. Seither habe sie mehrfach, auch mit professioneller Hilfe unter Einnahme von Zyban, versucht, das Rauchen wieder zu beenden. Ohne Erfolg. Besondere Bedenken habe sie nun wegen einer möglichen Gewichtszunahme (falls sie das Aufhören überhaupt schaffen würde). Zur Hypnose hat sie keine Fragen, sie möchte sich einfach überraschen lassen. Die CO-Messung ergibt in Relation zur Konsumhöhe einen erschreckend hohen Wert: 60 ppm! Die Klientin erklärt auf Nachfrage, sie inhaliere wahrscheinlich sehr tief. Sie ist schockiert über das Messergebnis und äußert, es sei wohl wirklich höchste Zeit, aufzuhören.

Zur ersten Hypnosesitzung erscheint sie in gereizter Stimmung; sie habe die beiden Abstinenztage zwar durchgehalten, könne sich aber über diesen Erfolg kaum freuen, da sie vom ständigen Verlangen nach einer Zigarette geplagt und außerdem sehr nervös und immer hungrig sei. Die CO-Messung ergibt einen Wert von 5 ppm, was die

Klientin enorm aufmuntert und motiviert. Während der Trance kann sie sich gut entspannen. Bilder sehe sie zwar keine, aber sie könne sich einfach ins Dunkle fallen lassen und fühle sich gut dabei, berichtet sie. Bei der nächsten Sitzung ist sie weiterhin rauchfrei und außerdem fast euphorisch, weil es so leicht gegangen sei. Seit der Hypnose fühle sie sich völlig ruhig und entspannt und ans Rauchen habe sie kaum mehr gedacht. Etwas Sorge mache ihr noch ihr Essverhalten, aber auch diesbezüglich ginge es besser als in der Woche zuvor, der Heißhunger auf Süßes habe deutlich nachgelassen. Bei der dritten Hypnosesitzung ist sie weiter abstinent und völlig sicher, dass sie nie wieder rauchen werde. Allerdings sei sie enttäuscht, dass die vollkommene Gelassenheit der Vorwoche nicht angehalten habe. Es ginge ihr zwar weiter recht gut, aber ab und zu würde sie doch wieder ans Rauchen denken. Die Trance tut ihr auch in dieser Sitzung sehr gut und trägt zur Entspannung bei.

Zur Katamnese einige Wochen später ist die Klientin nach wie vor abstinent. Ihre Befürchtungen zur Gewichtszunahme haben sich teilweise bestätigt. Sie hat fünf Kilo zugenommen, nun stagniert ihr Gewicht jedoch auf diesem Niveau, und sie ist zuversichtlich, im nächsten Frühjahr, wenn sie vor Ostern einige Wochen auf Süßigkeiten und Alkohol verzichtet, wieder abzunehmen. Wenn nicht, sei es aber auch nicht so schlimm, viel wichtiger sei ihr, dass sie nicht mehr rauche und auch kein Verlangen mehr danach habe.

Das war – bevor im nächsten Kapitel die »speziellen Fälle« vorgestellt werden – ein relativ typischer Behandlungsablauf. Aber: Den wirklich typischen Fall gibt es nicht, immer treten ganz spezielle Eigenheiten auf, die nur hier und sonst selten oder nie zutreffen. Untypisch sind bei der oben geschilderten Klientin der extrem hohe Kohlenmonoxidwert, die völlige Gelassenheit zwischen erster und zweiter Sitzung und die anschließende Verschlechterung. Typisch ist dagegen die Angst vor einer Gewichtszunahme, die Gereiztheit während der beiden ersten Abstinenztage, die deutliche Verbesserung nach der ersten Hypnosesitzung – und natürlich, dass sie am Ende nicht mehr raucht!

## 6.7 Zusammenfassung

Abschließend ein tabellarischer Überblick über den gesamten Behandlungsablauf des Tübinger-Hypnose-Programms zur Raucherentwöhnung:

| **Vorgespräch:** Informationen zum Behandlungsablauf und zur Hypnose |
|---|
| **Hypnosesitzung I:**<br>**Vertrauen in die Hypnosebehandlung und in eigene Ressourcen aufbauen**<br>1) Erste Tranceerfahrung und Ratifizierung: Pendelübung<br>2) Sicherer Ort<br>Fraktionierung<br>3) »Im Wald und innerer Heiler«<br>4) Revidierung alter Verhaltensweisen: Steinpalmenmetapher<br>5) Abschluss der Trance: Zeitprogression in die rauchfreie Zukunft |
| **Hypnosesitzung II:**<br>**Ambivalenzen bearbeiten**<br>1) Sicherer Ort<br>Fraktionierung<br>2) Magnetische Hände<br>3) Ambivalenzarbeit<br>4) Ressourcenaktivierung: Adlermetapher<br>5) Versuchungssituationen üben |
| **Hypnosesitzung III:**<br>**Endgültiges Loslassen und Zeitprogression zur Rückfallprophylaxe**<br>1) Sicherer Ort<br>eventuell Fraktionierung und Vertiefung<br>2) »Im grünen Bereich und Begegnung mit dem Rauchwunsch«<br>3) Malermetapher<br>4) Abschluss: Verabschiedung, »Red Balloon« und »Schatzkästchen«<br>5) Reorientierung und Abschlussritual |
| **Katamnesetreffen:**<br>**Reflexion über den bisherigen Verlauf und weitere Rückfallprophylaxe** |

*Tab. 13: Überblick über den gesamten Behandlungsablauf*

# 7. Tipps für die Praxis – Was tue ich, wenn ...?

## 7.1 Wenn extrem starke Raucher zur Behandlung kommen

Zunächst zur Beruhigung: Starke Raucher mit einem Konsum von 3–5 Schachteln pro Tag sind meist keine besonders schwierigen Klienten und haben mit dem Aufhören weniger Probleme, als sie selbst vermuten. Der Grund dafür liegt im starken Leidensdruck, den sie in der Regel haben. Während die Aussicht, später womöglich an Krebs zu erkranken, selten ausreicht, führt das akute Leiden häufig zu einer sehr hohen Motivation. Unangenehm für die starken Raucher sind nicht nur der ständige Raucherhusten und die erhöhte Infektanfälligkeit, sondern auch das tägliche Eingeschränktsein durch die Sucht, die den gesamten Tagesablauf bestimmt, das Immer-an-Zigaretten-denken-müssen und die geringe körperliche Leistungsfähigkeit.

Starke Raucher sind daher meist hoch motivierte und einsatzfreudige Klienten, mit denen sich gut arbeiten lässt.

Wegen ihres Selbstbildes (»Ich bin ein Suchtbolzen«) und vieler erfolgloser Aufhörversuche mit und ohne professionelle Hilfe leiden diese Teilnehmer allerdings häufig unter der Angst, dass die Behandlung bei ihnen nicht erfolgreich sein könnte. Deshalb empfiehlt es sich, auf die hohe Wirksamkeit der Hypnose zu fokussieren und den Begriff »Hypnose« explizit zu verwenden, Erfolgsgeschichten anderer starker Raucher zu erzählen und beeindruckende Trancephänomene anzustreben. Beispiele für letztere sind:

- Eine Handlevitation, bei der eine Zigarette zunächst noch festgehalten, dann aber unwillkürlich fallen gelassen wird.
- Die Suggestion, dass Zigaretten unsichtbar werden. Sie kann bei hoch suggestiblen Klienten dazu führen, dass Zigaretten nicht mehr gesehen werden und damit keine Versuchung mehr darstellen.

Um Klienten, die Angst haben, es auch diesmal wieder nicht zu schaffen, etwas optimistischer zu stimmen, sollte immer wieder betont werden: »Sie sind schon 20 Stunden am Tag Nichtraucher!«

Obwohl generell beim Aufhören aufgrund der höheren Wirksamkeit der Sofort-Stopp-Methode der Vorzug zu geben ist, kann bei Rauchern mit einem Konsum von vier oder mehr Schachteln das Reduktionsverfahren indiziert sein, zumindest dann, wenn der Versuch, sofort aufzuhören, misslungen ist. In diesem Fall muss jedoch darauf geachtet werden, dass das allmähliche Herunterfahren nicht auf einem bestimmten Niveau stehen bleibt. Ein solches Vorhaben wird immer zum Scheitern verurteilt sein, erfahrungsgemäß steigert sich der Konsum spätestens kurz nach Behandlungsende auf die alte Höhe oder liegt noch darüber. Klienten, die im Reduktionsverfahren aufhören möchten, sollten deshalb unbedingt nach 2–3 Wochen bei null Zigaretten täglich angekommen sein.

Eine weitere Möglichkeit, den Entzug für starke Raucher etwas sanfter zu gestalten, sind Kräuterzigaretten aus der Apotheke. Die Klienten können zum Beispiel jede zweite Zigarette durch sie ersetzen, das heißt, vor jeder »richtigen« Zigarette muss zuerst die schlecht schmeckende Kräuterzigarette geraucht werden. Der Effekt: Die meisten Raucher entscheiden sich schnell dafür, lieber ganz aufzuhören.

Manche starken Raucher schaffen es überraschend leicht, das Rauchen zu beenden, leiden aber unter der Vorstellung, nie wieder zu rauchen. Viele helfen sich mit dem Gedanken, bis zu ihrem 70. oder 80. Geburtstag Nichtraucher zu bleiben, danach aber wieder anzufangen, sofern es die Gesundheit zulässt. Wenn sich diese Vorstellung als nützlich erweist, ist dagegen nichts einzuwenden. Sollte das aber nicht der Fall sein, kann immer noch von Woche zu Woche, von Tag zu Tag, notfalls von Stunde zu Stunde neu über die Frage »rauchen oder nicht rauchen« entschieden werden, um ihr die bedrohliche Dimension einer Entscheidung für den Rest des Lebens zu nehmen.

Gelingt es den Klienten selbst dann nicht, diese Entscheidung zu treffen, kann sie ihnen durch das Werfen einer Münze abgenommen werden. Zeigt die geworfene Münze »Kopf«, so ist es ein Nichtrauchertag, bei »Zahl« darf oder muss geraucht werden. Diese Vorgehensweise befreit von einem übermächtigen Entscheidungsdruck und ermöglicht an den rauchfreien Tagen das Erleben einer ersten Kontrolle über die Sucht.

**Fallbeispiel 2:**

Die Klientin zeigt sich in der Vorbesprechung zur Gruppenbehandlung äußerst skeptisch bezüglich ihrer Erfolgschancen, da sie extrem starke

Raucherin sei und schon alles probiert habe: verhaltenstherapeutische Programme, Nikotinpflaster, Allan Carr, Akupunktur, Zyban, homöopathische Mittel und Handauflegen. Allerdings habe sie nie länger als maximal fünf Stunden nicht geraucht, dafür aber nach jedem Aufhörversuch ihren Konsum noch gesteigert, sodass er nun fünf Schachteln pro Tag betrage. Gesundheitlich sei sie seit Jahren sehr angeschlagen (chronische Bronchitis und starke Durchblutungsstörungen), gleichzeitig aber beruflich in der von ihr geführten Firma so eingespannt, dass sie sich beim besten Willen nicht vorstellen könne, wie sie auf das Rauchen als einziger ihr zur Verfügung stehenden Entspannungsmöglichkeit verzichten könne. Die anderen Gruppenmitglieder sind von diesem Bericht beeindruckt, der Therapeutin erscheint es daher wichtig, sich von der fast ehrfürchtigen Stimmung angesichts der Konsumhöhe und der vermeintlichen Aussichtslosigkeit des Abstinenzvorhabens nicht anstecken zu lassen. Sie betont zunächst, dass ein solch hoher Konsum und die Auflistung der bisherigen Aufhörversuche nicht die Ausnahme, sondern die Regel sei und durchaus Vorteile habe; erstens habe sie, die Klientin, reichlich Erfahrung mit dem Aufhören und sei deshalb mit allen dabei auftretenden Schwierigkeiten vertraut, und zweitens sei durch ihre massiven gesundheitlichen Probleme eine ausreichend hohe Motivation gewährleistet. Sollten alle Gruppenmitglieder über diese »Voraussetzungen« verfügen, kann man betonen, dass sie zu den »Lieblingsklienten« zählen, weil sie leicht zu behandeln sind. Unterstützend trägt bei, dass bei extrem starken Rauchern die CO-Messung manchmal – wie auch in unserem Fall – überraschend niedrige Werte ergibt, ein Beleg dafür, dass der auf den ersten Blick starke Raucher tatsächlich viele Zigaretten entweder nur »pafft« oder sie im Aschenbecher verglimmen. Dies lässt sich nutzen, das Eigenbild des Klienten, er sei therapieresistent, zu korrigieren. (Ergibt die CO-Messung jedoch sehr hohe Werte, so ist dies ein Beleg dafür, dass es tatsächlich höchste Zeit ist, aufzuhören ...) So gestärkt und ausgestattet mit Nikotinpflastern, dem Tipps & Tricks-Blatt und der Telefonnummer einer Mitklientin verlässt die Klientin das Vorgespräch relativ optimistisch. Bei der nächsten Sitzung zeigt es sich, dass sie die Abstinenztage zwar nicht einhalten, ihren Konsum jedoch auf 50 Zigaretten reduzieren konnte. Diese Reduzierung auf die Hälfte wird von den anderen Gruppenmitgliedern und der Therapeutin ausführlich gewürdigt, bis zur nächsten Sitzung raucht die Klientin nur noch eine Schachtel täglich, kann ab diesem Zeitpunkt jedoch zunächst nicht weiter reduzieren. Auf die Frage, wie sie es geschafft habe, 80 Zigaretten täglich weniger zu rauchen, antwortet sie, sie setze Hypnose zur Entspannung ein. Für die restlichen 20 Zigaretten scheine das aber nicht zu helfen, denn diese eine Schachtel rauche sie nicht zur Entspannung in Stresssituationen (wo die Selbsthypnose mittlerweile einen guten Ersatz darstelle), sondern aus reinem Genuss nach dem Essen oder abends als Belohnung für den arbeitsreichen Tag. Da könne sie sich keinen Ersatz vorstellen. Dieser von Rauchern oft zu hörende Satz, dass nichts so genussvoll sei wie das Rauchen, es also auch keinen wirklichen Ersatz dafür geben könne, ist zwar für Nichtraucher schwer verständlich und auch Ex-Raucher revidieren diese Einstellung nach der schwierigen Anfangsphase, zunächst einmal scheint es aber das Beste, ihn so stehen zu lassen. Die Therapeutin schlägt stattdessen den Kauf der Kräuterzigaretten vor, und die Klientin schafft durch konsequentes »Immer-erst-eine-scheußliche-Kräuterzigarette-und-erst-dann-die-richtige-rauchen« bis zur Nachbesprechung zwei Monate später das Rauchen ganz aufzugeben. Außerdem wird sie dabei von ihrer »Telefonpatin« unterstützt, mit der sie sich regelmäßig austauscht. In den ersten drei Wochen benutzt sie zusätzlich Nikotinpflaster und setzt regelmäßig Selbsthypnose zur Entspannung ein.

## 7.2 Wenn Klienten wenig suggestibel zu sein scheinen

Scheinbar wenig suggestible Klienten, die betonen, sich die vorgegebenen Tranceinhalte nicht vorstellen zu können, sind oft lediglich im visuellen Bereich weniger ansprechbar. Hier empfiehlt es sich, ideomotorische Phänomene zu suggerieren, wie zum Beispiel bei der »Pendeltrance« der ersten Sitzung oder den »magnetischen Händen« in Sitzung zwei. Auch eine Handlevitation (mit Fallenlassen der Zigarette) funktioniert gerade bei diesen Klienten und kann sie und ihren Therapeuten davon überzeugen, dass die Behandlung mit Hypnose erfolgversprechend ist.

Es kann aber unter Umständen auch daran liegen, dass die Klienten Probleme damit haben, in der Trance die Kontrolle abzugeben, und Angst haben, dem Therapeuten ausgeliefert zu sein. Vorbeugend sollten deshalb ihre in der Vorbesprechung wiederholt besorgt gestellten Fragen entsprechend beantwortet werden. Zusätzlich empfiehlt es sich, bei der Tranceinduktion die Selbstkontrolle zu betonen (»Jede Hypnose ist Selbsthypnose«) und keine direktiven Anweisungen zu geben (»Sie entscheiden, ob und wie tief Sie heute in Trance gehen wollen«). Natürlich kommt es solchen Klienten auch entgegen, wenn nicht versucht wird, sie zum Schließen der Augen zu bewegen, diese schließen sich dann ohnehin von selbst.

Manchmal ist es auch besser, auf die formale Tranceinduktion ganz zu verzichten, stattdessen können hypnosystemische Techniken wie die Arbeit mit Teilen angewandt werden (nach Lenk 1999).

Dazu wird nach folgendem Schema vorgegangen:

- Dem Klienten wird die Idee vermittelt, es könnte einen Anteil in ihm geben, zu dem der Kontakt verloren gegangen ist, der sich jetzt aber in Form eines Symptoms – wie zum Beispiel das Rauchen nicht aufhören zu können – wieder bemerkbar macht.
- Es wird versucht, Kontakt zu diesem Teil aufzunehmen, indem er in allen Einzelheiten visualisiert wird.
- Eine Aussöhnung mit ihm wird angestrebt, und latente Vorwürfe innerhalb der Beziehung werden verbalisiert und gelöst.
- Ein Kontrakt wird mit ihm geschlossen, in dessen Rahmen weitere Kontakte vereinbart werden.
- Unter Anleitung des Teiles sollen schließlich Blockaden gelöst werden. Die Phase ist abgeschlossen, wenn er sagt, dass es nichts mehr im Hinblick auf das Symptom zu tun gibt.
- Unter seiner Anleitung wird ein umfassendes Bild der Zukunft (ohne diese und andere Symptomatiken) entworfen.
- Der Prozess ist abgeschlossen, wenn der Teil sagt, dass es nichts mehr zu ergänzen gibt.

Eine weitere Option für wenig suggestible oder aus anderen Gründen der Hypnose schwer zugängliche Klienten ist, auf hypnotherapeutische Elemente zu verzichten und verstärkt verhaltenstherapeutisch zu arbeiten. In diesem Fall stehen Verhaltenspläne, Verstärkung und Selbstkontrolle sowie das »Tipps & Tricks-Blatt« im Vordergrund der Behandlung. Generell sollte immer angestrebt werden, die Lösungsstrategien der Klienten aufzugreifen, diese sind Spezialisten für sich selbst und wissen im Zweifelsfall auch am besten, welche Behandlungsform für sie die hilfreichste ist.

Häufig ist bei den Klienten, die scheinbar oder tatsächlich nicht in Trance gehen, nicht klar, was an der Behandlung wirksam gewesen ist, aber wenn sie zu allen Sitzungen erschienen sind und das Rauchen aufgegeben haben, muss der Therapeut vielleicht auch nicht in jedem Fall wissen, welchen Faktoren entscheidend gewesen sind, Hauptsache, sie haben gewirkt.

**Fallbeispiel 3:**
Die beruflich sehr erfolgreiche, streng wirkende Mittvierzigerin präsentiert sich als eine Frau, die stets erreicht, was sie anstrebt. Einzige Ausnahme: Sie schaffe es nicht, das Rauchen zu beenden. Dass sie hypnotisierbar sei, könne sie sich nicht vorstellen, auch glaube sie nicht an die Wirksamkeit von Hypnose, alles sei doch ohnehin eine Willenssache. Auf die Frage, warum sie sich für eine Hypnosebehandlung entschieden habe, meint sie, sie wolle es einfach probieren. Weitere Informationen über das therapeutische Vorgehen oder sonstige Ratschläge möchte sie nicht. Kontakte zu anderen Klienten der Gruppe lehnt sie aus Zeitgründen ab, ebenso die Möglichkeit, Nikotinpflaster zu benutzen. Sie möchte es aus eigener Kraft schaffen, sagt sie. Nach der Hypnose in der ersten Sitzung meint sie, sie habe ja gleich gewusst, dass sie nicht hypnotisierbar sei, und tatsächlich gab es auch keine für die Therapeutin wahrnehmbaren Tranceanzeichen. Nach der Sitzung beendet sie das Rauchen. Bei den folgenden beiden Sitzungen wirkt sie weiterhin nicht, als sei sie in Trance, zumindest fehlen Anzeichen eines tieferen Trancezustands. Sie raucht jedoch nicht. Bei der Nachbesprechung zwei Monate später ist sie noch immer abstinent. Auf die Frage, was aus den Sitzungen ihr möglicherweise geholfen und ob sie irgendwelche Strategien entwickelt habe, meint sie, sie mache alles wie bisher, nur ohne zu rauchen, und wisse nicht, was ihr an der Behandlung geholfen habe, aber ohne sie hätte sie es wohl nicht geschafft.

## 7.3 Wenn Klienten nur ganz wenig rauchen, es aber anscheinend trotzdem nicht lassen können

Entgegen der vorherrschenden Erwartung der Therapeuten sind die sogenannten »leichten« Raucher mit einem Konsum von 5–10 Zigaretten täglich oft die schwierigen Fälle. Der Leidensdruck fehlt, teilweise kommen sie nur deshalb zur Behandlung, weil trotz des geringen Zigarettenkonsums die Zähne gelitten haben und der Zahnarzt zur Behandlung drängt, oder weil der Partner den Geruch nicht mehr ertragen kann. Wir haben es hier in der Terminologie der Kurzzeittherapeuten um de Shazer mit »Besuchern« zu tun, mit Klienten, die zur Behandlung geschickt wurden, ohne ein eigenes Interesse daran zu haben.

Im Vorfeld fallen solche Klienten schon dadurch auf, dass sie die ersten angebotenen Termine aus verschiedensten Gründen verschieben. Oft führt auch der Hausarzt oder ein Partner die Anmeldung durch, was selbstverständlich nicht akzeptiert werden sollte, denn die

Wahrscheinlichkeit, dass der Klient dann zur Behandlung erscheint, ist gering. Es empfiehlt sich, sie zunächst etwas länger auf der Warteliste zu behalten und zwischen Vorgespräch und erster Hypnosesitzung eine mehrwöchige Pause verstreichen zu lassen. In dieser Zeit kann der Fokus auf die Gründe, das Rauchen zu beenden, gerichtet und Buch darüber geführt werden. Manchmal reicht aber auch das bloße Warten auf den Aufhörtermin, um die Aufhörmotivation zu steigern.

Bestimmte Fragetechniken können zudem helfen, »Besucher« in »Kunden« zu verwandeln, also in Klienten, die ein Anliegen haben und sich auch für dieses einsetzen wollen.

- »Wessen Idee ist es, dass Sie hierher kommen?«
- »Wollen Sie selbst auch aufhören?«
- »Was würden Sie gern tun?« Kommt hier die Antwort »Weniger rauchen, aber nicht aufhören«, sollten die Gefahren dieser Option erläutert werden.
- »Was sind die Konsequenzen, wenn Sie weiter rauchen?«
- »Wann wollen Sie gern aufhören?« Hier kann in Trance ein Aufhördatum imaginiert werden.
- Magnetische Hände: »Welches Hindernis steht dem Aufhören noch im Weg? »

Wenn der Klient weder jetzt noch später aufhören möchte und sein Gesundheitszustand es zulässt, sollte die Behandlung auf einen späteren Zeitpunkt verschoben werden. Eine Hypnosebehandlung kann den eigenen Willen stärken, aber nicht ersetzen. Besondere Fälle stellen allerdings schwerkranke Raucher und Schwangere dar, die durch ihren Nikotinkonsum das ungeborene Kind gefährden. Sie kann man nicht so einfach wieder wegschicken, wenn alles andere nicht hilft, kann versucht werden, mit aversiven Suggestionen zu arbeiten. Einige Anregungen dazu finden sich im Kapitel 4.3.

**Fallbeispiel 4:**
Der Klient ist 50 Jahre alt und geht einer Tätigkeit in der Werbebranche nach. Er rauche seit drei Jahrzehnten fünf bis acht Zigaretten täglich, von denen er jede einzelne genieße. Nun habe er allerdings Probleme mit den Zähnen, und der Zahnarzt lehne eine weitere Behandlung ab, solange er rauche. Deshalb müsse jetzt Schluss sein. Eigentlich fiele ihm das Nichtrauchen nicht schwer, er habe schon öfters einige Tage

oder Wochen nicht geraucht. Die einzige Schwierigkeit sei, dass er sich den Anforderungen seines Berufes ohne Zigarette auf Dauer nicht gewachsen fühle und richtig kreativ nur beim Rauchen sei. Auf Nachfrage stellt sich heraus, dass die Hauptmotivation, das Rauchen zu beenden, tatsächlich die Drohung des Zahnarztes ist, die weitere Behandlung zu verweigern, andernfalls würde der Klient gern weiter rauchen. Gefragt, warum er nicht einfach den Zahnarzt wechsle, erklärt er, dass er auch von sich aus weniger rauchen möchte. Diese Option stellt sich im weiteren Gespräch schnell als unrealistisch heraus, denn er hatte schon oft erfolglos versucht, seinen Zigarettenkonsum zu reduzieren. Anschließend soll er sich vorstellen, was passiert, wenn er weiter raucht. Der Klient sieht sich mit schlechten Zähnen, aber erfolgreich und kreativ. Bei der nachfolgenden Trance der ersten Sitzung erlebt er die »Raucherseite« des Waldes als angenehm, die »Nichtraucherseite« betrachtet er aus sicherer Entfernung. Die Tranceerlebnisse der nächsten Sitzungen verlaufen entsprechend, der Rauchwunsch erscheint als guter Freund, ein Aufhördatum kann nicht imaginiert werden, lediglich der Versuch, neue Wege zur eigenen Kreativität zu finden, scheint erfolgreich zu sein. Hier werden in der Trance Kindheitserinnerungen reaktiviert, bei denen der Klient (als Nichtraucher) überaus kreativ war. Während des Zeitraums der Behandlung raucht der Klient mehrmals zwei bis drei Tage nicht, ansonsten bleibt er knapp unterhalb seiner bisherigen Konsumhöhe. Beim Nachgespräch raucht er wieder regelmäßig genau soviel wie zu Beginn der Therapie.

## 7.4 Wenn Klienten zwar unter ihrem Rauchen leiden, aber dennoch nichts verändern

Im Gegensatz zu den »Besuchern« handelt es sich hier um Klienten, die tatsächlich unter ihrem Rauchen leiden und darüber auch klagen, auf der Handlungsebene aber keine konkreten Schritte unternehmen, um ihre Situation zu verändern. Die Gründe für ihr Rauchen liegen für sie außerhalb ihrer Person und sind damit unkontrollierbar (in der Terminologie von de Shazer »die Klagenden«).

Es gibt einige Wege, die Klage in ein erreichbares Ziel zu verwandeln (Walter u. Peller 2002):

- Direkte Konfrontation: »Weder Sie noch ich können das verändern.«
  »Ich kann Ihnen helfen, abstinent zu werden, aber ich kann nicht bewirken, dass es leicht geht!«

Dies ist oft der schnellste Weg, sich erreichbaren Zielen zu nähern.

- Exploration der Zukunft, wenn sich die Lage nicht ändert: »Was werden Sie tun, wenn es so schwierig bleibt?«
  Diese Frage bewegt sich bereits im Lösungsraum des Klienten.
- Verabschiedung von der Idee, zuerst müsse etwas anderes sich ändern, dann erst man selbst: »Wenn sie weiter bei der Arbeit so viel Stress haben und trotzdem nicht mehr rauchen, wie werden Sie das machen? Was tun Sie davon manchmal schon?«

Die Wirksamkeit der Hypnose sollte bei klagenden Klienten heruntergespielt werden: »Sie müssen selbst aktiv werden!«.

Stattdessen wird auf das »Tipps & Tricks-Blatt« verwiesen: »Welche dieser Anregungen werden Sie umsetzen? Was werden Sie tun?«

Wenn sich im Verlauf der Behandlung zeigt, dass der richtige Zeitpunkt, das Rauchen zu beenden, noch nicht gekommen ist, kann versucht werden, in der Trance das passende Aufhördatum zu imaginieren, zum Beispiel, indem ein Kalender suggeriert wird, in dem der Klient so lange blättert, bis sich ihm das richtige Datum zeigt. Eine andere Möglichkeit sind die »magnetischen Hände«: »Welches Hindernis steht dem Abstinentwerden noch im Weg?«

**Fallbeispiel 5:**
Der Klient ist 65, war bis vor kurzem als Busfahrer tätig und raucht seit seinem 15. Lebensjahr ein bis zwei Schachteln täglich. Ein halbes Jahrhundert Rauchen hat deutliche gesundheitliche Schäden hinterlassen, vor allem beeinträchtigt ihn heftiges Asthma und eine chronische Bronchitis. Ein Leben ohne Rauchen kann der Klient sich allerdings kaum vorstellen, und wenn er es doch versucht, so erscheint es ihm entsetzlich öde. Länger als zwei Tage sei er die letzten 50 Jahre nicht ohne Zigarette ausgekommen. Seine Frau habe ihn dann auch jedes Mal gebeten, wieder zu rauchen, weil er unausstehlich geworden sei. Von der Hypnose erhofft er sich, dass »ein Hebel umgelegt wird«. Er möchte in eine tiefe Trance versetzt werden und als Nichtraucher wieder aufwachen. Als die Therapeutin ihm erklärt, dass dieser Wunsch nicht zu erfüllen sei, reagiert er enttäuscht und gereizt und meint, er möchte die Behandlung abbrechen. Dies wird ihm freigestellt, er erscheint aber dennoch zum nächsten Hypnosetermin in der Gruppe. Die beiden Abstinenztage hat er nicht eingehalten, er habe es auch nicht versucht. Schließlich bezahle er dafür, dass die Hypnose ihm helfe. Wieder wird er darauf

hingewiesen, dass die Hypnose zwar helfen könne, aber kein Wundermittel sei. Genauso wichtig wie die Unterstützung durch sein durch die Trance aktiviertes Unbewusstes wären seine bewussten Bemühungen, zu denen er Anregungen im Tipps & Tricks-Blatt fände. Die anderen (glücklicherweise hoch motivierten) Gruppenmitglieder berichten von den zahlreichen Strategien, mit deren Hilfe sie sich erfolgreich vom Rauchen abhalten. Der Klient hört interessiert zu und erklärt anschließend, das eigentliche Problem sei seine Frau, die seine unausstehliche Laune, wenn er nicht mehr rauchte, nicht ertragen könne. Gegen die schlechte Laune empfiehlt die Therapeutin ihm körperliche Bewegung, die anderen Klienten schlagen vor, die Ehefrau solle für einige Zeit verreisen. Nach der Hypnose meint der Klient, er hätte zwar nicht das Gefühl, so richtig »weg« gewesen zu sein, fühle sich aber irgendwie entspannter. Bei der nächsten Sitzung hat er das Rauchen deutlich reduziert, außerdem habe er sich angewöhnt, regelmäßig mit dem Hund des Nachbarn spazieren zu gehen und die Ehefrau plane einen zweiwöchigen Besuch bei Verwandten. Bezüglich der Trance berichtet er, er könne sich nicht erinnern, was die Therapeutin gesagt habe; dazu wird ihm erklärt, dass die Amnesie ein häufiges Trancephänomen ist. Zur letzten Hypnosesitzung verkündet er stolz, er habe das Rauchen beendet. Anfangs habe er sich erhofft, es ginge leichter mit dem Aufhören, der Zuspruch der Mitklienten, die alle berichteten, auch ihnen fiele es manchmal noch schwer, aber mit jedem Tag ginge es etwas besser, habe ihn jedoch zusehends ermutigt. Mit einem anderen Klienten vereinbart er, in der Zeit bis zum Nachgespräch wöchentlich zu telefonieren. Bei der Katamnese ist er noch immer abstinent, leicht fallen würde es ihm nicht, aber entscheidend sei, dass er nicht mehr rauche.

Checklisten für die oben beschriebenen »speziellen Fälle« finden Sie im Anhang.

## 7.5 Wenn eine Suchtverschiebung auftritt

Das Thema der Suchtverschiebung wird sowohl von Klienten, die zur Behandlung kommen, als auch von Therapeuten bei Fortbildungen immer wieder angesprochen. Tatsächlich ist mir eine Verschiebung der Sucht im eigentlichen Sinn – die »alte« Sucht, hier das Rauchen, wird durch eine neue, zum Beispiel Alkohol, ersetzt – in der Praxis nie begegnet, mit Ausnahme des unten geschilderten Falles. Zu den Prämissen des vorgestellten Konzepts gehört, die Sucht als ehemals sinnvolle Bewältigungsstrategie anzuerkennen und gleichzeitig neue, gesündere Verhaltensalternativen zu entwickeln. Die Sucht wird also nicht unterdrückt und damit möglicherweise nur umgeleitet, sondern gewürdigt und mit ihr abgeschlossen. Viele Klienten finden im Zuge der Raucherentwöhnung zu einem generell gesünderen Lebensstil mit mehr Bewegung und ausgewogener Ernährung. Oft wird berichtet, dass der bislang übermäßige Genuss von Kaffee oder Cola von teils mehreren Litern täglich wie von selbst auf ein gesundes Maß zurückgeht. Nur wenige Klienten steigerten ihren Alkoholkonsum, während sie das Rauchen beendeten, in allen Fällen war das jedoch eine vorübergehende Erscheinung. Weit häufiger tranken sie bewusst während der ersten schwierigen Aufhörphase keinen Alkohol mehr. Das Problem der Suchtverschiebung scheint sich in der Praxis also nicht zu stellen, einen (wahren) Fall zu diesem Thema möchte ich trotzdem schildern:

**Fallbeispiel 6 (aus dem Tierreich):**
Ein Ehepaar kommt zur Raucherentwöhnung, beide sind starke Raucher mit einem Konsum von drei Schachteln am Tag. Da auch die erwachsenen Kinder der Familie in der Wohnung rauchen, sei bei ihnen ständig alles verqualmt. Um den Eltern das Aufhören zu erleichtern, werden die Gemeinschaftsräume der Familienwohnung zur rauchfreien Zone erklärt. Das Paar nimmt erfolgreich an der Behandlung teil, beide beenden das Rauchen ohne große Probleme. Schwierigkeiten gibt es jedoch mit dem Hund der Familie, die bislang ruhige und folgsame Labradorhündin sei wie ausgetauscht und kaum noch zu ertragen; sie belle fast ununterbrochen, schlafe nicht mehr und nutze jede sich bietende Gelegenheit, ins Zimmer der ältesten Tochter zu kommen, um dort Zigarettenkippen aus dem Aschenbecher zu fressen. Offenbar leidet sie unter Entzugserscheinungen. Um die Phase des Entzugs nicht unnötig zu verlängern, empfehle ich, das Kippenfressen zu unterbinden. Meine Vermutung, dass das schwierige Verhalten nach einer kurzen Verschlechterung verschwindet, bestätigt sich, die Hündin sei wieder ruhig und sogar ausgesprochen friedlich, berichten die Klienten in der nächsten Sitzung. Das Befinden des Tieres ist mittlerweile in der Rauchergruppe beliebtes Thema und amüsiert Therapeutin und Mitklienten, allerdings macht es auch deutlich, wie massiv die Nikotinabhängigkeit, die hier ausschließlich durchs Passivrauchen ausgelöst wurde, sein kann. Beim nächsten Treffen erzählen die Klienten, sie wüssten jetzt, warum es der Hündin besser ginge: Der Nachbar habe ihnen berichtet, dass sie seit kurzem mehrmals täglich über den Gartenzaun spränge, um auf seinem Grundstück große Mengen vergorenes Fallobst zu fressen. Soviel zum Thema Suchtverschiebung. Bei einem Nachgespräch ein Jahr später zeigte sich übrigens, dass das suchtge-

plagte Tier, seit es kein Fallobst mehr gab, endgültig »clean« wurde und auch geblieben ist.

## 7.6 Wenn alles ganz anders ist

Natürlich gibt es in der Praxis immer Fälle, bei denen das Rauchen jenseits aller gängigen psychologischen oder physiologischen Suchterklärungsmodelle und daraus abgeleiteten therapeutischen Strategien völlig andere, überraschende Funktionen erfüllt als zunächst angenommen, und für die deshalb ein ganz neues Vorgehen konzipiert werden muss. Dazu ein letztes Fallbeispiel:

**Fallbeispiel 7:**
Die 30-jährige, im sechsten Monat schwangere Klientin wird von Ihrer Hebamme zur Behandlung überwiesen. Das Vorgespräch ergibt, dass sie trotz ihrer Schwangerschaft das Rauchen bislang kaum reduziert, geschweige denn beendet hat. Bei ihren beiden vorangegangenen Schwangerschaften hatte sie ebenfalls geraucht, beide Kinder sind zu früh und mit geringem Gewicht geboren. Mittlerweile geht es ihnen gut, allerdings leidet die ältere Tochter an Asthma. Natürlich plagen die Klientin massive Gewissensbisse, auch der Ehemann bedrängt sie, das Rauchen endlich sein zu lassen, aber sie sagt, sie kann nicht, und wirkt, als wolle sie auch nicht. Ihr derzeitiger Konsum von knapp einer Schachtel am Tag lässt eine Schädigung des Ungeborenen befürchten. Sie versucht ihr Verhalten vor sich und anderen zu rechtfertigen, indem sie angibt, sie wolle dem Kind die Entzugserscheinungen nicht zumuten, weiß aber gleichzeitig, dass dies eine Schutzbehauptung ist und macht sich große Sorgen um die Gesundheit ihres Kindes. Von der Hypnose erhofft sie sich eine »Umpolung« und wünscht sich massive aversive Suggestionen, die ihr das Rauchen vergällen sollen. Durch die Therapeutin über die nur kurze Wirksamkeit der »Ekelhypnose« aufgeklärt, lässt sie sich nach einigem Zögern und mehreren Sitzungen, in denen ausführlich auf ihre Befürchtungen bezüglich eines Kontrollverlusts eingegangen und Hypnose zunächst als Entspannungsverfahren geübt wird, auf die vorgeschlagene ressourcenorientierte Trance ein. Weil sie keine deutliche eigene Aufhörmotivation erkennen lässt, wird die Begegnung mit dem Rauchwunsch suggeriert, um diesen zu fragen, wie er sich wenigstens für die Dauer der Schwangerschaft im Hintergrund halten könne. Nach kurzer Zeit öffnet die Klientin die Augen und meint, die Hypnose würde bei ihr nicht funktionieren, statt des Rauchwunsches sei ihr ihre tote Mutter begegnet. Im weiteren Gesprächsverlauf berichtet sie, ihre Mutter, ebenfalls eine starke Raucherin, habe sich das Leben

genommen, als sie noch ein Kind gewesen sei. Der Grund für den Suizid war die Erkrankung an Lungenkrebs. Sie habe sich durch eine Kohlenmonoxidvergiftung umgebracht (die Klientin hatte zuvor abgelehnt, die Kohlenmonoxidmessung bei sich durchzuführen). Weiter erzählt sie, sie habe der Mutter nie verziehen, dass sie einfach so gegangen sei, deshalb sei sie auch seit ihrer Beerdigung vor 20 Jahren nicht mehr an ihrem Grab gewesen. Das Rauchen schien also das einzige Verbindungsglied zur toten Mutter zu sein. Die weitere Therapie konzentrierte sich in diesem Fall auf die imaginative Kontaktaufnahme und Aussöhnung mit der Mutter teils mit, teils ohne formale Tranceinduktion. Die Klientin schrieb ihrer Mutter Briefe und besuchte ihr Grab. Gleichzeitig reduzierte sie das Rauchen und beendete es schließlich ganz, ohne dass dies in der Behandlung noch explizit Thema gewesen wäre.

Hier trat die Hypnosebehandlung also im Verlauf der Behandlung zugunsten eines systemisch-familientherapeutischen Vorgehens in den Hintergrund, Elemente aus dem beschriebenen Manual kamen aber dennoch zum Einsatz (die Begegnung mit dem Rauchwunsch und Hypnose als Möglichkeit zu entspannen). Der Fall ist ein Beispiel dafür, dass die Ericksonsche Prämisse, für jeden Klienten eine neue, einzigartige Therapie zu entwickeln und ein an einem standardisierten Manual orientiertes Vorgehen sich nicht ausschließen, sondern sinnvoll ergänzen können.

## 7.7 Zusammenfassung

Kommen extrem starke Raucher zur Entwöhnung, ist das Grund zur Freude für die Therapeuten, vermutlich haben Sie es mit hoch motivierten Klienten zu tun!

Schwieriger kann es sich gestalten, wenn sie nur wenig suggestibel sind oder Bedenken wegen eines möglichen Kontrollverlusts während der Trance haben. Hier kann es besser sein, die Tranceelemente zugunsten verhaltenstherapeutischer Techniken oder eines hypnosystemischen Vorgehens ohne formale Tranceinduktion zu reduzieren.

Klienten, die schon im Vorfeld Termine immer wieder verschieben, denen die Behandlung zu teuer ist oder die nur leichte Raucher sind, haben häufig »Besucherstatus«. Erst, wenn es gelingt, sie zu »Kunden« zu machen, kann die eigentliche Raucherentwöhnung beginnen. Findet sich kein Therapieziel, dass der Klient selbst verfolgen will, ist es besser, die Behandlung zügig zu beenden.

Raucher, die zwar über die durchs Rauchen ausgelösten Beschwerden klagen, aber selbst nichts für ihr Abstinentwerden tun wollen, sollten auf ihren eigenen Beitrag hingewiesen werden: Therapeuten begleiten, tragen aber niemand ins Nichtraucherland!

Und schließlich:

**Alles kann auch ganz anders sein!**

Darauf sollten Therapeuten immer gefasst sein, um flexibel auf die jeweiligen Belange der Klienten eingehen zu können. Und nur so können Sie dieses Manual gewinnbringend einsetzen. In diesem Sinne wünsche ich Ihnen und Ihren Klienten ein erfolgreiches Arbeiten!

## Fortbildungen zur hypnotherapeutischen Raucherentwöhnung

Ich habe mich bemüht, die Durchführung des Tübinger Programms zur hypnotherapeutischen Raucherentwöhnung so detailliert und anschaulich wie möglich zu beschreiben, alle verwendeten Suggestionen und Metaphern wurden vollständig dargestellt. Die komplexe therapeutische Praxis lässt sich aber nicht zwischen zwei Buchdeckel pressen. Sicherlich sind einige Fragen offen geblieben und weitere werden auftauchen, wenn die Leser dieses Manuals beginnen, das Programm in die Praxis umzusetzen. Für alle interessierten Kollegen biete ich daher bundesweit Seminare und Supervision zum Thema hypnotherapeutische Raucherentwöhnung an. Nähere Informationen erhalten Sie über die Regionalstellen der Milton Erickson Gesellschaft oder direkt bei mir. Ich freue mich, wenn Sie mit mir Kontakt aufnehmen.

Dr. Cornelie Schweizer
Gartenstraße 31
72074 Tübingen
Tel.: 07071 – 25 40 88
c.c.schweizer@web.de
www.ccschweizer.de

# Anhang: Arbeitsmaterialien

1. Bezugsquelle für das Kohlenmonoxid-Messgerät
2. Infobrief
3. Anmeldeformular
4. Informationsflyer
5. FTND
6. Nikotinpflaster
7. Tipps und Tricks
8. Hypnose-Rückmeldebogen
9. Gruppensitzungsprotokollbogen
10. Katamnesebogen
11. Lösungen für spezielle Fälle

# Bezugsquelle für das Kohlenmonoxid-Messgerät

Specialmed GmbH
Roßberg 2
D-84164 Lengthal

Tel. +49 (0)8731 3264 130
Fax +49 (0)8731 3264 930

info@specialmed.de
www.specialmed.de

# Infobrief

EBERHARD-KARLS-UNIVERSITÄT
TÜBINGEN
PSYCHOLOGISCHES INSTITUT
ABTEILUNG KLINISCHE UND
PHYSIOLOGISCHE PSYCHOLOGIE

---

Prof. Dr. Dirk Revenstorf, Dr. Cornelie Schweizer
Abteilung Klinische & Physiologische Psychologie
Gartenstraße 29
D-72074 Tübingen

*Sehr geehrte Damen und Herren,*
Sie interessieren sich für unser Hypnose-Raucherentwöhnungsprogramm; nachfolgend stellen wir Ihnen unsere Arbeitsweise vor, um Ihnen die Entscheidung, ob Sie teilnehmen möchten, zu ermöglichen.

Wer »Hypnose« hört, denkt häufig an Bühnenshows und Scharlatanerie, an die Gefahr, den eigenen Willen zu verlieren und dem Hypnotiseur ausgeliefert zu sein. Mit diesen Vorstellungen hat die Klinische Hypnose jedoch nichts zu tun: Sie ermöglicht vielmehr einen Zustand tiefer Entspannung, in dem der eigene Wille nicht geschwächt, sondern – im Gegenteil – gestärkt wird, um ein Ziel, in diesem Fall die Abstinenz von der Zigarette, sicherer zu erreichen.

Studien haben gezeigt, dass Hypnose ein in der Raucherentwöhnung sehr erfolgreiches Verfahren darstellt: Zwischen 50 % und 70 % der Behandelten hören mit dem Rauchen auf, während Versuche im Alleingang nur bei 3–15 % zum Erfolg führen.

Der erste Behandlungsschritt unseres Programms besteht in einem Vorgespräch; hier werden Sie Gelegenheit haben, Fragen zur Hypnosebehandlung zu stellen. Sie erhalten zudem Nikotinpflaster für die folgenden 3 Wochen und ein Blatt mit einigen wichtigen Tipps und Tricks, die Ihnen helfen werden, die erste rauchfreie Zeit gut durchzustehen.

Bei jedem Treffen werden wir mit einem einfachen Atemtest Ihre Kohlenmonoxidwerte bestimmen, um die merkliche gesundheitliche

Besserung, welche eintritt, sobald Sie aufgehört haben zu rauchen, messen zu können.

Etwa eine Woche nach dem Vorgespräch kommen Sie zur ersten Gruppenhypnose; der zweite Termin findet eine Woche danach und eine dritte Sitzung in einem Abstand von nochmals ein bis zwei Wochen statt. Dabei handelt es sich um Hypnosesitzungen mit maximal 8 Teilnehmern unter Leitung Ihrer zwei Therapeutinnen. Die ersten 3 Hypnosetermine dauern jeweils ca. 2 Stunden. Danach ist noch eine kürzere Auffrischungssitzung im Abstand von 2 Monaten geplant.

Es ist möglich, dass Sie sich nach der Hypnosesitzung zunächst etwas benommen fühlen, daher ist es wichtig, dass Sie sich nicht unmittelbar anschließend ans Steuer eines Wagens setzen. Planen Sie also eine halbe Stunde für einen Spaziergang ein oder lassen Sie sich abholen, falls Sie nicht zu Fuß kommen können.

**Die Treffen finden im Psychologischen Institut,**
**Gartenstraße 29, Raum 06, EG statt.**
**Mit der Anmeldebestätigung erhalten Sie Ihren genauen Termin**

Da Sie mit der Behandlung an einer wissenschaftlichen Studie teilnehmen, ist Ihre Bereitschaft, bei jeder Sitzung einige Fragebögen auszufüllen und uns später auch telephonisch Auskunft über ihr Befinden bzgl. des Nichtrauchens zu geben, Voraussetzung für die Teilnahme an unserem Entwöhnungsprogramm. Selbstverständlich werden die erhobenen Daten streng vertraulich behandelt. Wichtig ist außerdem, dass Sie sich die Zeit nehmen, alle Hypnosesitzungen zu besuchen, und bereit sind, Nikotinpflaster zu benutzen.

Die wichtigste Bedingung für Ihre erfolgreiche Teilnahme ist jedoch Ihr fester Vorsatz, das Rauchen vollständig und endgültig zu beenden. Machen Sie sich deshalb rechtzeitig vor Ihrer Anmeldung Gedanken darüber, ob für Sie jetzt der richtige Zeitpunkt ist, das Rauchen aufzuhören:

Wie Sie vielleicht aus früheren Abstinenzversuchen wissen, ist eine gewisse Gewichtszunahme nach dem Aufhören wahrscheinlich. Wenn eine anfängliche Gewichtszunahme für Sie zur Zeit nicht akzeptabel ist, sollten Sie Ihre Entscheidung, zum jetzigen Zeitpunkt mit dem Rauchen aufzuhören, nochmals überdenken.

Auch wenn Sie sich zur Zeit in einer akuten Lebenskrise befinden, ist es unter Umständen sinnvoller, Ihren Entschluss, mit dem Rauchen aufzuhören, auf eine weniger stressreiche Phase zu verschieben.

Ganz besonders erfolgversprechend ist es dagegen, wenn Sie sich gleichzeitig mit Freunden, Partnern oder Kollegen entschließen, mit dem Rauchen aufzuhören. Falls diese Möglichkeit für Sie besteht, sollten Sie sie nutzen!

Die Kosten für die Raucherentwöhnung betragen 306 Euro. Eine Hypnosebehandlung wird von den Krankenkassen normalerweise leider nicht finanziert.

Wegen der großen Nachfrage nach unserem Entwöhnungsprogramm sind Wartezeiten manchmal nicht zu vermeiden; wir versuchen jedoch, Ihnen einen Termin zum baldestmöglichen Zeitpunkt zu geben.

*Mit freundlichen Grüßen*
*Cornelie Schweizer*

# Anmeldeformular

## Hinweis!

**Wenn Sie unter einer oder mehrerer der folgenden Erkrankungen leiden oder gelitten haben, besprechen Sie mit Ihrem Hausarzt, ob Sie trotzdem ein Pflaster verwenden können.**

- Überempfindlichkeit gegen Pflaster oder Nikotin auf der Haut
- Herzinfarkt
- Schlaganfall
- allgemeine Hauterkrankungen
- Angina pectoris
- Hirngefäßerkrankungen
- Herzrhythmusstörungen
- Durchblutungsstörungen
- stark erhöhter Blutdruck
- Herzmuskelschwäche
- Nieren- und Leberfunktionsstörungen
- Schilddrüsenüberfunktion
- Diabetes
- Magenschleimhautentzündung
- Magen- und Darmgeschwüre
- regelmäßige Medikamenteneinnahme

Mit dieser Anmeldung bestätigen Sie uns, nötigenfalls mit Ihrem Hausarzt vor Behandlungsbeginn abzuklären, ob eine Pflasterbehandlung bei Ihnen möglich ist.

Wenn eine Pflasterbehandlung bei Ihnen aus den oben genannten Gründen nicht in Frage kommt, können wir Ihnen in dringenden Fällen eine Behandlung außerhalb der eigentlichen Studie (in diesem Fall ohne Nikotinpflaster) anbieten.

**Den Informationsbrief habe ich gelesen und zur Kenntnis genommen. Hiermit melde ich mich verbindlich für das beschriebene Programm an.**

Name: ____________________ Datum/Unterschrift: _______________

Geschlecht: ❑ männl. Alter: ____________
❑ weibl.

Familienstand: ❑ unverheiratet ❑ mit PartnerIn
Wohnsituation: ❑ allein lebend ❑ geschieden
❑ verheiratet
❑ mit Verwandten/Kindern/Freunden
❑ verwitwet

Schulabschluss: ❑ keiner ❑ Realschule
❑ Hauptschule ❑ Abitur
❑ Hochschulabschluss

Ausbildung: ❑ keine
❑ Lehre abgeschlossen
❑ Fachschule abgeschlossen
❑ Fachhochschule/Universität abgeschlossen

Erwerbstätigkeit: ❑ voll ❑ in Ausbildung
❑ teilweise ❑ RentnerIn
❑ Hausfrau/-mann ❑ arbeitslos

Was rauchen Sie? ❑ Zigaretten ❑ Pfeife ❑ Zigarren

Wie viele Zigaretten rauchen Sie durchschnittlich am Tag? ____________

Wie hoch ist der Nikotingehalt Ihrer Zigaretten? ____________

Finden Sie es schwierig, Rauchverbote in Kinos oder anderen öffentlichen Gebäuden einzuhalten?
❑ ja ❑ nein

Welche Zigarette im Verlauf eines Tages ist Ihnen am wichtigsten?
❑ die erste am Morgen ❑ andere

Rauchen Sie mehr während der ersten Stunden nach dem Erwachen als während des übrigen Tages?
❑ ja ❑ nein

Rauchen Sie auch, wenn Sie krank im Bett liegen müssen?
❑ ja ❑ nein

In welchem Zeitraum nach dem Erwachen rauchen Sie Ihre erste Zigarette? Innerhalb von:
❑ 5 Min. ❑ 6–30 Min.
❑ 31–60 Min. ❑ Nach über 60 Min.

Wie alt waren Sie, als Sie begonnen haben, zu rauchen? ____________

Wie viele Jahre Ihres Lebens haben Sie geraucht? ____________

Haben Sie früher schon versucht, mit Rauchen aufzuhören:
❑ ja ❑ nein Anzahl der Versuche: ____________

Haben Sie schon einmal an einem Raucherentwöhnungsprogramm teilgenommen?
❑ ja ❑ nein

In welchen Situationen oder Stimmungen rauchen Sie besonders viel?

_______________________________________________

Bitte kreuzen Sie an, wie zuversichtlich Sie sind, in den folgenden Situationen nicht zu rauchen:

(1 = gar nicht zuversichtlich, 2 = wenig zuversichtlich, 3 = einigermaßen zuversichtlich, 4 = zuversichtlich, 5 = völlig zuversichtlich)

Wenn Sie sich in geselliger Runde befinden und Alkohol trinken: 1----2----3----4----5

Wenn Sie ängstlich und nervös sind: 1----2----3----4----5

Wenn Sie sich nach einer eher unangenehmen Tätigkeit belohnen wollen: 1----2----3----4----5

Wenn Sie Hungergefühle dämpfen möchten: 1----2----3----4----5

Wenn Sie Ihre Konzentration steigern wollen: 1----2----3----4----5

Wenn Sie sehr verärgert über etwas oder jemanden sind: 1----2----3----4----5

Wenn Sie spüren, dass Sie eine Aufmunterung brauchen: 1----2----3----4----5

Wenn Sie morgens gerade aufstehen: 1----2----3----4----5

Wenn Sie sich überarbeitet und gestresst fühlen und sich entspannen wollen: 1----2----3----4----5

Wenn Ihnen bewusst wird, dass Sie eine Weile nicht geraucht haben: 1----2----3----4----5

Wenn Sie mit Partner/in oder Freund/in zusammen sind und er/sie raucht: 1----2----3----4----5

Wie stark ausgeprägt ist ihre Absicht aufzuhören?
(1 = sehr schwach, 5 = sehr stark) 1----2----3----4----5

Wie sicher sind Sie, dass Sie es schaffen aufzuhören?
(1 = sehr unsicher, 5 = sehr sicher) 1----2----3----4----5

Wie zwiespältig sind Ihre Gefühle bei dem Gedanken, nie mehr zu rauchen?

(1 = gar nicht zwiespältig, 5 = sehr) 1----2----3----4----5

Fühlen Sie sich von Familie/Freunden

in Ihrem Aufhörvorhaben unterstützt?
(1 = gar nicht, 5 = sehr) 1----2----3----4----5

*Vielen Dank fürs Ausfüllen!*

# Informationsflyer

**Hypnotherapeutische Raucherentwöhnung: Das Tübinger Programm**

Sie wollen aufhören, zu rauchen und sind unsicher, ob Sie es alleine schaffen? Vielleicht ist eine hypnotherapeutischen Behandlung Ihr Weg?

Meine Studien unter Professor Dr. Dirk Revenstorf haben gezeigt, daß Hypnose ein in der Raucherentwöhnung sehr erfolgreiches Verfahren darstellt: Nach einem Jahr waren über 50 % der mit meinem Programm Behandelten abstinent, während Versuche im Alleingang nur bei 3% bis 11% zum Erfolg führen.

**Meine Arbeitsweise:**
Der erste Behandlungsschritt des Gruppenprogramms besteht in einem Vorgespräch in einer Gruppe von sechs bis acht Klienten; hier werden Sie Gelegenheit haben, Fragen zur Hypnosebehandlung zu stellen. Sie erhalten zudem ein Blatt mit einigen wichtigen Tipps und Tricks, die Ihnen helfen werden, die erste rauchfreie Zeit gut durchzustehen.
Bei jedem Treffen werden mit einem einfachen Atemtest Ihre Kohlenmonoxidwerte bestimmt, um die merkliche gesundheitliche Besserung, welche eintritt, sobald Sie aufgehört haben, zu rauchen, messen zu können.
Etwa eine Woche nach dem Vorgespräch kommen Sie zur ersten Gruppenhypnose; der zweite Termin findet eine Woche danach und eine dritte Sitzung in einem Abstand von nochmals ein bis zwei Wochen statt. Die Sitzungen dauern jeweils circa eineinhalb Stunden und finden meist freitags am frühen Abend statt. Zwei Monate später kommen Sie noch zu einer kürzeren Auffrischungssitzung.
Für schwangere Raucherinnen biete ich spezielle Kurse, die ausschließlich von Schwangeren besucht werden, an.

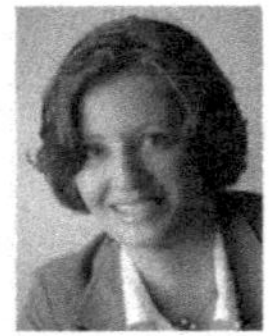

**Leitung:**
Dr. Cornelie Schweizer
Diplom Psychologin,
Promotion in hypnotherapeutischer Raucherentwöhnung,
Ausbildung in Hypnotherapie, systemischer Paar- und Familientherapie und systemischer Supervision.

**Arbeitsschwerpunkte:**
Hypnotherapeutische Gruppentherapie, Kommunikationstraining, Konfliktmanagement, Teamentwicklung und Supervision.

**Ort:**
Gartenstraße 31
72074 Tübingen

**Kosten:**
Die Kosten für das gesamte Programm betragen 400,- Euro

**Anmeldung:**
Wenn Sie sich zur Behandlung anmelden möchten, trennen Sie bitte das nebenstehende Formular ab. Bitte füllen Sie den Fragebogen und das Anmeldeformular aus.
Sie erhalten baldmöglichst eine Anmeldebestätigung mit Terminvorschlägen. Wegen der großen Nachfrage sind Wartezeiten manchmal nicht zu vermeiden; ich versuche jedoch, Ihnen einen Termin zum schnellst möglichsten Zeitpunkt zu geben.

**Noch Fragen?**
Wenden Sie sich bitte an:
Dr. Cornelie Schweizer
Tel.: 0 70 71 - 25 40 88
e-mail: c.c.schweizer@web.de
Internet: www.ccschweizer.de

**Fragebogen**

Wie viele Zigaretten rauchen Sie durchschnittlich am Tag?

---

In welchem Zeitraum nach dem Erwachen rauchen Sie Ihre erste Zigarette?
Innerhalb von:

- 5 Min.
- 6–30 Min.
- 31–60 Min.
- über 60 Min.

Finden Sie es schwierig, Rauchverbote z. B. in Kinos oder anderen öffentlichen Gebäuden einzuhalten?

- ja
- nein

Welche Zigarette im Verlauf eines Tages ist Ihnen am wichtigsten?

---

Rauchen Sie auch, wenn Sie krank im Bett liegen müssen?

- ja
- nein

Ich benötige besonders schnell einen Termin:

- weil ich schwanger bin
- wegen Krankheit, die sich akut durchs Weiterrauchen verschlimmert, nämlich:

---

## Anmeldung

Hiermit melde ich mich verbindlich für das beschriebene Hypnoseprogramm an

Name: ..............................

..............................

Geburtsdatum: ..............................

Anschrift: ..............................

..............................

..............................

Telefon: ..............................

e-mail: ..............................

Datum: ..............................

Unterschrift: ..............................

Ihre Anmeldung senden Sie bitte an:

Dr. Cornelie Schweizer
Gartenstraße 31
72074 Tübingen

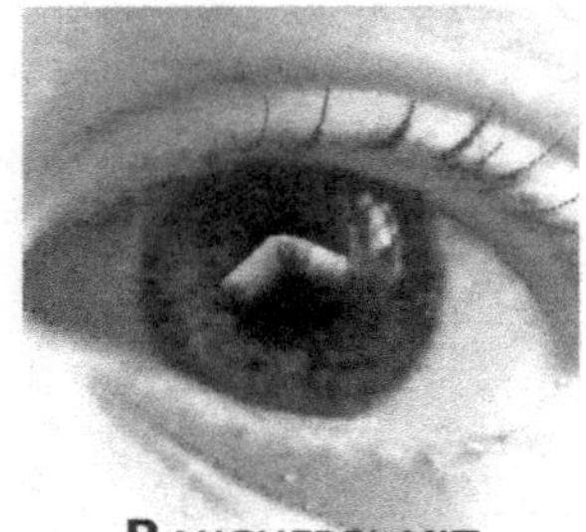

## Rauchfrei mit Hypnosetherapie

Wer „Hypnose" hört, denkt häufig an Bühnenshows und Scharlatanerie, an die Gefahr, den eigenen Willen zu verlieren und dem Hypnotiseur ausgeliefert zu sein. Mit diesen Vorstellungen hat die Klinische Hypnose jedoch nichts zu tun: Sie ermöglicht vielmehr einen Zustand tiefer Entspannung, in dem der eigene Wille nicht geschwächt, sondern -im Gegenteil- gestärkt wird, um ein Ziel, in diesem Fall die Abstinenz von der Zigarette, sicherer zu erreichen.

# Fagerström Test for Nicotine Dependence[1]

Name: ______________________________

Datum: ______________________________

1. Wann nach dem Erwachen rauchen Sie Ihre erste Zigarette?
   Innerhalb von:
   ❑ 5 Min ❑ 6–30 Min. ❑ 31–60 Min. ❑ Nach über 60 Min.

2. Finden Sie es schwierig, an Orten, wo das Rauchen verboten ist (z. B. Kino usw.), das Rauchen sein zu lassen?
   ❑ ja ❑ nein

3. Auf welche Zigarette würden Sie nicht verzichten wollen?
   ❑ die erste am Morgen ❑ andere

4. Wie viele Zigaretten rauchen Sie im Allgemeinen pro Tag? __________

5. Rauchen Sie am Morgen im Allgemeinen mehr als am Rest des Tages?
   ❑ ja ❑ nein

6. Kommt es vor, dass Sie rauchen, wenn Sie krank sind und tagsüber im Bett bleiben müssen?
   ❑ ja ❑ nein

1 nach Fagerström (1989)

# Nikotinpflaster

## Was ist zu beachten?

- Gegenanzeigen: Vom Hausarzt abklären lassen

- Dosis: Konsumhöhe und Grad der körperlichen Abhängigkeit berücksichtigen

- Dauer der Anwendung: 3 Wochen versus 3 Monate

- 16- versus 24 h-Pflaster: Je nachdem, ob mit oder ohne Pflaster besser geschlafen wird

- Korrekte Handhabung:
  - Reduktion der Größe
  - Tägliche Anwendung
  - Hautstelle wechseln

- Wichtig: Individuelle Befindlichkeit: Manche Klienten leiden unter dem Gefühl, substituiert zu sein, manche sind sehr ängstlich, wenn sie kein Pflaster haben.

- Sichere Entsorgung: Von Kindern und Haustieren fernhalten!!!

# Tipps & Tricks

## Wichtige Sätze und Rituale

1. Kleben Sie sich Sprüche und Leitsätze an Stellen, an denen Sie sich jeden Tag aufhalten, oder legen Sie Zettel in den Geldbeutel, zum Beispiel »Du schaffst es!« oder »Ich will aufhören, weil ... «.
2. Prägen Sie sich wichtige Sätze ein, die Sie sich sagen können, wenn Sie in einer Versuchungssituation sind, zum Beispiel »Denk an Deinen rasselnden Atem«.
3. Finden Sie ein Ritual, etwas, was Sie anstelle des Rauchens tun: Tief durchatmen, eine Runde ums Haus laufen, eine bestimmte Geste, zum Beispiel die Zigarette in der Vorstellung mit den Fingern wegzuschnipsen.

## Belohnung

4. Schließen Sie Wetten oder Verträge mit Freunden oder Kollegen ab. Fixieren Sie den Vertrag schriftlich, legen Sie die Bedingungen genau fest und hängen Sie ihn an die Wand.
5. Belohnen Sie sich immer wieder mit einer Kleinigkeit fürs Nichtrauchen.
6. Führen Sie einen Nichtraucherkalender, in den Sie die wachsende Zahl der rauchfreien Tage eintragen, hängen Sie ihn gut sichtbar auf und lassen Sie sich von Ihrer Familie oder Freunden für Ihr Durchhaltevermögen loben.
7. Wenn Sie einer Versuchungssituation erfolgreich widerstanden haben, belohnen Sie sich. Sagen Sie sich, wie stolz Sie auf sich sind.
8. Kleben Sie ein Nichtraucherschild auf eine Sparbüchse und werfen Sie jeden Tag das durchs Nichtrauchen ersparte Geld hinein. Stellen Sie die Dose gut sichtbar auf und kaufen Sie sich etwas davon, was Sie sich schon lange gewünscht haben.
9. Sie haben nun nicht nur mehr Geld, sondern auch viel mehr Zeit für Neues! Nutzen Sie sie, um persönliche Wünsche und Hobbys zu realisieren.

## Vorsicht, gefährliche Situationen!

10. Gestalten Sie Situationen, die Sie mit dem Rauchen verbinden, um: Wenn Sie morgens erst duschen, dann Brötchen holen, frühstücken und dabei rauchen, ändern Sie die Reihenfolge der Abläufe oder frühstücken Sie an einem anderen Ort in der Wohnung.
11. Werfen Sie Aschenbecher, Zigaretten, Feuerzeug und alles, was Sie sonst noch ans Rauchen erinnern könnte, im Rahmen eines »Abschiedrituals« weg. Manche entsorgen selbst den Sessel, in dem sitzend sie bisher immer geraucht haben.
12. Beginnen Sie in »traditionellen« Rauchzeiten eine völlig andere Tätigkeit. Statt der Zigarette nach dem Essen machen Sie einen Spaziergang, und in der Badewanne lesen Sie, anstatt zu rauchen ...
13. Besuchen Sie Plätze, an denen viel geraucht wird, wie Raucherzimmer in Kneipen, Partys oder Skatabende, einige Zeit nicht. Viele meiden zu Beginn auch den eigenen Balkon oder die Terrasse, weil sie den Aufenthalt dort mit dem Rauchen verbinden.
14. Vermeiden Sie Getränke, die Lust auf Zigaretten machen, wie Kaffee oder Alkohol.
15. Überbrücken Sie Ihren Rauchwunsch mit zuckerfreiem Kaugummi, Pfefferminz oder Lakritze, achten Sie darauf, diese »Ersatzstoffe« immer bei sich zu haben.
16. Erklären Sie Ihren Bekannten und Kollegen, dass Sie nicht mehr rauchen und keine Zigaretten mehr angeboten bekommen möchten. Bitten Sie um Verständnis dafür, dass zumindest in den nächsten Wochen in Ihrer Nähe nicht geraucht werden soll. Erklären Sie Ihre Wohnung zur rauchfreien Zone.
17. Legen Sie sich eine »Notfallbox« zu. Darin können sein: Ein Zettel, auf dem steht, warum Sie nicht mehr rauchen, Kaugummis und Bonbons, Fotos Ihrer Kinder, ein Nikotinpflaster, das Röhrchen von Ihrer letzten Kohlenmonoxidmessung.

## Gesundheit und Ernährung

18. Halten Sie sich möglichst wenig in geschlossenen Räumen auf, bewegen Sie sich viel an der frischen Luft, bauen Sie zusätzliche Bewegung in Ihren Tagesablauf ein: Treppe statt Aufzug, eine Haltestelle früher aussteigen und das letzte Stück zu Fuß gehen ...
19. Sorgen Sie für ausreichend Schlaf und Erholung. Meist fällt es im Bett auch leichter, nicht zu rauchen, weil es schon bisher rauchfreie Zone war.
20. Fangen Sie eine Sportart an, besuchen Sie einen Volkshochschulkurs, ein Fitnessstudio oder einen Lauftreff! Sport ist nicht nur geeignet, eine Gewichtszunahme zu verhindern, sondern lindert auch die Nervosität, die Sie anfangs vielleicht erleben.
21. Viele haben Angst vor einer Gewichtszunahme nach dem Aufhören, dieser können Sie jedoch entgegenwirken. Sie sollten immer eine kalorienarme Kleinigkeit, zum Beispiel Obst oder eine Karotte, bei sich haben. Trinken Sie vor jeder Mahlzeit viel Wasser oder ein anderes kalorienarmes Getränk. Ernähren Sie sich ausgewogen und vollwertig, beginnen Sie keine Diät und hungern Sie auf keinen Fall, sondern essen Sie etwas, wenn Ihnen danach ist. Vermeiden Sie lediglich übermäßigen Fett- und Zuckerkonsum.

## Nikotinpflaster

22. Wenn Sie ein Nikotinpflaster verwenden, benutzen Sie es nach der beiliegenden Gebrauchsanweisung. Die Erfahrung zeigt, dass der Behandlungserfolg durch falsche Handhabung gefährdet sein kann.

## Ärger und Stress

23. Wenn Sie sich gestresst oder ärgerlich fühlen, atmen Sie einmal tief und ganz bewusst durch, lassen Sie den Atem langsam aus dem Brustkorb entweichen.
24. Wenn Sie ein Entspannungsverfahren gelernt haben, wenden Sie es an.
25. Üben Sie zu Hause die Entspannungstrancen, die Sie in den Hypnosesitzungen erleben werden.

# Hypnose-Rückmeldebogen

**Name:** ____________________ **Hypnosesitzung Nummer:** _____

**Zum Rauchen:**
**Mein Kohlenmonoxidwert betrug heute:** ____________________

**Das Nikotinpflaster habe ich benutzt:**
❑ ja ❑ ja

Die Abstinenztage vor der ersten Hypnosesitzung habe ich eingehalten:
❑ ja ❑ ja

❑ Ich rauche nicht seit: ____________ Tagen/Wochen.

**Wenn Sie nicht mehr rauchen, weiter mit »Wie stark ausgeprägt ist Ihre …«**

❑ Ich habe nicht aufgehört, zu rauchen.

❑ Ich rauche wieder seit: ____________ Tagen/Wochen.

Wie viele Zigaretten rauchen Sie durchschnittlich am Tag? ____________

Finden Sie es schwierig, Rauchverbote z. B. in Kinos/anderen öffentlichen Gebäuden einzuhalten?
❑ ja ❑ nein

Welche Zigarette im Verlauf eines Tages ist Ihnen am wichtigsten?
❑ die erste am Morgen ❑ andere

Rauchen Sie mehr während der ersten Stunden nach dem Erwachen als während des übrigen Tages?
❑ ja ❑ nein

Rauchen Sie auch, wenn Sie krank im Bett liegen müssen?
❑ ja ❑ nein

In welchem Zeitraum nach dem Erwachen rauchen Sie Ihre erste Zigarette? Innerhalb von:
❑ 5 Min ❑ 6–30 Min. ❑ 31–60 Min. ❑ Nach über 60 Min.

Wie stark ausgeprägt ist Ihre Absicht, aufzuhören/abstinent zu bleiben?
1 – 2 – 3 – 4 – 5 – 6 – 7 – 8 – 9 – 10

Wie sicher sind Sie, dass Sie es schaffen, aufzuhören/abstinent zu bleiben?
1 – 2 – 3 – 4 – 5 – 6 – 7 – 8 – 9 – 10

Wie zwiespältig sind Ihre Gefühle beim Gedanken, nie mehr zu rauchen?
1 – 2 – 3 – 4 – 5 – 6 – 7 – 8 – 9 – 10

Fühlen Sie sich von Familie/Freunden beim Aufhören unterstützt?
1 – 2 – 3 – 4 – 5 – 6 – 7 – 8 – 9 – 10

Woran merken Sie oder haben Sie bemerkt, dass für Sie der richtige Zeitpunkt, aufzuhören, da ist?

---

Zur Behandlung allgemein:
Die Sitzung heute hat mich zufriedengestellt.
1 – 2 – 3 – 4 – 5 – 6 – 7 – 8 – 9 – 10

Ich habe mich in der Gruppe wohl gefühlt.
1 – 2 – 3 – 4 – 5 – 6 – 7 – 8 – 9 – 10

Ich fühle mich von den Therapeuten verstanden.
1 – 2 – 3 – 4 – 5 – 6 – 7 – 8 – 9 – 10

Ich sehe Möglichkeiten, anders zu handeln.
1 – 2 – 3 – 4 – 5 – 6 – 7 – 8 – 9 – 10

Haben Sie Kontakt zu einem anderen Mitglied der Gruppe aufgenommen?
❑ ja ❑ nein

**Zur Hypnose:**
Ich konnte mich während der Sitzung »fallen« lassen
1 – 2 – 3 – 4 – 5 – 6 – 7 – 8 – 9 – 10

Ich hatte während der Hypnose lebhafte bildliche Vorstellungen.
1 – 2 – 3 – 4 – 5 – 6 – 7 – 8 – 9 – 10

Ich hatte während der Hypnose ungewöhnliche Körperempfindungen
1 – 2 – 3 – 4 – 5 – 6 – 7 – 8 – 9 – 10

Die Tiefe der Trance in dieser Sitzung schätze ich ein
1 – 2 – 3 – 4 – 5 – 6 – 7 – 8 – 9 – 10

Wie wirksam war für Sie in dieser Sitzung die Hypnose in Relation zum Gruppengespräch und dem Kontakt zu den anderen Gruppenmitgliedern?
– vor allem Hypnose – beides gleich wirksam – vor allem Gruppe
1 ------------------ 2 ------------------ 3 ---------------------- 4 ---------------------- 5

*Vielen Dank fürs Ausfüllen!*

## Gruppensitzungsprotokollbogen

Sitzungsprotokoll Gruppe VOM ______ BIS ______

| **Vorgespräch am** **um** | | | | | | |
|---|---|---|---|---|---|---|
| Code: | | | | | | |
| Name: | | | | | | |
| Telefonnummer: | | | | | | |
| Bezahlt: | | | | | | |
| Konsumhöhe seit: | | | | | | |
| CO in ppm: | | | | | | |
| Pflaster vergeben: | | | | | | |
| SCL back: | | | | | | |
| ADS: | | | | | | |
| STAXI: | | | | | | |
| Extras & Prognose: | | | | | | |

| **Hypnose I am** | **um** | | | | | |
|---|---|---|---|---|---|---|
| Name: | | | | | | |
| Konsumhöhe seit: | | | | | | |
| Pflaster benutzt: | | | | | | |
| Patenschaft: | | | | | | |
| CO in ppm: | | | | | | |
| CIS back: | | | | | | |
| Reak. in Trance: | | | | | | |
| Feedbackbogen: | | | | | | |
| Extras: | | | | | | |

| **Hypnose II am** | | | | **um** | | |
|---|---|---|---|---|---|---|
| Name: | | | | | | |
| Konsumhöhe seit: | | | | | | |
| Pflaster benutzt: | | | | | | |
| Patenschaft: | | | | | | |
| CO in ppm: | | | | | | |
| Reak. in Trance: | | | | | | |
| Feedbackbogen: | | | | | | |
| Extras: | | | | | | |

| **Hypnose III am** | **um** | | | | | |
|---|---|---|---|---|---|---|
| Name: | | | | | | |
| Konsumhöhe<br>seit: | | | | | | |
| Pflaster benutzt: | | | | | | |
| Patenschaft: | | | | | | |
| CO in ppm: | | | | | | |
| Reak. in Trance: | | | | | | |
| Feedbackbogen: | | | | | | |
| Extras: | | | | | | |

| **Katamnese am** | **um** | | | | | |
|---|---|---|---|---|---|---|
| Name: | | | | | | |
| Konsumhöhe<br>seit: | | | | | | |
| CO in ppm: | | | | | | |
| ADS: | | | | | | |
| STAXI: | | | | | | |
| VEV: | | | | | | |
| Reak. in Trance: | | | | | | |
| Feedbackbogen: | | | | | | |
| Extras: | | | | | | |

# Katamnesebogen

Name: ______________________________ Datum: ____________________

Mein Kohlenmonoxidwert betrug heute: ____________________________

o Ich rauche nicht seit: _______ Tagen/Wochen.
**Wenn Sie nicht mehr rauchen, weiter mit**
**»Wie stark ausgeprägt ist Ihre …«**

❏ Ich habe nicht aufgehört zu rauchen.

❏ Ich rauche wieder seit: ____________ Tagen/Wochen.

Beschreiben Sie kurz, in welcher Situation Sie sich dafür entschieden haben, wieder zu rauchen: ______________________________________________

________________________________________________________________

________________________________________________________________

Wie viele Zigaretten rauchen Sie durchschnittlich am Tag? _____________

Finden Sie es schwierig, Rauchverbote z. B. in Kinos oder anderen öffentlichen Gebäuden einzuhalten?
❏ ja ❏ nein

Welche Zigarette im Verlauf eines Tages ist Ihnen am wichtigsten?
❏ die erste am Morgen ❏ andere

Rauchen Sie mehr während der ersten Stunden nach dem Erwachen als während des übrigen Tages?
❏ ja ❏ nein

Rauchen Sie auch, wenn Sie krank im Bett liegen müssen?
❏ ja ❏ nein

In welchem Zeitraum nach dem Erwachen rauchen Sie Ihre erste Zigarette?
Innerhalb von:
❏ 5 Min ❏ 6–30 Min. ❏ 31–60 Min. ❏ Nach über 60 Min.

Wie stark ausgeprägt ist Ihre Absicht, aufzuhören/abstinent zu bleiben?
1 – 2 – 3 – 4 – 5 – 6 – 7 – 8 – 9 – 10

Wie sicher sind Sie, dass Sie es schaffen, aufzuhören/abstinent zu bleiben?
1– 2– 3 – 4 – 5 – 6 – 7– 8– 9–10

Wie zwiespältig sind Ihre Gefühle beim Gedanken, nie mehr zu rauchen?
1 – 2 – 3 – 4 – 5 – 6 – 7 – 8 – 9 – 10

Fühlen Sie sich von Familie/Freunden beim Aufhören unterstützt?
1 – 2 – 3 – 4 – 5 – 6 – 7 – 8 – 9 – 10

Haben Sie für sich Rituale oder spezielle Verhaltensweisen entwickelt, die Ihnen in schwierigen Situationen helfen, nicht zu rauchen?
❑ ja ❑ nein

Haben Sie den Kontakt zu anderen Gruppenmitgliedern gehalten (Patenschaft)?
❑ ja ❑ nein

Wie wirksam war für Sie die Hypnose in Relation zum Gruppengespräch und dem Kontakt zu den anderen Gruppenmitgliedern?

vor allem Hypnose beides gleich wirksam vor allem Gruppe
1 ---------------------- 2 ---------------------- 3 ---------------------- 4 ---------------------- 5

*Vielen Dank fürs Ausfüllen!*

## Lösungen für spezielle Fälle:

### Starke Raucher

- Wichtig: Starke Raucher mit einem Konsum von 3–5 Schachteln pro Tag sind meist keine besonders schwierigen Klienten und haben häufig mit dem Aufhören weniger Probleme, als sie selbst es vermuten.
- Grund: Aufgrund des starken Leidensdrucks ist häufig auch die Motivation sehr hoch.
- Aber: Wegen ihres Selbstbilds (»Ich bin ein Suchtbolzen«) haben diese Klienten oft starke Ängste, dass die Behandlung bei ihnen nicht wirken wird.
- Deshalb: Auf die hohe Wirksamkeit der Hypnose fokussieren, Erfolgsstorys anderer starker Raucher erzählen, beeindruckende Phänomene anstreben (Handlevitation, Zigarette fallen lassen, suggerieren, dass Zigaretten unsichtbar werden), betonen: »Sie sind schon 20 Stunden am Tag Nichtraucher!«
- Bei starker körperlicher Abhängigkeit (siehe FTND): Auf ausreichende Stärke des Nikotinpflasters achten.
- Eventuell Reduktionsverfahren anwenden.
- Echte Zigaretten nach und nach durch Kräuterzigaretten aus der Apotheke ersetzen lassen.
- Bei starker Angst bei der Vorstellung, nie wieder zu rauchen: Von Tag zu Tag neu entscheiden lassen, eventuell mit Münzwurfverfahren, ob Raucher oder Nichtrauchertag.

# Lösungen für spezielle Fälle:

## Wenig suggestible und/oder kontrollierende Klienten

- Selbstkontrolle betonen: »Jede Hypnose ist Selbsthypnose!«
- Keine direktiven Anweisungen bei der Induktion:
  »Sie entscheiden, ob und wie tief Sie heute in Trance gehen wollen ...«
  Keinen Lidschluss suggerieren: »Sie können die Augen ruhig geöffnet lassen, ganz so, wie es Ihnen am angenehmsten ist.«
  Aufs Zählen zur Trancevertiefung verzichten: Klienten mit Angst vor Kontrollverlust führen sich sonst zu eingeengt, wenig suggestible Klienten sind enttäuscht, wenn sie beim Zählen womöglich keine Vertiefung der Trance erleben.
- Eventuell keine formale Tranceinduktion, sondern hypnosystemische Techniken und Arbeit mit Teilen anwenden, zum Beispiel nach W. Lenk: »Aufstellungen in der Einzelarbeit«, Audiokassette vom DVNLP Kongress 1999, Audi-Torium Netzwerk.
- Oder: Keine oder wenig Hypnose verwenden, sondern verstärkt verhaltenstherapeutisches Arbeiten: Pläne, Verstärkung, Selbstkontrolle, »Tipps & Tricks«; die diesbezüglichen Lösungsstrategien der Klienten aufgreifen!

# Lösungen für spezielle Fälle:

## Besucher/leichte Raucher

Der Klient kommt, weil er vom Arzt, der Frau etc. geschickt oder gedrängt wurde. Er selbst sieht kein Ziel für eine Therapie. Besucher sind also unfreiwillige Klienten. Leichte Raucher haben häufig ebenfalls »Besucherstatus«, selbst wenn sie aus eigenem Antrieb kommen, fehlt ihnen oft die nötige Motivation, möglicherweise, weil sie durch den geringen Konsum kaum Beschwerden spüren.

- Im Vorfeld: Länger auf der Warteliste lassen, zwischen Vorgespräch und erster Hypnosesitzung 2–3 Wochen Abstand, in denen auf die Gründe, das Rauchen zu beenden, geachtet und eventuell darüber Buch geführt wird.

- Fragen für leichte Raucher:
  »Wessen Idee ist es, dass Sie hier herkommen?«
  »Wollen Sie selbst auch aufhören?«
  »Was würden Sie gern tun?« Häufig kommt hier die Antwort: »Weniger rauchen, aber nicht aufhören.« Dann die Gefahren dieser Option erläutern.
  »Was sind die Konsequenzen, wenn Sie weiterrauchen?«
  »Wann wollen Sie gern aufhören?« – Aufhördatum imaginieren lassen.
  Magnetische Hände: »Welches Hindernis steht dem Abstinentwerden noch im Weg?«

- Wenn der Klient weder jetzt noch später aufhören möchte, auch sonst keine Wünsche für die Behandlung hat und der Gesundheitszustand des Klienten das zulässt: Die Behandlung auf einen späteren Zeitpunkt verschieben.

- Wenn alles nichts nützt und Sie den Klienten nicht wegschicken können: Eventuell mit aversiven Suggestionen arbeiten.

# Lösungen für spezielle Fälle:

## Klagende

Der Klient leidet darunter, zu rauchen, unternimmt jedoch auf der Handlungsebene keine konkreten Schritte, seine Situation zu verändern, weil er deren Ursache als außerhalb seiner selbst und damit als unkontrollierbar wahrnimmt.

**Wege, die Klage in ein erreichbares Ziel zu verwandeln:**

- Direkt: »Weder Sie noch ich können das verändern.«
- »Ich kann Ihnen helfen, abstinent zu werden, aber ich kann nicht bewirken, dass es leicht geht!« Dies ist oft der schnellste Weg, sich erreichbaren Zielen zu nähern.
- Exploration der Zukunft, wenn sich die Lage nicht ändert.
- »Was werden Sie tun, wenn es so schwierig bleibt?«

Diese Frage bewegt sich bereits im Lösungsraum des Klienten.

- Hypothetische Lösungen und Ausnahmen erfragen.
- Abschied von der Idee, zuerst müsse etwas anderes sich ändern. »Wenn Sie weiter bei der Arbeit so viel Stress haben und trotzdem nicht mehr rauchen, wie würden Sie das machen? Was tun Sie davon manchmal schon?« (Walter u. Peller 2002)
- Wirksamkeit der Hypnose herunterspielen: »Sie müssen selbst aktiv werden!«
- »Tipps & Tricks« betonen: »Was werden Sie tun?«
- Aufhördatum imaginieren lassen.
- Magnetische Hände: »Welches Hindernis steht dem Abstinentwerden noch im Weg?«

# Literatur


Agee, E. L. (1983): Treatment procedures using hypnosis in smoking cessation programs: A review of the literature. *Journal of the American Society of Psychosomatic Dentistry and Medicine* 30: 11–126.

American Psychiatric Association (1996): Diagnostisches und Statistisches Manual Psychischer Störungen, DSM IV (dt. Bearbeitung und Einführung von H. Sass, H.-U. Wittchen u. M. Zaudig). Göttingen, Bern, Toronto, Seattle (Hogrefe).

Ashton a. Stepney (1983): Smoking: Psychology and Pharmacology. London, New York (Tavistock).

Baer, P. E., J. P. Foreyt a. S. Wright (1977): Selfdirected termination of excessive cigarette use among untreated smokers. *Journal of Behavior Therapy* 8: 71–74.

Barabasz, A. F., L. Baer, D. V. Sheehan a. M. Barabasz (1986): A three-year follow-up of hypnosis and restricted environmental stimulation therapy for smoking. *International Journal of Clinical and Experimental Hypnosis* 34: 169–181.

Barber, T X. a. W. De Moor (1972): A theory of hypnotic induction procedures. *American Journal of Clinical Hypnosis* 15: 112–135.

Barkley, R. A., J. E. Hastings a. T. L. Jackson (1977): The effects of rapid smoking and hypnosis in the treatment of smoking behavior. *International Journal of Clinical and Experimental Hypnosis* 25: 7–17.

Barthel, M. (1988): Der Tabak und seine Gegner. Aus der Kulturgeschichte des Rauchens. *DAMALS, das Geschichtsmagazin* 7/88.

Batra, A. u. G. Buchkremer (1991): AKR: Arbeitskreis Raucherentwöhnung. [Zu beziehen über die Autoren: Herrenbergerstr. 23, 72070 Tübingen.]

Batra, A., P. E. Schupp u. G. Buchkremer (1998): Die Behandlung von schwerabhängigen Rauchern mit Nikotinpflaster und Nikotinnasenspray. In: K.-O. Haustein (Hrsg.): Rauchen und Nikotin – Aktuelle Beiträge zur Raucherentwöhnung. 1. Deutsche Nikotinkonferenz, Erfurt, 15. 5. 1998. Nürnberg (Perfusion).

Bauermann (1989): Bad Nauheimer Programm.

Behrens, O., K. Goeschen u. J. Schneider (1987): Rauchen als Risikofaktor in der Schwangerschaft? Epidemiologie des Rauchens und die Folgen in der Schwangerschaft. *Zeitschrift für Geburtshilfe* 191: 225–229.

Benowitz, N. L. (1986): Clinical Pharmacology of Nicotin. *Annual Review of Medicin* 37: 21–32.

Berma, B. A. a. E. R. Gritz (1991): Women and Smoking. Current Trends and Issues for the 1990s. *Journal ob Substance Abuse* 3: 221–238.

Bongartz, B. u. W. Bongartz (1998): Hypnosetherapie. Göttingen (Hogrefe).

Bongartz, W., E. Flammer u. R. Schonke (1999): Die Effektivität der Hypnotherapie: Eine meta-analytische Studie. Vortrag auf der Jahrestagung der M.E.G. »Dissoziation und Trauma«, Bad Orb, 5.–7.11.1999.

Bortz, J. u. N. Döring (2002): Forschungsmethoden und Evaluation. Berlin/Heidelberg (Springer).

Buchkremer, G. u. A. Batra (1995): Tabak-Abhängigkeit.In: V. Faust (Hrsg.): Psychiatrie. Ein Fachbuch für Klinik, Praxis und Beratung. München (Urban & Fischer).

Buchkremer, G. u. W. Rehms (1991): Nikotin: Abhängigkeit und Entwöhnung in Psychiatrie für die Praxis 13. München (MMV Medizin Verlag), S. 153–157.

Bundesministerium für Jugend, Familie und Gesundheit (1983): Konsum und Missbrauch von Alkohol, illegalen Drogen, Medikamenten und Tabakwaren durch junge Menschen. Bonn.

Butler, S. F. a. H. H. Strupp (1986): Specific and non-specific factors in psychotherapy: A problematic paradigm for psychotherapy research. Psychotherapy 23: 30–40.

Cardona, E. a. M. Martin (2000): Tobacco Addiction and hypnosis: Performance of a two session hypnosis-based protocol in a clinical series. Vortrag beim 15. Internationalen Kongress für Hypnose. München, 2.–17.10. 2000.

Chambless, D. L. a. S. D. Hollon (1998): Defining empirically supported therapies. *Journal of Consulting and Clinical Psychology* 66: 7–18.

Clavel, F. a. C. Paolette (1990): A study of various smoking cessation programs based on close to 1000 volunteers recruited from the general population: 1-month results. *Revue d'épidémiologie et de santé publique* 38 (2): 133–138.

Cnattingius, S. et al. (1992): Who continues to smoke while pregnant? *Journal of epidemiology and community health* 46: 218–221.

Dauenhauer, M. (1997): Rauchen und Nikotinabhängigkeit. Psychologisches Institut der Eberhard-Karls-Universität. Tübingen (unveröffentl. Diplomarbeit).

Deutsche Hauptstelle gegen die Suchtgefahr e. V. (Hrsg.) (1994): Tabakabhängigkeit. Eine Information für die Ärzte. Hamm.

Dilling, H. et al. (Hrsg.) (1993): Internationale Klassifikation psychischer Störungen, ICD-10 Kapitel V (F): Klinisch diagnostische Leitlinien. Bern (Huber).

Dreikurs, R. (1980): Zur Psychotherapie in der Medizin. München/Basel (Reinhardt).

Elbert, T. u. B. Rockstroh (1990): Psychopharmakologie. Heidelberg (Springer).

Ellis, A. (1997): Grundlagen und Methoden der Rational-Emotiven-Verhaltenstherapie. Stuttgart (Klett Cotta).

Erdfelder, E., R. Mausfeld, T. Meiser u. G. Rudinger (Hrsg.) (1996): Handbuch quantitative Methoden. Weinheim (Beltz), S. 253–283.

Erickson, M. H. (1980): The collected papers of Milton H. Erickson on Hypnosis, Vol. IV. Innovative hypnotherapy. Rossi (ed.) New York. (Irvington). [dt. (1995–1998): Gesammelte Schriften von Milton H. Erickson. Bd. 5 u. 6. Heidelberg (Carl-Auer).]

Evans, F. J. (1989): The independence of suggestibility, placebo response, and hypnotizability. In: V. A. Gheorghiu et al. (eds.): Suggestion and sugggestibility: Theory and research. Berlin, Heidelberg (Springer), pp. 145–154.

Fagerström, K.-O. a. N. G. Schneider (1989): Measuring Nicotine Dependence: A Review of the Fagerström Tolerance Questionnaire. *Journal of Behavioral Medicine* 12: 159–182.

Fiore, M. C., W. C. Bailey, S. J. Cohen et al. (1996): Smoking Cessation. Clinical Practice Guideline, 18. Rockville, MD (U. S. Department of Health and Human Services, Public Health Service, Agency for Health Care Policy and Research).

Franks, J. D. a. J. B. Franks (1991): Persuasion an healing: A comparative study of psychotherapy (3rd ed.). Baltimore (Johns Hopkins University Press). [dt.: Die Heiler. Wirkungsweisen psychotherapeutischer Beeinflussung. Vom Schamanismus bis zu den modernen Therapien. Stuttgart (Klett-Cotta).]

Franke, G. (1977): Die Symptom-Checkliste von Derogatis (SCL-90-R). Weinheim (Beltz).

Gabert-Varga, U., M. Schmid u. D. Revenstorf (1991): Einstreutechnik und therapeutische Suggestionen.

Gerl, W. u. U. Freund (2001): Rauchen. In: D. Revenstorf u. B. Peter (Hrsg.) (2001): Hypnose in Psychotherapie, Psychosomatik und Medizin. Manual für die Praxis. Berlin/Heidelberg (Springer).

Gerl, W. (1997): Hypnotherapeutische Raucherentwöhnung. Was macht sie effektiv? *Hypnose und Kognition* 14: 67–81.

Gerl, W. (2002): Aus der Praxis – Hypnotherapeutische Raucherentwöhnung. *M.E.G.a.phon* 12: 8–10.

Gheorghiu, V. A. (1996): Die adaptive Funktion suggestionaler Phänomene. Zum Stellenwert suggestionsbedingter Einflüsse. *Hypnose und Kognition* 13 (1/2): 125–146.

Gorassini, D. R. a. N. P. Spanos (1986): A cognitive skills approach to the successful modification of hypnotic susceptibility. *Journal of Personality and Social Psychology* 50: 1004–1012.

Grawe, K., R. Donati u. F. Bernauer (1994): Psychotherapie im Wandel: Von der Konfession zur Profession. Göttingen (Hogrefe).

Green, J. P. a. S. J. Lynn (2000): Hypnosis and suggestion – based approaches to smoking cessation: An examination of evidence. *International Journal of Clinical and Experimental Hypnosis* 48 (2): 195–224.

Hamann, G. (1999): Wer raucht, kriegt Prügel! Geschichte der Genussmittel. Frankfurt a. M. (Fischer).

Hammond, D. (1990): Handbook of Hypnotic Suggestions and Metaphors. New York (Norton).

Haustein, K.-O. (2001): Tabakabhängigkeit. Gesundheitliche Schäden durch das Rauchen. Ursachen – Folgen – Behandlungsmöglichkeiten – Konsequenzen für Politik und Gesellschaft. Köln (Deutscher Ärzte-Verlag).

Haustein, K.-O. u. D. Groneberg (2008): Tabakabhängigkeit. Berlin/Heidelberg (Springer).

Hautzinger, M. u. M. Bailer (1992): Allgemeine Depressions-Skala (ADS). Weinheim (Beltz).

Heath, A. C., W. S. Slutske a. N. G. Martin (1995): Personality and the inheritance of smoking behavior: a genetic perspective. *Behavior genetics* 25: 103–117.

Heatherton T. F. et al. (1991) The Fagerström Test for Nicotine Dependence: a revision of the Fagersröm Tolerance Questionnaire. *British Journal of Addiction* 86: 119–127.

Henning, T. J u. W. Trabert (1999): Sanitas Klinik Garmisch GmbH. [Bezugsquelle: Von-Müller-Str. 12, 82467 Garmisch-Partenkirchen.]

Henningfield, J. E. (1983): Cigarette Smokers Self-Administer Intravenous Nicotin. *Pharmacology, Biochemistry and Behavior* 19: 887–890.

Heuer-Jung, V., A. Batra u. G. Buchkremer (1996): Raucherentwöhnung bei speziellen Risikogruppen: Schwangere Frauen und Raucherinnen mit Kontrazeptivaeinnahme. *Praxis der Klinischen Verhaltensmedizin und Rehabilitation* 34: 114–117.

Heumann, S. u. M. Schmidt (1998): Raucherentwöhnung in Hypnose. Unveröff. Diplomarbeit. Eberhard-Karls-Universität Tübingen, Psychologisches Institut.

Hilgard, E. R., L. W. Lauer a. A. H. Morgan (eds.) (1963): Manual of Stanford Profile Scales of Hypnotic Susceptibility. Palo Alto, CA (Consulting Psychologists Press).

Hilgard, E. R. (1974): Toward a neodissiciation theory. Multiple cognitive controls in human functioning. *Perspectives in Biology and Medicine* 17: 301–316.

Hilgard, E. R. (1986): The hidden observer and multiple personality. *International Journal of Clinical and Experimental Hypnosis* 32: 89–97.

Holroyd, J. (1980): Hypnotic treatment for smoking: An evaluative review. *International Journal of Clinical and Experimental Hypnosis* 28; 341–357.

Hubble, M. A., B. L. Duncan a. S. D. Miller (Hrsg.) (1999): The Heart & Soul of Change. What Works in Therapy. Washington, DC. (American

Psychological Association, APA) [dt. (2001): So wirkt Psychotherapie. Empirische Ergebnisse und praktische Folgerungen. Dortmund (modernes Lernen).

Hueber, R. (1997): Nichtrauchen durch Hypnose? Evaluation eines hypnotherapeutischen Raucherentwöhnungskurses. Unveröff. Diplomarbeit. Universität Bielefeld.

Jaffe, J. H. (1985): Drug addiction and drug abuse: Nicotine and tobacco. In: Goodman and Gilman´s. The Pharmacological Basis of Therapeutics. New York (Mac Millan), pp. 554–558.

Javel, A. F. (1980): One-Session Hypnotherapy for Smoking: A Controlled Study. *Psychological Reports* 46: 895–899.

Kane, G. P. (1991): Psychosocial Factors and Nicotine Dependence. In: J. A. Cocores (ed.): The Clinical Management of Nicotine Dependence. New York (Springer), pp. 28–35.

Kirsch, I., G. Montgomery a. G. Sapirstein (1995): Hypnosis as an adjunct to Cognitve-behavioral Psychotherapy: A Meta-Analysis. *Journal of consulting and Clinical Psychology* 63: 214–220.

Kirsch, I. (2000): Hypnosis and placebos: Response expectancy as a mediator of suggestion effects. *Hypnosis International Monographs* 4: 229–243.

Kline, M. V. (1970): The Use of Extended Group Hypnotherapy Sessions in Controlling Cigarette Habituation. *International Journal of Clinical and Experimental Hypnosis* 18: 270–282.

Klinger, E. (1981): The central place of imagery in human functioning. In: E. Klinger (ed.) Imagery: Concepts, results and applications, Vol. 2. New York (Plenum Press).

Klippstein, H. (1998): Das Vergessen vergessen. Hypnotherapeutische Gruppeninduktion nach Milton H. Erickson. Heidelberg (Carl-Auer).

Kossak, H.-C. (2004): Hypnose. Lehrbuch für Psychotherapeuten und Ärzte. Weinheim (Psychologie-Verlags-Union), 4. vollst. überarb. Aufl.

Krämer, W. u. G. Mackenthun (2001): Die Panik-Macher. München (Piper), 3. Aufl.

Kraft, D. (2000) Aktion Rauchhalten. Verfügbar unter: http://www.mentalkraft.de.

Krause, C. u. D. Revenstorf (1997): Ausformung therapeutischer Metaphern. *Hypnose und Kognition* 14: 83–106.

Krause, C. (2001): Hypnotisierbarkeit, Suggestibilität und Trancetiefe. In: D. Revenstorf u. B. Peter (Hrsg.) (2001): Hypnose in Psychotherapie, Psychosomatik und Medizin. Manual für die Praxis. Berlin/Heidelberg (Springer).

Krogh, D. (1993): Rauchen, Sucht und Leidenschaft. Heidelberg (Spektrum Akademischer Verlag).

Kubista, E. (1994): Rauchen in der Schwangerschaft. *Wiener medizinische Wochenschrift* 22/23: 529–531.

Kunze, M. et al. (1992): Rauchertherapie: Konsensus in den deutschsprachigen Ländern. *Sozial- und Präventivmedizin* 37: 223–230.

Lambert, M. J. (1992): Implications of outcome research for psychotherapy intergration. In J. C. Norcross a. M. R. Goldfiled (eds.): Handbook of psychotherapy integration. New York (Basic Books), pp. 94–129.

Lambert, M. J. a. A. E. Bergin (1994): The effectiveness of psychotherapy. In: S. L. Garfield a. A. E. Bergin (eds.): Handbook of Psychotherapy and Behavior Change. New York (Wiley), 4th ed.

Lehmkuhl, G. (Hrsg.) (2002): Theorie und Praxis individualpsychologischer Gruppenpsychotherapie. Göttingen (Vandenhoeck & Ruprecht).

Lenk, W. (1999): »Aufstellungen in der Einzelarbeit«. Vortrag auf dem DVNLP-Kongress »NLP in Systemen und Organisationen«, Köln, 28.–29.10.2006 [Audiokassette]. Müllheim (Auditorium Netzwerk).

Leuner, H. u. E. Schroeter (1997): Indikationen und spezifische Anwendungen der Hypnosebehandlung. Ein Überblick. Bern (Huber).

Lübs, E.-D. (1980): Rauchen und sportliche Leistungsfähigkeit. In: Bundesvereinigung für Gesundheitserziehung (Hrsg.): Rauchen oder Gesundheit – Deine Wahl. Bonn, S. 103–106.

Lynn, S. J., I. Kirsch, A. Barabasz, E. Cardena a. D. Patterson (2000): Hypnosis as an empirical supported clinical intervention: The state of the evidence and a look to the future. *International Journal of Clinical and Experimental Hypnosis* 48: 239–259.

Mac Hovec F. J. a. S. C. Man (1978): Acupuncture and hypnosis compared: Fifty-eigth cases. *American Journal of Clinical Hypnosis* 21: 45–47.

Mann, K. u. G. Buchkremer (Hrsg.) (1996): Sucht. Stuttgart (Fischer).

Martin, J., A. L. Cummings a. E. T. Hallberg (1992): Therapists' intentional use of metaphor: Memorability, clinical impact, and possible epistemic/motivational functions. *Journal of Consulting and Counseling Psychology* 60 (1): 143–145.

Mc Farland, J. u. E. Folkenberg (1969): Wie Sie in 5 Tagen das Rauchen aufgeben. München (Ariston), 11. Aufl., 1996.

Mc Mullen, L. M. (1989): Use of figurative language in successfull and unsuccessfull cases of psychotherapie: Three comparisions. *Metaphor and Symblic Activity* 4: 203–225.

Meyers großes Taschenlexikon. Mannheim (Bibliographisches Institut), aktual. Neuaufl. 1983, S. 252.

Mohl (1980): Informieren, motivieren, aktivieren. In: Bundesvereinigung für Gesundheitserziehung (Hrsg.): Rauchen oder Gesundheit – Deine Wahl. Bonn, S. 133–138.

Nuland, W. a. P. B. Field (1970): Smoking and hypnosis: A systematic clinical approach. *International Journal of Clinical and Experimental Hypnosis* 18: 290–306.

Orne, M. T. a. D. N. O´Connell (1967): Diagnostic ratings of hypnotizability. *International Journal of Clinical and Experimental Hypnosis* 15: 125–133.

Orne, M. T. (1977): The construct of hypnosis: Implications of the definition for research and practice. *New York Academic Science* 296: 14–33.

Pederson, L. L., W. G. Scrimgeour a. N. M. Lefcoe (1975): Comparison of Hypnosis Plus Counseling, Counseling Alone, and Hypnosis Alone in a Community Service Smoking Withdrawal Program. *Journal of Consulting and Clinical Psychology* 43: 920.

Perry C. a. G. Mullen (1975): The effects of hypnotic susceptibility on reducing smoking behavoir treated by an hypnotic technique. *Journal of Clinical Psychology* 31: 498–505.

Peter, B. (1991): Was ist Hypnose. In: B. Peter, C. Kraiker u. D. Revenstorf (Hrsg.): Hypnose und Verhaltenstherapie. Bern (Huber).

Peter, B. (1993): Hypnotische Phänomene. In: D. Revenstorf (Hrsg.) (1993): Klinische Hypnose. Berlin (Springer), 2. Aufl., S. 25–68.

Peter, B. (2001): Kontraindikationen, Bühnenhypnose und Willenlosigkeit. In: D. Revenstorf u. B. Peter (Hrsg.) (2001): Hypnose in Psychotherapie, Psychosomatik und Medizin. Manual für die Praxis. Berlin/Heidelberg (Springer), S. 119–140.

Prochaska, J., C. DiClemente a. J. C. Norcross (1992): In search of how people change. Applications to addictive behaviours. *The American psychologist* 47 (9): 1102–1114.

Rabkin, S. W., E. Boyko, F. Shane a. J. Kaufert (1984): A randomized Trial Comparing Smoking Cessation Programs Utilizing Behaviour Modification, Health Education or Hypnosis. *Addictive Behaviours* 9: 157–173.

Rayner, D. (1933): Individualpsychology and the chidren's clinic. *Individual Psychology Pamphlet* 7: 20–28.

Revenstorf, D. u. H. Metsch (1986): Lerntheoretische Grundlage der Sucht. In: W. Feuerlein (Hrsg.): Theorie der Sucht. Berlin/Heidelberg (Springer), S. 121–150.

Revenstorf, D. (1991): Hypnose als kognitive Therapie. In: B. Peter, C. Kraiker u. D. Revenstorf (Hrsg.): Hypnose und Verhaltenstherapie. Stuttgart (Huber).

Revenstorf, D. (Hrsg.) (1993): Klinische Hypnose. Berlin/Heidelberg (Springer), 2., korr. u. überarb. Aufl.

Revenstorf, D. (1994): Conceptions of the unconscious from Freud to Erickson. *Hypnos* 21 (4): 91–107.

Revenstorf, D. u. U. Prudlo (1994): Zu den wissenschaftlichen Grundlagen der klinischen Hypnose unter besonderer Berücksichtigung der Hypnotherapie nach Milton H. Erickson. *Hypnose und Kognition* 11 (1 & 2): 190–224.

Revenstorf, D. u. B. Peter (Hrsg.) (2008): Hypnose in Psychotherapie, Psychosomatik und Medizin. Manual für die Praxis. Berlin/Heidelberg (Springer), 2. überarb. Aufl.

Revenstorf, D (2003): Die Effekte der Hypnotherapie. *Hypnose-Bulletin-CH* 8: 4–19.
Revenstorf, D. et al. (2003): Expertise zur wissenschaftlichen Evidenz der Hypnotherapie für den Wissenschaftlichen Beirat Psychotherapie der Bundesregierung. Verfügbar unter: http://www.meg-tuebingen.de/downloads/Expertise.pdf [6.6.2011].
Revenstorf, D. u. Schweizer, C. (2008): Raucherentwöhnung mit Hypnotherapie. Langzeit-Katamnese zur Wirksamkeit. *Hypnose. Zeitschrift für Hypnose und Hypnotherapie* 3 (1 & 2): 24.
Sanders, S. (1977): Mutual group hypnosis and smoking. *American Journal of Clinical Hypnosis* 20: 131–135.
Schlarb, A. u. C. Schweizer (1999): Hypnotherapeutische Raucherentwöhnung. Diplomarbeit Eberhard-Karls-Universität. Psychologisches Institut Tübingen.
Schmidt, G. (2000): Suchterleben als Ausdruck ungünstiger Tranceäquivalente und als Information über wertvolle Bedürfnisse. [Beziehbar über: Milton-Erickson-Institut Heidelberg, Im Weiher 12, 69121 Heidelberg].
Schoberberger, R., K.-O. Fagerström u. M. Kunze (1995): Psychologische und physiologische Abhängigkeit bei Rauchern und deren Einfluss auf die Entwöhnungsmotivation. *Wiener medizinische Wochenschrift* 145: 70–73.
Schoberberger, R. u. M. Kunze (1999): Nikotinabhängigkeit, Diagnostik und Therapie. Wien/New York (Springer).
Schubert, D. (1983): Comparison of hypnotherapy with systematic relaxation in the treatment of cigarette habituation. *Journal of Clinical Psychology* 39: 198–202.
Schuh, L. (1985): Alles über den »blauen Dunst«. Gifte im Tabak. Haldenwang (Schangrila).
Schulte, R. u. R. Hueber (2000): Raucherentwöhnung und Hypnose: Stand der Forschung und Evaluation eines hypnotherapeutischen Nichtrauchertrainings. 15. Internationaler Kongress für Hypnose. München, 2.–17.10. 2000.
Schweizer, C., A. Schlarb u. D. Revenstorf (2001): Hypnotherapeutische Raucherentwöhnung in Gruppen. *Experimentelle und klinische Hypnose,* Sonderdruck 17 (1): 61–99.
Schwenkmezger, P., V. Hodapp u. C. D. Spielberger (1992): Das State-Trait-Ärgerausdrucks-Inventar (STAXI): Handbuch. Bern (Huber).
Shazer, S. (1989): Der Dreh. Überraschende Wendungen und Lösungen in der Kurzzeittherapie. Heidelberg (Carl-Auer), 11. Aufl. 2011.
Shor, R. E. a. E. C. Orne (1962): Harvard Group Scale of Hypnotic Susceptibility, Form A. Palo Alto, CA (Consulting Psychologists Press).
Slawen, R. W. (1982): A progress report on nicotine migration and manipulation. Lorillard, February 25, 1982. Trial exhibit 10019.

Spiegel, H. (1970): A single-treatment method to stop smoking using ancillary self-hypnosis. *International Journal of Clinical and Experimental Hypnosis* 18: 235–250.

Spiegel, H. a. D. Spiegel (1978): Trance and treatment: Clinical uses of hypnosis. New York (Basic Books).

Spielberger, C. D., R. L. Gorsuch a. R. E. Lushene (1970): The state trait anxiety inventory (STAI): Test manual. Palo Alto, CA (Consulting Psychologists Press).

Stanton, H. E. (1978): A one-session hypnotic approach to modifying smoking behaviour. *International Journal of Clinical and Experimental Hypnosis* 16: 22–29.

Stumpfe, K.-D. u. A. Väthjunker (1991b): Raucherentwöhnung im Alter. *Der Allgemeinarzt* 12: 942–952.

Stumpfe, K.-D. (1989): Jugend und Rauchen – die Raucherkarriere. *Das öffentliche Gesundheitswesen* 51: 7–11.

Stumpfe, K.-D. (1992): So gewöhnen Sie Ihrem Patienten das Rauchen ab! Methoden der Raucherentwöhnung. *Der Allgemeinarzt* 14: 1150–1153.

Stumpfe, K.-D., A. Väthjunker u. P. Kulig (1992): Ursachen für Rückfälle bei Nikotinabstinenz. *Psychomed* 4: 48–51.

Tölle, R. (1997): Politische und medizinische Dimension des Tabakrauchens. *Deutsches Ärzteblatt* 94A: 1263–1267.

Tölle, R. u. G. Buchkremer (1989): Zigarettenrauchen, Epidemiologie, Psychologie, Pharmakologie und Therapie. Berlin/Heidelberg (Springer).

Tschunke, V. et al. (1998): Psychotherapieforschung – Wie man es (nicht) machen sollte. Eine Experten/innen-Reanalyse von Vergleichsstudien bei Grawe et al. (1994): Psychotherapie, Psychosomatik, medizinische Psychologie 48: 430–444.

Tschunke, V. (1999): Gruppentherapie versus Einzeltherapie. Gleich wirksam? *Gruppenpsychotherapie und Gruppendynamik* 35: 257–274.

Van Dyck, R., F. G. Zitman, A. C. Linssen a. P. Spinhoven (1991): Autogenic training and future oriented hypnotic imagery in the treatment of tension headache: Outcome and process. *International Journal of Clinical and Experimental Hypnosis* 39 (1): 6–23.

Walch S. L. (1976): The red Balloon technic of hypnosis: The clinical note. *International journal of hypnosis* 24 (1): 10–12.

Walter, J. u. J. Peller (2002): Lösungs-orientierte Kurztherapie. Ein Lehr- und Lernbuch. Dortmund (modernes Lernen).

Watkins, H. H. (1976): Hypnosis and smoking: A five-session approach. *International Journal of Clinical and Experimental Hypnosis* 24: 381–390.

Watzlawick, P. (1978): Wie wirklich ist die Wirklichkeit? Wahn, Täuschung, Verstehen. München (Piper).

Weitzenhoffer, A. M. a. E. R. Hilgard (1962): Stanford Hypnotic Susceptibility Scale, Forms A und B. Palo Alto, CA (Consulting Psychologists Press).

Weitzenhoffer, A. M. (1989): Betrachtung der Hypnotisierbarkeit: Mehr als 30 Jahre später. *Experimentelle und Klinische Hypnose* 5 (1): 63–74.

Welch, L. A. (1947): A behavioristic explanation of the mechanism of suggestion and hypnosis. *Journal of Abnormal and Social Psychology* 42: 359–364.

Wenderlein, J. M. (1980): Rauchende Frauen sind Risiko-Patientinnen. In: Bundesvereinigung für Gesundheitserziehung (Hrsg.): Rauchen oder Gesundheit – Deine Wahl. Bonn, S. 47–54.

Williams, J. M. a. D. W. Hall (1988): Use of Single Session Hypnosis for Smoking Cessation. *Addictive Behaviors Journal* 3: 205–208.

Wilson, S. C. a. T. X. Barber (1978): The Creative Imagination Scale as a measure of hypnotic responsiveness: Applications to experimental and clinical hypnosis. *American Journal of Clinical Hypnosis* 20 (4): 235–249.

Windsor R. A. a. C. T. Orleans (1986): Guidelines and methodological standards for smoking cessation intervention research among pregnant women; improving the science and the art. *Health Education Quarterly* 13: 131–161.

Zeig, J. K. (1993): Raucherentwöhnung. In: D. Revenstorf (Hrsg.): Klinische Hypnose. Berlin/Heidelberg (Springer).

Zielke, M. u. C. Kopf-Mehnert (1978): Veränderungsfragebogen des Erlebens und Verhaltens (VEV): Manual. Weinheim (Beltz).

Zimmer, D., P. Lindinger u. U. Mitschele (1993): Neue Wege in der verhaltenstherapeutischen Behandlung des Rauchens. Teil 1: Längerfristige Effektivität mit dem Freiburger Raucherentwöhnungsprogramm. *Verhaltenstherapie* 3: 304–311.

## Über die Autorin

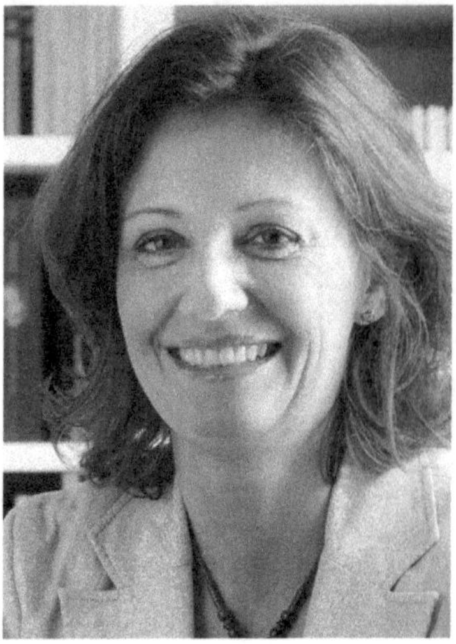

*Cornelie C. Schweizer,* Dr. rer. nat., Diplompsychologin; Promotion in hypnotherapeutischer Raucherentwöhnung, Ausbildung in Hypnotherapie (M. E. G.), systemischer Paar- und Familientherapie und systemischer Supervision (IFW, SG).

Während des Studiums Arbeit in der lösungsorientierten Ambulanz der Psychiatrischen Universitätsklinik Tübingen, später Dozentin für Kommunikation und Konfliktmanagement an der FH Aalen, der Universität Stuttgart und am Zentrum für Konfliktmanagement der Universität Tübingen. Langjährige Therapie- und Forschungstätigkeit in der hypnotherapeutischen Ambulanz des Psychologischen Instituts in Tübingen. 2006 Nachwuchs-Förderpreis der Milton-Erickson-Gesellschaft für klinische Hypnose (M. E. G.).

Derzeit tätig als Lehrtherapeutin und Supervisorin der Milton-Erickson-Gesellschaft sowie als Hypnotherapeutin, systemische Paar- und Familientherapeutin und Supervisorin in eigener Praxis. Mitautorin der S3-Leitlinie für tabakbezogene Störungen der Arbeitsgemeinschaft der Wissenschaftlichen Medizinischen Fachgesellschaften (AWMF).

Kontakt: *c.c.schweizer@web.de*

Rudolf Klein | Gunther Schmidt

## Alkoholabhängigkeit

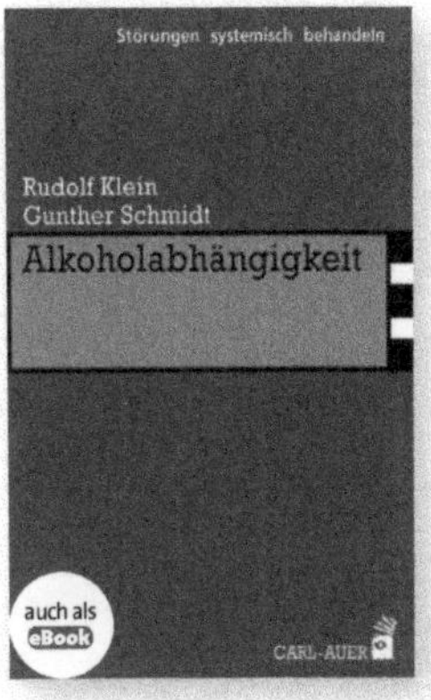


*221 Seiten, Kt, 2017*
*ISBN 978-3-8497-0208-3*

Für die Behandlung von Alkoholabhängigkeit setzen Krankenkassen und Rentenversicherer einen Rahmen, der das therapeutische Vorgehen und damit auch die Entwicklungsmöglichkeit von Klienten einschränkt. Rudolf Klein und Gunther Schmidt beschreiben erprobte Alternativen zu diesen Voraussetzungen, und zwar sowohl im Hinblick auf die mutmaßlichen Gründe für die Entwicklung einer Alkoholabhängigkeit wie auch im Hinblick auf therapeutische Ziele und Behandlungsmethoden. Den herkömmlichen und gängigen psychotherapeutischen Methoden stellen sie moderne systemische und hypnosystemische Ansätze gegenüber. Deren Vorzüge werden an neuralgischen Punkten besonders deutlich, z. B. im Umgang mit Ambivalenzen und „Rückfällen" oder bei der Arbeit in und mit Zwangskontexten. Vor dem Hintergrund ihrer jahrzehntelangen Praxis beschreiben die Autoren die Herausforderungen der ambulanten wie auch der stationären Behandlung. Aus der erfrischenden Herangehensweise der Autoren ergeben sich zahlreiche Ideen für die Praxis nicht nur von Suchttherapeuten, sondern auch für Therapien mit anderen Störungsbildern und Problemlagen.

*„Das Buch ist ein unverzichtbares und absolut lesenswertes Know-how Paket und sei explizit nicht nur Systemikern oder im Suchtkontext Arbeitenden, sondern – alleine schon aufgrund der Häufigkeit, mit der Alkoholkonsum im Rahmen therapeutischer Kontexte eine Rolle spielt – einfach allen Therapeutinnen und Therapeuten empfohlen."*

M.E.G.a.Phon

**Carl-Auer Verlag • www.carl-auer.de**